糖尿病怎么吃蔬果

《健康大讲堂》编委会 主编

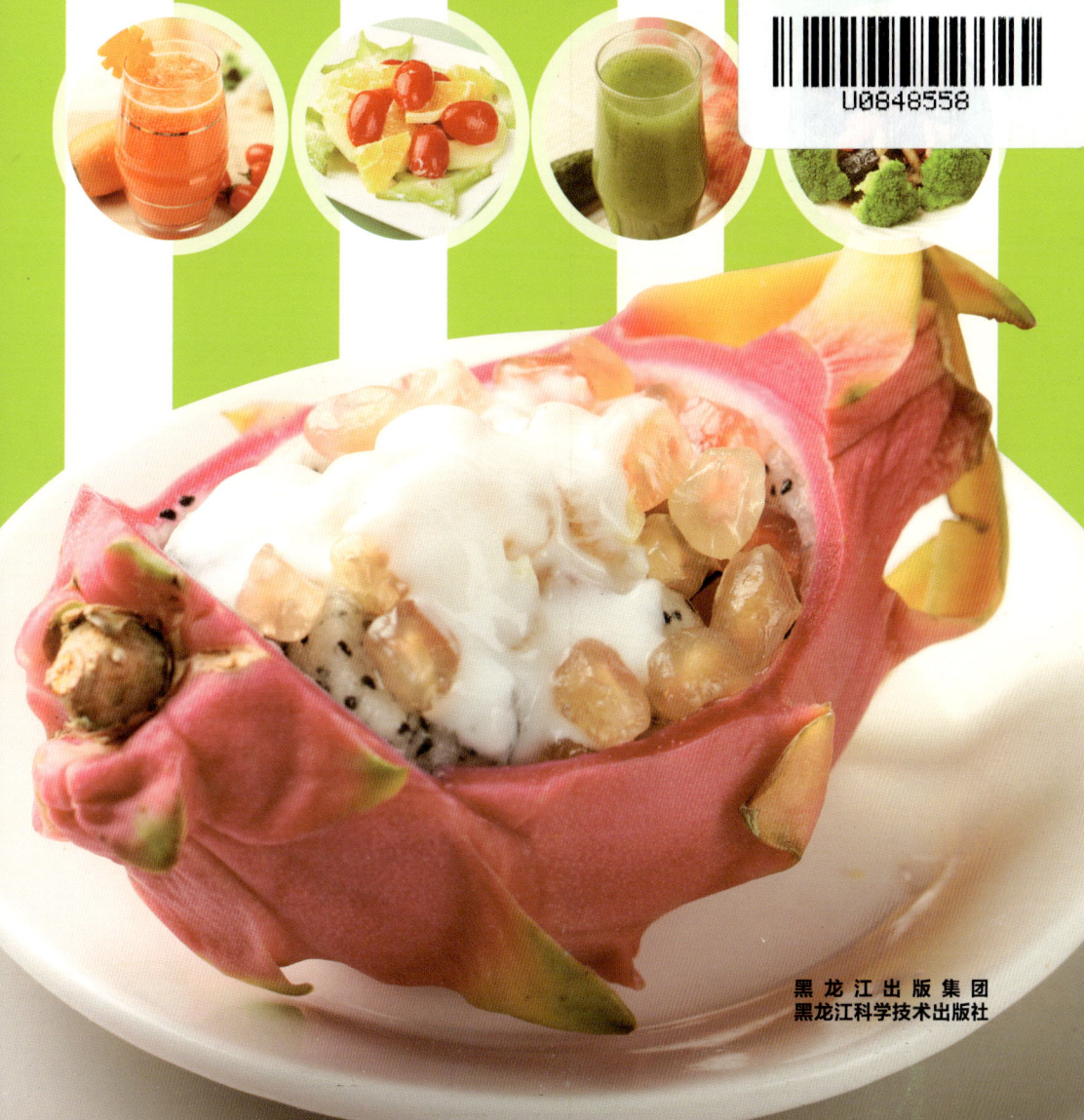

黑龙江出版集团
黑龙江科学技术出版社

图书在版编目（CIP）数据

糖尿病怎么吃蔬果 /《健康大讲堂》编委会主编.
-- 哈尔滨：黑龙江科学技术出版社，2015.6
ISBN 978-7-5388-8412-8

Ⅰ.①糖… Ⅱ.①健… Ⅲ.①糖尿病－蔬菜－食物疗法②糖尿病－水果－食物疗法 Ⅳ.①R247.1

中国版本图书馆 CIP 数据核字（2015）第 152324 号

糖尿病怎么吃蔬果
TANGNIAOBING ZENME CHI SHUGUO

主　　编	《健康大讲堂》编委会
责任编辑	焦　琰
策划编辑	成　卓
封面设计	闵智玺
出　　版	黑龙江科学技术出版社
	地址：哈尔滨市南岗区建设街 41 号　邮编：150001
	电话：(0451)53642106　　传真：(0451)53642143
	网址：www.1kcbs.cn　　　www.1kpub.cn
发　　行	全国新华书店
印　　刷	深圳雅佳图印刷有限公司
开　　本	723 mm×1020 mm　1/16
印　　张	15
字　　数	200 千字
版　　次	2015 年 9 月第 1 版　2015 年 9 月第 1 次印刷
书　　号	ISBN 978-7-5388-8412-8/R・2501
定　　价	29.80 元

【版权所有，请勿翻印、转载】

序言 PREFACE

据日本糖尿病学会和日本癌症学会近年来公布的一项调查结果显示，糖尿病病人患癌症的风险比普通人高20%，而患肝癌和胰腺癌的风险更是普通人的2倍。糖尿病是继心脑血管病和癌症之后威胁人类健康的第三大疾病，给患者的健康和生活造成了诸多不良的影响。尽管目前尚无法通过药物彻底治愈糖尿病，但通过科学合理的饮食能使血糖控制在稳定的范围内，预防和降低糖尿病的发病风险。

《黄帝内经》曰，"五谷为养，五果为助，五畜为益，五菜为充"。五谷是传统饮食的基础，蔬果是重要的补充，二者对维持机体的正常运转都具有重要意义。就糖尿病病人来说，要维持均衡膳食，蔬果亦是必不可少的一个内容。如何选择蔬果，怎样科学食用蔬果以控制血糖，都是糖尿病病人进行饮食疗法无法避免的问题。

本书在帮助糖尿病病人了解其日常饮食原则及蔬果重要性的基础上，选取生活中常见的有益降糖及糖尿病病人需忌食的蔬果，列举出这些蔬果对糖尿病及其并发症的利弊，对其降糖吃法、食用宜忌、同类食物营养成分含量对比等内容做了详细解读，并推荐适合糖尿病病人食用的标明能量值的美味食谱。此外，本书还针对糖尿病的多种常见并发症，提供科学的饮食原则、宜忌蔬果、经典搭配等内容，推荐经典的蔬果食疗方以帮助糖尿病病人对症调养。

除书中详细介绍的降糖食谱外，附录部分还为读者介绍了降糖药茶、中医保健按摩、关于胰岛素的常见问题等精彩内容。读者更可在"关注'掌厨'"栏目和"掌厨"APP中免费观看食谱的视频操作过程，让降糖变得轻松、有趣。

希望糖尿病病人能够在本书的帮助下，调整心态、科学地调理饮食和生活，在享受美味蔬果的同时拥有健康，让生活更加美好。

目录 CONTENTS

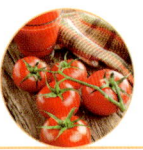
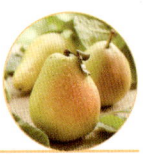

Part 1 糖尿病病人蔬果食用常识

◎ 糖尿病病人饮食安排法则 002
食物交换份法 002
计算每日所需热量 003
安排每日饮食 005

◎ 糖尿病病人怎么吃蔬果 006
蔬果对糖尿病病人重要吗？ 006
五色蔬果各有何功效？ 006
糖尿病病人如何选择蔬果？ 008
糖尿病病人食用蔬果应遵循哪些原则？ 011

◎ 糖尿病病人食用蔬果的几个误区 014
吃多少蔬果与主食摄取量没什么关系 014
只吃素食，不吃荤食 014
蔬菜品种过于单一 014
蔬菜生吃更健康 014
糖尿病病人与水果无缘 015
糖尿病病人不能喝果汁 015
水果什么时候吃都可以 015

Part 2 糖尿病病人怎么吃蔬菜？

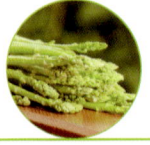
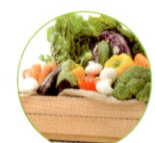

◎ **宜吃蔬菜** 018
白菜 018
香菇白菜瘦肉汤 019
包菜 020
炝拌包菜 021
菠菜 022

菠菜粥 …… 023	胡萝卜 …… 052
黄豆芽 …… 024	胡萝卜丝炒包菜 …… 053
黄豆芽炒莴笋 …… 025	冬瓜 …… 054
绿豆芽 …… 026	牛肉炒冬瓜 …… 055
绿豆芽炒鳝丝 …… 027	黄瓜 …… 056
马齿苋 …… 028	黄瓜米汤 …… 057
凉拌马齿苋 …… 029	苦瓜 …… 058
空心菜 …… 030	山药炖苦瓜 …… 059
蒜蓉空心菜 …… 031	南瓜 …… 060
上海青 …… 032	南瓜泥 …… 061
猴头菇扒上海青 …… 033	丝瓜 …… 062
生菜 …… 034	丝瓜焖黄豆 …… 063
生菜鸡蛋面 …… 035	西葫芦 …… 064
芹菜 …… 036	酱香西葫芦 …… 065
芹菜大米粥 …… 037	黑木耳 …… 066
紫甘蓝 …… 038	蒜薹木耳炒肉丝 …… 067
紫甘蓝萝卜丝饼 …… 039	银耳 …… 068
芥蓝 …… 040	银耳豆浆 …… 069
芥蓝炒冬瓜 …… 041	金针菇 …… 070
花菜 …… 042	菠菜拌金针菇 …… 071
丝瓜烧花菜 …… 043	香菇 …… 072
西蓝花 …… 044	香菇扒油麦菜 …… 073
草菇西蓝花 …… 045	草菇 …… 074
苋菜 …… 046	草菇扒茼蒿 …… 075
椒丝炒苋菜 …… 047	口蘑 …… 076
茼蒿 …… 048	口蘑焖豆腐 …… 077
茼蒿黑木耳炒肉 …… 049	洋葱 …… 078
白萝卜 …… 050	豆芽拌洋葱 …… 079
芹菜白萝卜汁 …… 051	芦笋 …… 080

芦笋西红柿汁	081	◎ 忌吃蔬菜	096
茄子	082	甜菜	096
捣茄子	083	香菜	096
青椒	084	香椿	097
青椒炒茄子	085	菱角	097
莴笋	086	韭菜	098
红油莴笋丝	087	土豆	098
西红柿	088	红薯	099
西红柿汁	089	莲藕	099
山药	090	酸菜	100
白芍山药鸡汤	091	芋头	100
魔芋	092	雪里蕻	101
菠菜拌魔芋	093	荷兰豆	101
芦荟	094	豌豆	102
芦荟炒鸡丁	095	百合	102
		蚕豆	103
		竹笋	103

Part 3 糖尿病病人怎么吃水果？

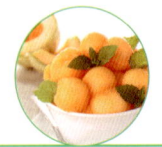 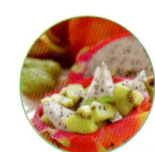

◎ 宜吃水果	106	石榴	114
苹果	106	石榴火龙果盅	115
苦瓜苹果汁	107	樱桃	116
桃子	108	樱桃鲜奶	117
桃子胡萝卜汁	109	柚子	118
桑葚	110	橘柚汁	119
桑葚粥	111	橙子	120
番石榴	112	香橙豆浆	121
番石榴西芹汁	113	橘子	122

橘子稀粥	123	蓝莓猕猴桃奶昔	143
柠檬	124	无花果	144
柠檬薏米豆浆	125	太子参无花果炖瘦肉	145
木瓜	126	荔枝	146
木瓜草鱼汤	127	荔枝砂仁瘦肉汤	147
西瓜	128	山楂	148
爽口西瓜西红柿汁	129	山楂玉米粒	149
杨桃	130	◎ 忌吃水果	150
杨桃甜橙木瓜沙拉	131	柿子	150
菠萝	132	甘蔗	150
菠萝炒鱼片	133	香蕉	151
火龙果	134	甜瓜	151
火龙果牛奶	135	葡萄	152
猕猴桃	136	桂圆	152
芦荟猕猴桃汁	137	哈密瓜	153
圣女果	138	杨梅	153
圣女果胡萝卜汁	139	榴莲	154
草莓	140	芒果	154
草莓樱桃苹果煎饼	141	山竹	155
蓝莓	142	红枣	155

Part 4　15种糖尿病并发症怎么吃蔬果？

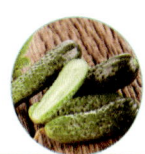

糖尿病并发冠心病	158	西葫芦炒鸡蛋	164
菠菜胡萝卜蛋饼	159	糖尿病并发肾病蔬果食疗方荟萃	165
猕猴桃菠萝苹果汁	160	**糖尿病并发眼病**	166
糖尿病并发冠心病蔬果食疗方荟萃	161	山楂黑豆瘦肉汤	167
糖尿病并发肾病	162	西红柿菠菜汁	168
苹果樱桃汁	163	糖尿病并发眼病蔬果食疗方荟萃	169

糖尿病并发高血压 170
山楂葛粉蛋糊 171
蒜蓉炒茼蒿 172
糖尿病并发高血压蔬果食疗方荟萃 173

糖尿病并发高脂血症 174
火龙果西瓜汁 175
西芹炒南瓜 176
糖尿病并发高脂血症蔬果食疗方荟萃 177

糖尿病并发脑血管病 178
猕猴桃菠萝汁 179
西红柿洋葱汤 180
糖尿病并发脑血管病蔬果食疗方荟萃 181

糖尿病并发脂肪肝 182
西红柿柚子汁 183
马齿苋炒黄豆芽 184
糖尿病并发脂肪肝蔬果食疗方荟萃 185

糖尿病并发便秘 186
猕猴桃汁 187
仙人掌枸杞瘦肉汤 188
糖尿病并发便秘蔬果食疗方荟萃 189

糖尿病并发肺结核 190
番石榴汁 191
西蓝花炒双耳 192
糖尿病并发肺结核蔬果食疗方荟萃 193

糖尿病并发骨质疏松 194
蜜柚豆浆 195
南瓜炒牛肉 196
糖尿病并发骨质疏松蔬果食疗方荟萃 197

糖尿病并发痛风 198
桃子苹果汁 199
丝瓜炒山药 200
糖尿病并发痛风蔬果食疗方荟萃 201

糖尿病并发腹泻 202
菠萝木瓜汁 203
玉米上海青汤 204
糖尿病并发腹泻蔬果食疗方荟萃 205

糖尿病并发皮肤瘙痒 206
鲜榨菠萝汁 207
黄瓜拌绿豆芽 208
糖尿病并发皮肤瘙痒蔬果食疗方荟萃 209

糖尿病并发失眠 210
胡萝卜苹果汁 211
彩椒茄子 212
糖尿病并发失眠蔬果食疗方荟萃 213

糖尿病病足 214
西红柿芹菜汁 215
肉末苦瓜条 216
糖尿病病足蔬果食疗方荟萃 217

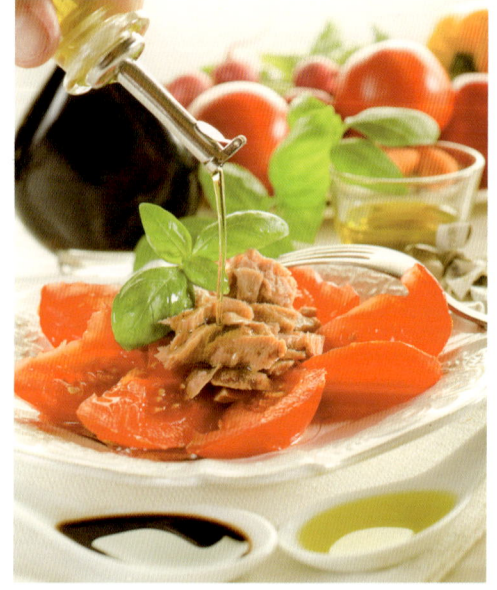

◎附录1　降糖药茶 218

玉竹西洋参茶 218
丹参山楂三七茶 219
黄连茶 219
玉竹葛根茶 220
金银花连翘茶 220
绞股蓝茶 221
栀子莲心甘草茶 221

◎附录2　中医保健按摩 222

风池穴的按摩疗法 222
内关穴的按摩疗法 222
天鼎穴的按摩疗法 222
命门穴的按摩疗法 223
肾俞穴的按摩疗法 223
中脘穴的按摩疗法 223
肝俞穴的按摩疗法 223

◎附录3　12种降糖营养素 224

◎附录4　关于胰岛素的7个常见问题 228

1.什么情况下需要注射胰岛素？ 228
2.怎样保存胰岛素？ 228
3.如何注射胰岛素？ 228
4.胰岛素的注射时间应如何把握？ 228
5.如何判断胰岛素是否失效？ 228
6.如何应对胰岛素不良反应？ 228
7.使用胰岛素会产生依赖性吗？ 228

◎附录5　食物血糖生成指数（GI）和含糖量表 229

食物血糖生成指数（GI）表 229
每100克食物含糖量表 230

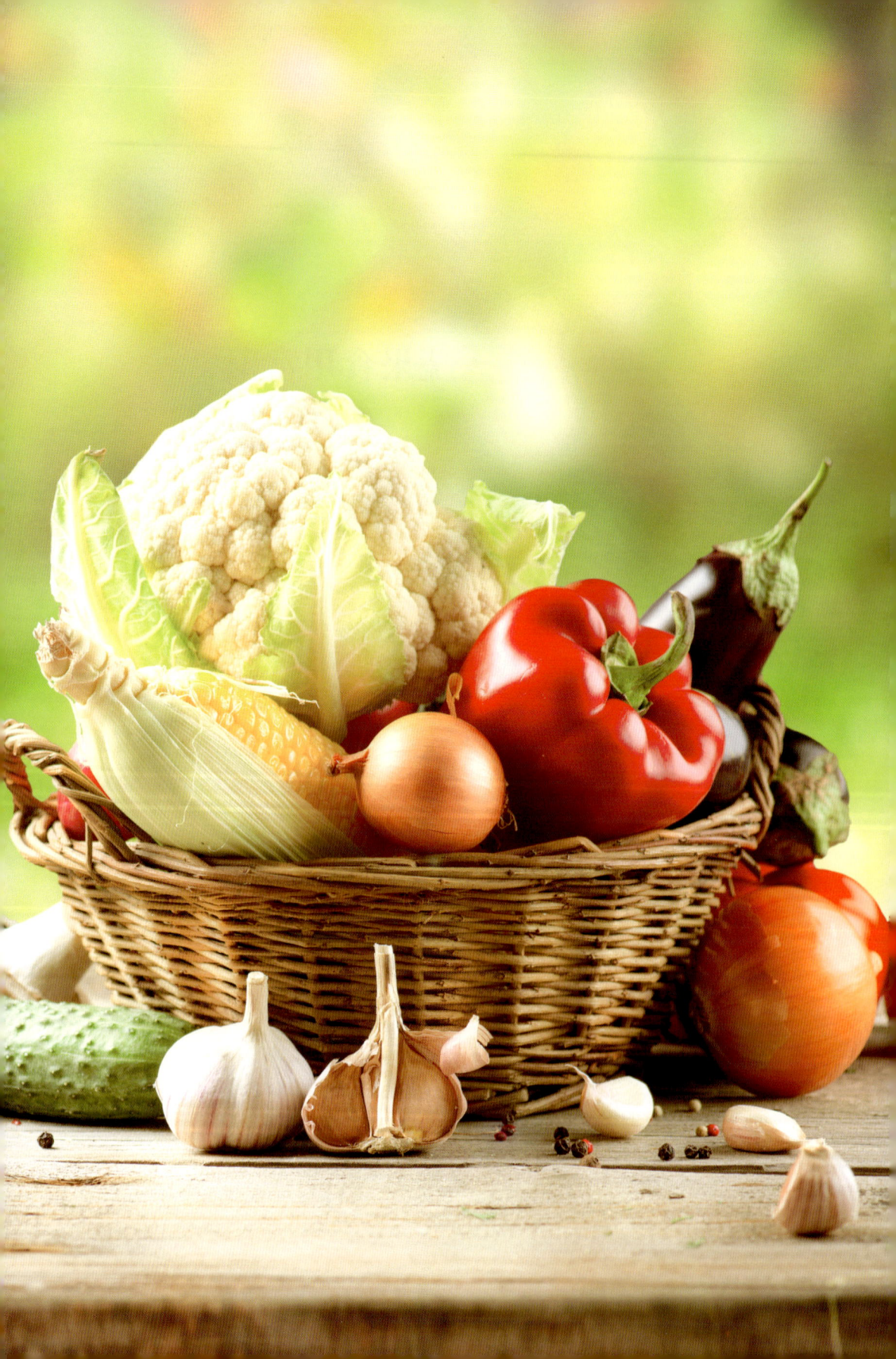

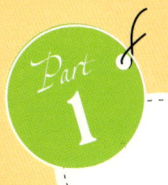

Part 1 糖尿病病人蔬果食用常识

蔬果是维持人体健康必不可少的食物，也是人们膳食的重要构成部分。谷物、鱼肉、蛋奶主要供给人体糖类、脂肪和蛋白质，蔬果则是人体所需维生素的主要来源。蔬果品种多样，营养价值也较高，在增进食欲、维持膳食平衡方面的作用不容小觑。

此外，基于中医"药食同源"的理论，某些蔬果亦可药食两用，它们不但可以满足人体的日常所需，还具有防治疾病的食疗功效。那么，对于需要控制饮食的糖尿病病人来说，在日常饮食中应该如何选择蔬果？怎样食用蔬果，才能达到既享用美食，又合理控制血糖的效果？接下来就为您一一解答。

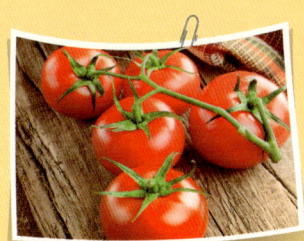
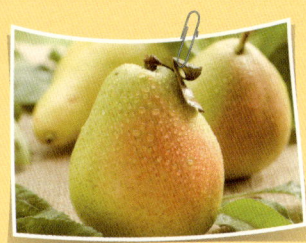
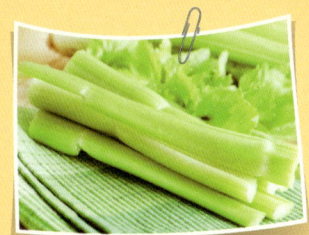

糖尿病病人饮食安排法则

虽说糖尿病病人需要控制饮食，但并不意味着糖尿病病人就只能吃某几种食物。只要合理利用食物交换份法，控制好每日所需的总热量，糖尿病病人的饮食同样可以多种多样、丰富多彩。

 食物交换份法

糖尿病病人想要丰富自己的饮食，其前提是掌握食物交换份法。科学使用食物交换份法，既能有效控制总热量的摄入，又能保证营养的均衡摄取。

所谓食物交换份法，就是按照食物的性质和来源将食物分成谷薯类、蔬果类、肉蛋奶豆类、油脂类四大类，每个交换份内的食物所含热量约90千卡（1千卡≈4.18千焦）。根据食物交换份法的原则，同类食物在一定重量内，所含的蛋白质、脂肪、糖类和热量相似，可以相互进行交换。例如，25克大米可交换200克鲜玉米，500克大白菜可交换400克白萝卜，50克瘦猪肉可交换80克草鱼，10克花生油可交换15克芝麻酱。

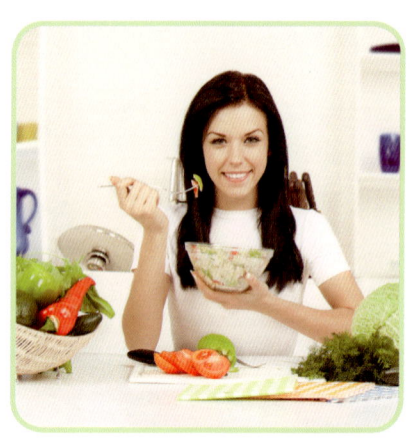

需要注意的是，下面的"食物交换份表"只是粗略地概括了一类食物的大多数情况，只适用于在不可得知某种食物的具体重量时，作为大致的参考。实际上，即便是同类食物，每种食物所含的热量也会有所差异，如蔬菜中的叶类蔬菜的交换单位约500克，而根茎类蔬菜由于热量较高，交换单位要低于500克。糖尿病病人要控制总热量的摄入，还需要具体考虑每种食物的热量。

食物交换份表

组别	类别	每份重量/克	热量/千卡	蛋白质/克	脂肪/克	糖类/克
谷薯	谷物类	25	90	2	—	20
蔬果	蔬菜类	500	90	5	—	17
	水果类	200	90	1	—	21
肉蛋奶豆类	肉蛋类	50	90	9	6	—
	豆类	25	90	9	4	4
	奶制品类	160	90	5	6	—
油脂	坚果类	15	90	4	7	2
	油脂类	10	90	—	40	—

蔬菜类、水果类等值交换份表(含热量约90千卡)

类别	食物名	每份重量/克
蔬菜类	魔芋	35
	百合、干香菇	50
	鲜豌豆、毛豆	70
	慈姑、芋头	100
	山药、马蹄、莲藕、凉薯	150
	胡萝卜	200
	鲜豇豆、扁豆、洋葱、蒜薹	250
	倭瓜、南瓜、菜花	350
	白萝卜、青椒、茭白、冬笋	400
	大白菜、包菜、菠菜、上海青、苋菜	500
	韭菜、茴香、茼蒿	500
	芹菜、莴笋	500
	冬瓜、苦瓜、黄瓜、丝瓜	500
	西葫芦、西红柿、茄子	500
	绿豆芽、鲜蘑、水发海带	500
水果类	芒果、柿子、香蕉、鲜荔枝（带皮）	150
	梨、桃、苹果	200
	柑橘类	200
	李子、杏（带皮）	200
	葡萄（带皮）	200
	猕猴桃	200
	草莓	200
	西瓜	500

 计算每日所需热量

合理控制每日所需总热量是糖尿病病人合理膳食的前提，那么，糖尿病病人如何确定自己每日所需的热量呢？

①计算标准体重。

人体每日所需总热量的设计以维持标准体重为原则，标准体重的计算方法有很多，我国目前通常采用以下方法计算成年人标准体重：

标准体重（千克）=身高（厘米）−105

②判断自己的体型。

单纯的体重测量并不能充分反映体内的脂肪含量，为此，在实际测试中通常会用体质指数（BMI）来衡量。根据科学的方法计算出体质指数，并对照BMI标准表，就能判断出自己的体型。体质指数的计算方法如下：

体质指数（BMI）=体重（千克）÷[身高（米）]^2

中国成人BMI标准表

体型	BMI值
肥胖1级	≥40
肥胖2级	35～39.9
肥胖3级	30～34.9
超重	25～29.9
正常	18.5～24.9
低体重	<18.5

③判断劳动强度。

劳动强度一般分为：卧床休息、轻体力劳动、中等体力劳动和重体力劳动四种。

体力劳动强度分级参考表

劳动强度	举例
轻体力劳动	打字、缝纫等手工作业或腿的轻度活动，如教师、售货员、钟表修理工
中等体力劳动	外科医生和学生的日常活动、卡车或建筑设备等运输操作、间断搬运中等重物、锄草、摘水果和蔬菜等
重体力劳动	非机械化的装卸、伐木、采矿等劳动，体育锻炼、搬重物等

④计算每日所需总热量。

人体每日所需的热量，受体重、劳动强度的影响较大，因此，计算糖尿病病人每日所需的总热量需综合考量这两个因素，具体参数可参考下表。

每日每千克体重所需热量表(千卡/千克)

劳动强度＼体型	低体重	正常	超重
卧床休息	20～25	15～20	15
轻体力劳动	35	25～30	20～25
中等体力劳动	40	35	30
重体力劳动	45	40	35

计算自己每日所需的总热量，公式如下：

每日所需的总热量(千卡)=标准体重(千克)×每日每千克体重所需的热量(千卡/千克)

安排每日饮食

①**确定主食量。**

糖尿病病人每日各类营养素的分配比例应该遵循以下规律：糖类占55%~60%，油脂占20%~25%，蛋白质占15%。人体所需的糖类主要来源于大米、面粉、玉米等富含糖类的食物，它们是食物中主要的热量来源，也是我们所说的主食。主食的摄入量会影响血糖值的变化，糖尿病病人可根据个人每日所需的热量来指导主食的进食量。

糖尿病病人每日所需的总热量与主食量对应表

每日所需的总热量(千卡)	主食量(克)
1200	150
1300	175
1400	200
1500	225
1600	250
1700	275
1800	300
1900	325
2000	350
2100	375
2200	400

②**确定副食量。**

一个人每天所需热量的来源除了主食外，还有蛋类、肉类、蔬果类等副食。

糖尿病病人每日副食量推荐表

副食品种	推荐用量
蔬菜	500克
瘦肉	100~150克
蛋类	1个鸡蛋（以1周3~5个为好）或2个蛋清
豆类及其制品	50~100克
奶及奶制品	250克
水果	<200克（在病情稳定的情况下）
油脂	<20克

糖尿病病人怎么吃蔬果

"物各有先天",不同的食物会有性味、颜色、口感等方面的差异,也会有食用功效的区别。"食无定味,适口者珍",吃对食物对健康十分重要,对糖尿病病人来说尤为如此。仅就蔬果的食用而言,糖尿病病人又该如何选择?怎样食用?

 ## 蔬果对糖尿病病人重要吗?

新鲜蔬果水分含量多,且富含矿物质,是人体平衡膳食的重要组成部分,也是微量元素、膳食纤维和天然抗氧化剂的重要来源。一般新鲜蔬果中含有65%~95%的水分,大部分的热量都较低,这种高维生素、低热量的食物能有效维持人体健康,维持肠道正常功能,还能降低肥胖症、糖尿病和高血压的发病率。

糖尿病病人在饮食中摄入适量的蔬果可增加饱腹感,易于控制总热量。同时,蔬果中含有丰富的纤维素,能刺激胃液分泌和肠道蠕动,增加食物与消化液的接触面积,有助于人体对食物的吸收,促进代谢废物排出,并防止便秘,更为重要的是,可以延缓糖尿病病人餐后血糖的迅速上升。

 ## 五色蔬果各有何功效?

颜色之于食物,不仅是一种表象特征,还体现了其内在的营养价值,正如《黄帝内经》所说,"五行有五色,五脏有五行,五色入五脏,五行者金木水火土,对应五色白青黑红黄,对应五脏肺肝肾心脾"。每种食物都有属于自己的颜色,就蔬果而言,也可以根据其不同的颜色归纳出"五色"。所谓"五色入五脏",即食物的颜色与人体健康有着密切的关系。因此,了解蔬果的五色,才能选对适合自己的蔬果,达到食疗养生的目的。

按照蔬果颜色的由浅入深,一般可将蔬果分为白色蔬果、黄色蔬果、红色蔬果、绿色蔬果、紫色蔬果和黑色蔬果。蔬果颜色的深浅与它的营养价值成正比,即颜色越深营养价值越高。

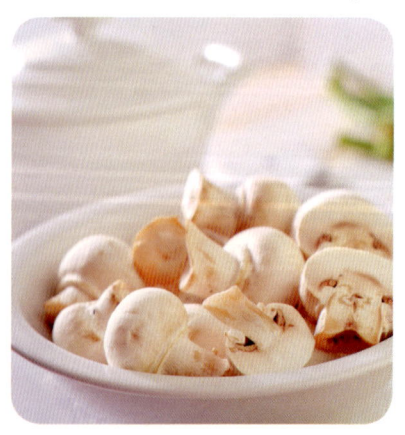

白色蔬果:排出毒素。

白色蔬果中含有的特殊化合物可以促进抗氧化剂的生成,提高身体的排毒效率。并且,白色蔬果含有丰富的植物营养素,对提高免疫力、促进新陈代谢有一定的食疗功效。食用白色蔬果还能起到控制食欲、缓解情绪、调节血压和强化心肌的作用。

常见的白色蔬果：花菜、冬瓜、白菜、白萝卜、大蒜、山药等。

黄色蔬果：刺激食欲。

黄色可刺激人的视觉、神经和消化系统，让人胃口大开，精神振奋。黄色食物富含胡萝卜素和维生素C，可抗氧化，提高人体免疫力，并能强化消化系统与肝脏，清除血液中的毒素，令皮肤变得细滑幼嫩，经常食用还能使人保持乐观的心态，增加幽默感。

常见的黄色蔬果：柑橘、菠萝、胡萝卜、杏、芒果、柠檬、南瓜、木瓜等。

红色蔬果：保护血管。

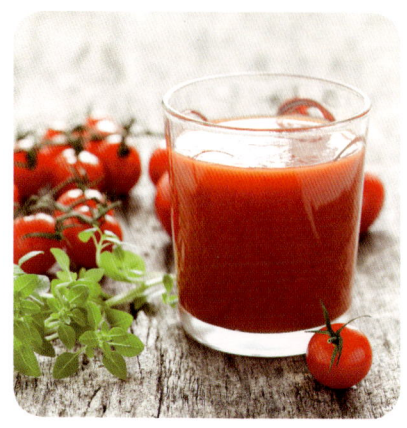

从中医理论来说，常吃红色蔬果不但能软化血管、降低血脂，还有除湿利水的作用。从西医角度说，这类蔬果中富含维生素C、维生素E、番茄红素等，有很好的抗衰老、美容作用，还能预防感冒。

红色蔬果中富含的维生素A和番茄红素等抗氧化物质可保护细胞膜免受体内自由基的破坏，维持血管弹性，保持血管畅通，还可使血糖趋于稳定。

常见的红色蔬果：西红柿、草莓、樱桃、西瓜、石榴、山楂、红枣等。

绿色蔬果：稳定情绪。

仅仅从颜色来说，绿色有益消化，并能起到镇静作用，对好动或身心受压抑者有益。食用绿色蔬果有助于稳定心情、减轻紧张情绪和舒缓压力。

绿色蔬果中含有较为丰富的铁、钙和多种维生素，深绿色的蔬果中还含有非常丰富的抗氧化成分——叶黄素，它可以在人体内转化为对眼睛非常有益的物质，不仅可以保护视力，还能预防各种眼睛的炎症和白内障等眼部疾病。

常见的绿色蔬果：青苹果、芦笋、西蓝花、菠菜、豌豆、苦瓜、橄榄、猕猴桃、青豆等。

紫色蔬果：延缓衰老。

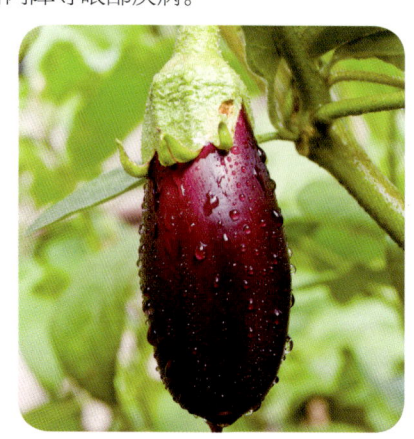

花青素是目前国际上公认的清除人体内自由基最有效的天然抗氧化剂，广泛存在于各种紫色蔬果中，因此，常食紫色蔬果可起到抗氧化、延缓衰老的作用。

此外，紫色蔬果中含有一种特殊的抗氧化成分——白藜芦醇，其对心血管系统的健康非常有益，还能改善手脚冰凉、静脉曲张等症状。多吃紫色系的蔬果，免疫力和记忆力也会得到增强。

常见的紫色蔬果：蓝莓、紫薯、紫洋葱、茄子、桑葚、紫菜等。

黑色蔬果：营养齐全。

黑色蔬果营养齐全、质优量多，且主要来自大自然，所含有害成分极少。在饮食中增加黑色蔬果的摄入量对预防动脉硬化、冠心病、脑卒中等病症具有很好的功效。

常见的黑色蔬果：黑加仑、黑芝麻、黑木耳、海带、乌梅。

糖尿病病人如何选择蔬果？

①选择升糖指数低的蔬果。

食物血糖生成指数（Glycemic Index，以下简称GI）是指某一检测食物进入人体后与标准化食物（一般指葡萄糖）对比，引起血糖上升的速率。GI是衡量食物引起餐后血糖反应的一项有效指标，它是一个比较而言的数值，反映了食物与葡萄糖相比升高血糖的速度和能力。GI并不等同于食物中糖类的含量，也不等同于食物热量的高低。

通常，把葡萄糖的血糖生成指数定为100，将富含糖类的食物分为三个等级：低GI食物（GI＜55%）、中GI食物（GI=55%～70%）、高GI食物（GI＞70%）。GI较高的食物进入胃肠后消化快，吸收率高，葡萄糖释放速度较快，会使血液中的糖分迅速升高；而GI低的食物，它们在胃肠中停留时间长，吸收率低，葡萄糖释放缓慢，血糖升高的速度较慢。

选择合适的食物，糖尿病病人才能降低"病从口入"的风险，维持血糖的稳定。其中，高GI食物，糖尿病病人要限量食用；中GI食物，糖尿病病人吃到七八分饱即可；低GI食物，糖尿病病人可以和正常人一样食用。糖尿病病人对蔬果的选择也应遵循此原则，而不同蔬果的GI等级可参见下表。

蔬果的GI等级表

类别	GI等级	食物举例
蔬菜类	低	山药、西红柿、芦笋、菜花、芹菜、黄瓜、茄子、青豆、莴笋、生菜、青椒、菠菜、海带、香菇、木耳等
	中	甜菜、麝香瓜等
	高	南瓜、胡萝卜等
水果类	低	猕猴桃、桃、葡萄、柑橘、苹果、梨、柚子、李子、樱桃等
	中	菠萝、杏、芒果等
	高	西瓜等

②选择含糖量低的蔬果。

蔬果的含糖量是糖尿病病人选择蔬果的重要依据之一。蔬菜的含糖量较水果要低，含糖量5%以下的蔬菜糖尿病病人可以食用，含糖量在5%～10%的蔬菜糖尿病病人应减少食用量或慎用，而含糖量超过10%的蔬菜糖尿病病人则应禁用。

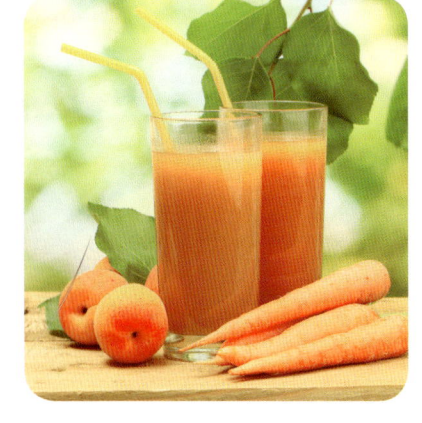

常见蔬菜的不同含糖量介绍：

含糖量在1%～5%的有：油菜苔、小白菜、生菜、莴笋、芹菜、西葫芦、冬瓜、茭白、南瓜、大白菜、圆白菜、雪里蕻、菠菜、菜花、苦瓜、西红柿、青椒、豆芽、茄子、白萝卜、空心菜等。

含糖量在5%～10%的有：冬笋、丝瓜、黄豆芽、胡萝卜、香椿、蒜苗、毛豆等。

含糖量超过10%的有：莲藕、土豆、芋头、豌豆等。

至于水果，不同的糖尿病病人对水果糖分的敏感度可能有一定的差异，在具体的选择上可根据自身的实际情况选择。

专家建议，糖尿病病人的空腹血糖在7.8毫摩尔/升（140毫克/分升）以下，餐后2小时血糖在10毫摩尔/升（180毫克/分升）以下，以及糖化血红蛋白7.5%以下不常出现高血糖或低血糖反应的患者，可以在医师的指导下适量选用含糖量低、味道酸甜的水果；血糖高、病情不稳定的患者只能选用含糖量在5%以下的水果，或是选择西红柿、黄瓜等可以作为水果的蔬菜食用。含糖量在5%～10%的水果，每100克可提供20～40千卡的热量，比较适合糖尿病病人食用；含糖量在11%～20%的水果每100克可提供50～90千卡的热量，糖尿病病人应该慎食；含糖量超过20%的水果，每100克可给人体提供超过100千卡的热量，糖尿病病人应该忌食。

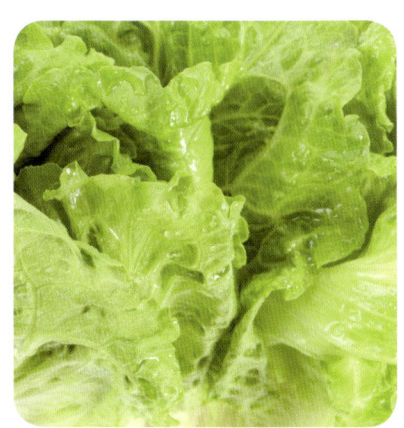

常见水果的不同含糖量介绍：

含糖量在5%～10%的有：西瓜、橙子、柠檬、桃、枇杷、草莓、樱桃等。

含糖量在11%～20%的有：香蕉、桂圆、甜瓜、山竹、柿子、荔枝、芒果等。

含糖量超过20%的有：榴莲、莱阳梨、肥城桃、甘蔗、哈密瓜、玫瑰香葡萄、蜜枣、黄桃等。

③绿叶蔬菜是首选，其中阔叶类蔬菜比小叶类蔬菜好，小叶类蔬菜比茎块类蔬菜好。

据英国的一项研究显示，在日常饮食中常吃绿叶蔬菜的人，即每日摄入的绿叶蔬菜菜量约120克，其患2型糖尿病的风险较不吃绿叶蔬菜的人要低14%。

大部分绿叶蔬菜中都含有较为丰富的抗氧化物和镁元素，其中镁元素可以促进胰岛素分泌，使葡萄糖顺利进入细胞，在人体糖代谢中起着控制血糖的重要作用，这有助于降低糖尿病的发病风险。值得注意的是，绿叶蔬菜中含有的硝酸盐能促进体内一氧化氮的产生，其中一氧化氮有促进胰岛素分泌和调节免疫力的作用。

绿叶蔬菜包括阔叶类蔬菜和小叶类蔬菜，就纤维素含量而言，阔叶类蔬菜比小叶类蔬菜的含量要高，而食物的纤维素含量越高，进入人体后血糖上升得越慢。同样是食用绿叶蔬菜，糖尿病病人也应该多选择阔叶类蔬菜食用。

茎块类蔬菜的GI值较高，不适合糖尿病病人食用。加之茎块类蔬菜普遍含有较多的淀粉，食用过多还会增加饮食中热量的摄入，不利于糖尿病病人控制饮食总热量。因此，糖尿病病人应慎重选择茎块类蔬菜食用。

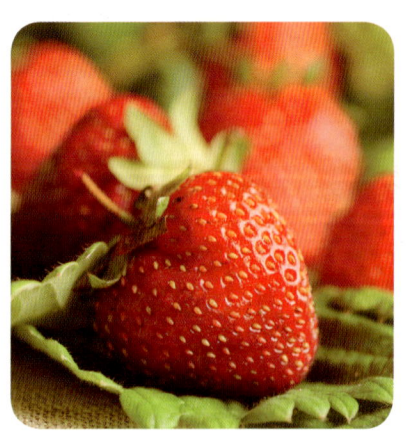

④选择膳食纤维和果胶含量较高的水果。

膳食纤维和果胶含量高的水果一般有以下优点：色鲜味香，能增进食欲；富含维生素C，可促进消化，预防动脉硬化和延缓衰老；含糖量较主食低，容积大，易产生饱腹感；所含的果胶、膳食纤维能延缓葡萄糖吸收。

膳食纤维能明显改善胰岛素的敏感性，使葡萄糖的代谢加强，并利用胰岛素降糖的功能，减弱餐后血糖的急剧升高。它进入人体后会延缓胃排空的时间，使可溶性纤维在肠内形成凝胶，减缓肠道对葡萄糖的吸收，进而起到降低血糖的作用。与此同时，膳食纤维还能促进肠道蠕动，缩短肠内容物的运转速度和肠内容物通过肠道的时间，使还没有被吸收的葡萄糖随大便排出体外。因此，膳食纤维在帮助糖尿病病人控制血糖方面有较好的功效。膳食纤维还具有降低血压、降低胆固醇的作用，有助于预防糖尿病并发高血压、冠心病和脑血管疾病。

至于果胶，其所含的可溶性纤维，可延缓葡萄糖的吸收，糖尿病病人摄入后不会引起血糖的迅速上升。另外，水果富含大量维生素、矿物质及水分，对人体健康也有很大的益处。

综上，糖尿病病人宜选择膳食纤维和果胶含量较高的水果，如桃子、草莓、西瓜、菠萝和樱桃等。

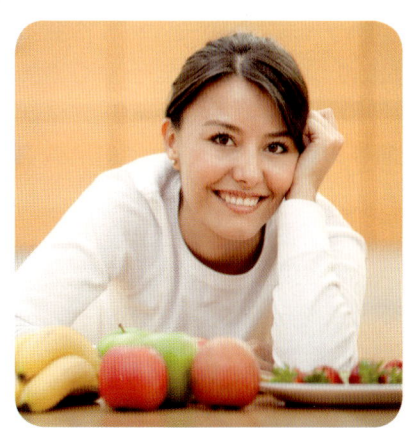

糖尿病病人食用蔬果应遵循哪些原则？

①每日蔬果摄入量要控制。

大部分蔬菜热量都较低，糖尿病病人食用蔬菜量不必严格控制，一般可达400～500克。不过，糖尿病病人在食用一些热量相对较高的蔬菜时，应适当减少其他蔬菜的摄入量，以免总热量超标。糖尿病病人不宜食用薯类、荚豆类淀粉含量高的蔬菜。

水果，作为糖尿病病人饮食中的一部分，每100克新鲜水果一般可产生20～100千卡的能量。糖尿病病人每日食用水果的量，要根据血糖情况予以适当控制。一般情况下，血糖较为稳定的糖尿病病人，每日可以吃150克左右含糖量低的新鲜水果，且每日吃水果的量要固定，不要时多时少，以免引起血糖波动。

糖尿病病人吃了水果也需相应减少主食量，把水果的热量计算到一天摄入总热量中，以一天吃200克水果(1～2个中等大小水果)为例，则主食建议减少25克，这样才能保证全天热量平衡。灵活运用食物交换份法，将水果与其他食物进行等份交换，不能因吃水果而使总热量超标。

②科学食用升糖值低、含糖量低的蔬果。

升糖值低、含糖量少的蔬果，如黄瓜、花菜、苦瓜、猕猴桃、樱桃等，能提供给糖尿病病人丰富的维生素、矿物质和膳食纤维，并减轻胰岛组织负担，比较适宜糖尿病病人食用。糖尿病病人在食用这些蔬果时，只有掌握科学的方法，才能使蔬果发挥其营养功效，并控制血糖。具体来说，可以从以下几个方面把握：

蔬果不宜久存。新鲜的蔬果存放的时间太长会使其中的维生素损失，如菠菜在20℃时放置一天，维生素C损失高达84%。并且，绿叶蔬菜如果存放时间过久，其所含的硝酸盐还会转化为亚硝酸盐。新鲜蔬果应及时食用，并注意贮存在避光、通风的地方。

吃蔬果时不要丢弃营养素含量较为丰富的部分。例如，很多人在吃豆芽时，不喜欢吃豆瓣，而只吃上面的芽，其实，豆瓣中含有的维生素C比豆芽部分高2～3倍。

蔬菜不宜切得太细，大火快炒更有营养。蔬菜中含有丰富的膳食纤维，若将蔬菜切得太细，除了会破坏蔬菜中纤维素的完整性外，还会使蔬菜中的营养成分流失。烹饪

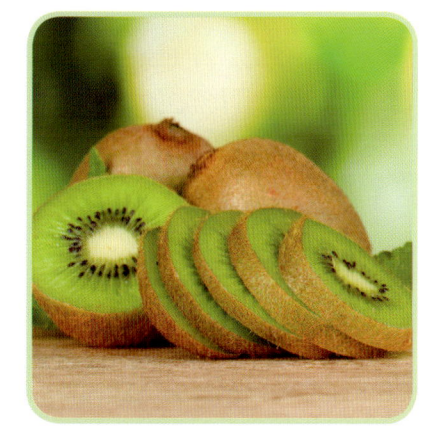

蔬菜时，最好用大火快炒。据测定，大火快炒的菜，维生素C损失仅17%；若炒后再焖，菜里的维生素C将损失59%。炒菜要用旺火，炒出来的菜，不但色美味好，且菜里的营养损失也少。另外，炒菜时加少许醋，也有利于维生素的保存。

吃水果前和吃水果后2小时要自测血糖。尽管糖分含量低的水果比较适宜血糖稳定的糖尿病病人食用，但由于每个人的具体情况不同以及每种水果对血糖的反应也不尽相同，因而，在条件允许的情况下，糖尿病病人在吃水果前和吃水果后2小时都应该自测血糖，以了解能否吃此种水果，食用量是否合理。

③合理安排进餐顺序：饭前可先吃蔬菜。

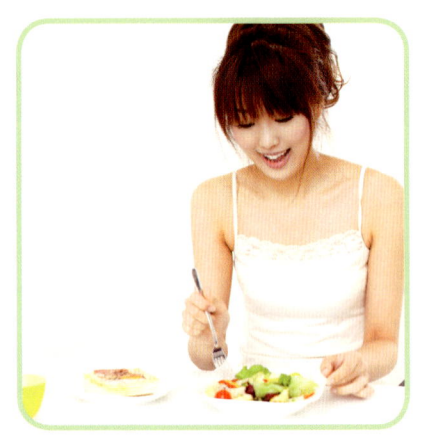

糖尿病病人坚持正确的进餐顺序很重要，通常可按照"蔬菜—主食—肉类"的顺序进餐。研究表明，无论进餐成分多么复杂，进食数量多少，人体消化食物的顺序总是按照进食顺序来进行的。在饭前先吃蔬菜，再吃主食，蔬菜中富含的膳食纤维，可增加饱腹感，减少主食的摄入量，还能延长胃排空的时间，有效延缓餐后血糖的上升。另外，空腹吃蔬菜，蔬菜中的营养成分能在短时间内被吸收，有助于补充体力和养分，使人精神焕发。

蔬菜，特别是绿叶蔬菜中含有极丰富的硝酸盐，它进入胃部后会产生一氧化氮，而一氧化氮能杀死胃中的有害细菌，进而起到预防胃癌的作用。

④丰富蔬果种类。

糖尿病病人为了使营养均衡，应该做到多种食物搭配，而不是一味觉得哪种蔬果营养价值高，就只吃一种蔬果。但也不是说，一定要做到每天"五色俱全"，只要保证每天摄入到不同的种类即可。

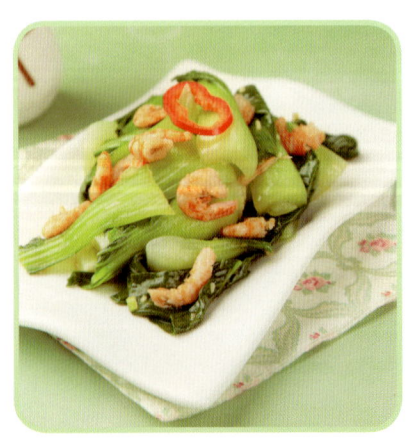

就蔬菜的食用来说，糖尿病病人宜遵循"321蔬菜模式"，该模式中的数字代表的是糖尿病病人每日不同种类蔬菜的食用量，其中"3"指的是3两（150克）叶菜类，主要为绿叶蔬菜，包括上海青、包菜、菠菜、苋菜等；"2"指2两（100克）其他任意蔬菜，但不包括土豆、凉薯、莲藕、芋头等；"1"则指的是1两（50克）菌藻类食物，包括蘑菇、香菇、金针菇、紫菜、黑木耳等。如果糖尿病病人在每日午餐和晚餐中采用"321蔬菜模式"，摄入的

热量约为130千卡,糖类为30克,却可提供12.5克膳食纤维。"321蔬菜模式"具有低热量、低糖、高膳食纤维的特点,符合糖尿病病人的饮食原则。糖尿病病人可根据五色水果的不同功效选择适合自己的水果类型,但要保证每日摄入到至少3种不同颜色的水果。通常,成熟的水果所含的营养素比未成熟的要高,颜色深的水果比颜色浅的水果营养价值要高。

⑤食用蔬菜宜清淡、自然。

蔬菜本是热量较低的食物,对身体有诸多好处,比较适合糖尿病病人食用的蔬菜吃法是大火快炒、凉拌或者直接生吃,这样不但可以保留蔬菜本身的营养,还可以控制油脂、盐分的摄入。不过,不合理的烹调方法,如炒菜时放太多油,在火锅的油汤中下入芹菜、豆芽或绿叶菜等,都会使原本比较容易被消化吸收、低脂低热量的蔬菜变成难消化、高油脂的食物,还有可能诱发其他病症。

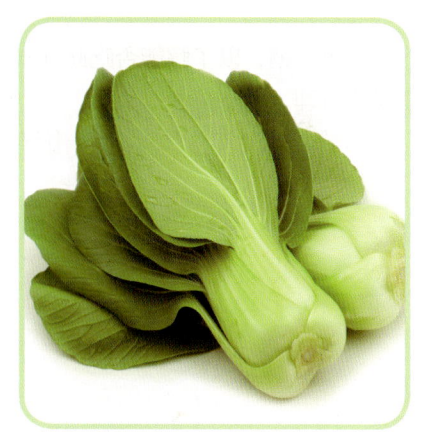

⑥正确把握吃水果的时间:在两餐之间、饥饿时或体力活动后。

糖尿病病人吃水果的时间非常有讲究,一般认为在两餐之间,即上午9~10点、下午3~4点及晚上临睡前1小时吃水果比较合理。糖尿病病人忌餐前餐后吃水果,以避免一次性摄入过多的糖分,致使血糖升高过快。水果尤其不能在正餐时吃,否则会影响胰岛素的分泌和代谢,破坏胰岛细胞的活性,加重病情。

不过,水果可直接作为糖尿病病人的加餐食品食用,这样既能预防低血糖,又可保证血糖不发生大的波动。

与此同时,在体力活动增加或酮症酸中毒服用大量胰岛素时,糖尿病病人也可以食用水果作为能量和营养素的补充。

⑦蔬果汁不宜与牛奶、降糖药一起食用。

蔬果汁不宜与牛奶一起饮用,主要因为牛奶中含有丰富的蛋白质,而蔬果汁多为酸性,会使蛋白质在胃中凝结成块,从而降低牛奶和蔬果汁的营养价值。

另外,蔬果汁也不宜送服降糖药,否则,蔬果汁中的果酸会使降糖药提前分解和溶化,不利于药物在小肠内的吸收,破坏药物原本的药效。

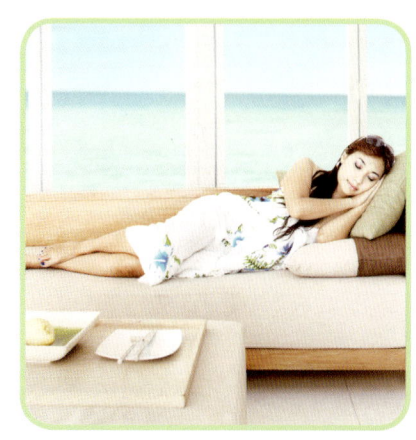

糖尿病病人食用蔬果的几个误区

糖尿病病人在饮食方面的禁忌有很多，具体到蔬果的食用上也有不少讲究，糖尿病病人到底怎样吃蔬果，往往也是仁者见仁、智者见智，也难免会出现一些误解。下面就列举几个食用蔬果的误区，以供参考。

吃多少蔬果与主食摄取量没什么关系

糖尿病病人的日常饮食，既要控制主食量，又要控制蔬果的食用量。由于某些蔬果中也含有糖类，如果糖尿病病人在保持正常主食量的情况下，摄入的蔬果量超出了每日所需的量，则有可能引起血糖波动，对糖尿病病人的病情控制不利。因此，糖尿病病人在食用过量的蔬果后，应该根据食物交换份法相应减少其他食物的摄入，以保证每日总热量的平衡。

只吃素食，不吃荤食

糖尿病病人除了要控制每日总热量和血糖外，还需要限制脂肪的摄入，但这并不是意味着糖尿病病人只能吃素食，而不能食用脂肪含量较高的肉类食物。在糖尿病病人的饮食疗法中，均衡营养也是必不可少的一个方面。尽管肉类食物中含有较多的脂肪和热量，但肉类食物中的营养素更容易被人体吸收，且其所含的营养素也是其他植物性食物无法替代的。肉类食物中所含的蛋白质较多，并含有植物蛋白所缺乏的赖氨酸。另外，肉类食物还是部分维生素的良好来源，长期不吃肉，可能造成维生素缺乏。因此，糖尿病病人为了保证营养摄入的均衡、充足，应坚持荤素搭配。

蔬菜品种过于单一

蔬菜有五色，颜色不同，所含的营养素也不相同，其营养价值也有较大的差异，只有合理选择并搭配食用不同品种的蔬菜，才更有利于健康。然而，在日常饮食中，糖尿病病人可能会因为自身的喜好或饮食习惯等原因，而偏食某种或两三种蔬菜。显然，这与糖尿病病人蔬菜的食用原则是不相符的。糖尿病病人食用蔬菜应遵循"321蔬菜模式"，这样既可以保证蔬菜品种的丰富多样，还能摄取到丰富的膳食纤维，满足平衡膳食的需求。

蔬菜生吃更健康

有些糖尿病病人认为，蔬菜在烹调的过程中会破坏其营养，还有可能增加油脂的含量，因此，在食用蔬菜时多以生吃为主。其实，不同蔬菜的结构和营养成分有差异，食用方式也有所不同，一般，颜色深的蔬菜要熟食，烹调能提高深色蔬菜中维生素K和胡萝卜素的吸收利用率，而颜色浅且质地脆嫩的蔬菜则可以生吃。即便是可以生吃的蔬菜，在食用过程中也要注意蔬菜本身的卫生。蔬菜的污染多为农药或霉菌，其中霉菌能进入蔬菜的表面几毫米，且大都不溶于水，甚至有的在沸水中也不会被杀死。因此，生食蔬菜必须用清水多洗多泡、去皮、丢掉老黄腐叶。

糖尿病病人与水果无缘

尽管水果中含有葡萄糖、果糖和蔗糖，但果糖在代谢时不需要胰岛素参加。再者，水果中含糖量多寡不一，糖尿病病人的病情也不尽相同，所以，在吃水果的问题上应该分情况讨论。糖尿病病人在血糖控制较为理想的情况下，可以吃适量的水果。这主要是因为，经过有效地治疗，糖尿病病人的胰腺功能有所改善，分泌的胰岛素也相对增加，适量吃些水果并不会使血糖升高，且从水果的血糖生成指数来看，大多数水果对血糖的影响较小。然而，当治疗情况不太乐观时，糖尿病病人则应该少吃水果或是不吃水果。因为在这种情况下，胰岛细胞的功能进一步受损，可分泌的胰岛素较少，如果此时吃水果就会引起血糖升高，加重病情。因此，糖尿病病人可以吃水果，只是要根据具体情况，酌情而定。

糖尿病病人不能喝果汁

有人说，果汁在搅拌的过程中会破坏其纤维素，尤其是工业生产的果汁含糖量更高，有导致血糖升高的风险，糖尿病病人不能喝果汁。然而，果汁中含有的维生素和微量元素，易被人体吸收，喝果汁对人体健康有很多好处。对糖尿病病人来说，果汁也不是完全不能喝的。在一些特殊情况下，比如感冒发热、胃肠不适、能量摄入不足时可以饮用果汁，但最好是喝些不加糖、不太甜的纯果汁。糖尿病病人饮用果汁，应该是新鲜的果汁，而不应饮用加工果汁。果汁要随榨随饮，否则，空气中的氧会使其维生素C的含量迅速降低。另外，果汁虽然营养好喝，但也要适可而止，糖尿病病人每日饮用150毫升以下的果汁较为适宜。

水果什么时候吃都可以

糖尿病病人在病情稳定的情况下可以适量吃一些水果，但是吃水果的时间并非不需要加以选择，更不是任何时候吃水果都没关系。专家建议，糖尿病病人吃水果的时间最好选择在以下时间段：上午9~10点，下午3~4点，或晚上睡前1小时。一般不提倡餐前或饭后立即吃水果，以避免一次性摄入过多的糖类，致使餐后血糖过高，加重胰腺的负担。此外，餐后立即吃水果，很容易使水果在胃里停留时间过长而腐烂，导致腹胀甚至消化功能紊乱，损害胃肠道健康。

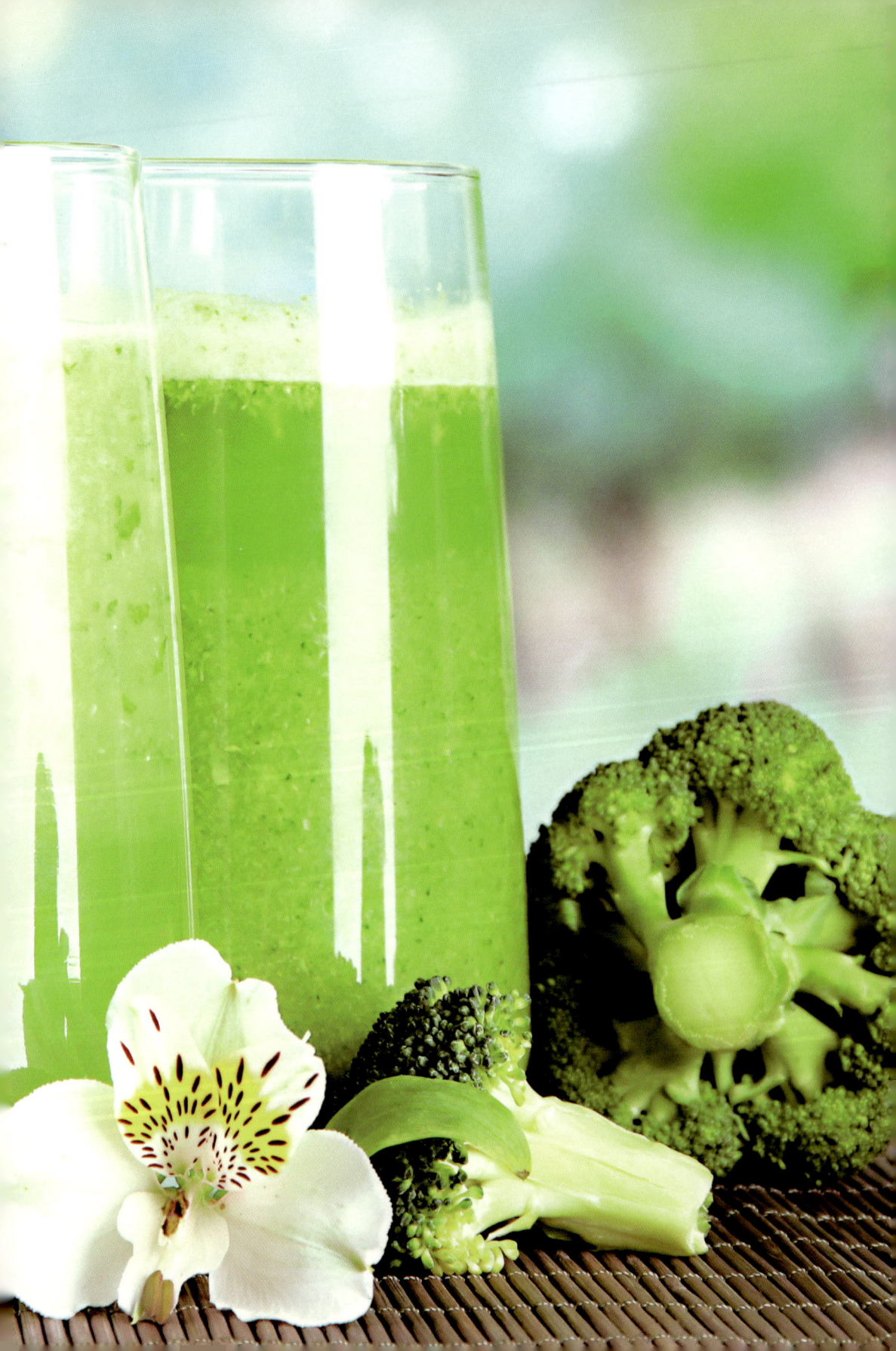

2 糖尿病病人怎么吃蔬菜？

　　蔬菜是日常饮食的重要组成部分，其富含的维生素、矿物质和纤维素等营养元素，对维持人类健康至关重要，但其也含有一定量的糖分，因而，对于需要控制血糖的糖尿病病人而言，选择什么样的蔬菜，怎样科学地食用蔬菜就显得尤为重要。

　　为此，本章特别介绍39种适合糖尿病病人食用的蔬菜，分析其降糖功效，列出每种蔬菜的热量、升糖值和每日摄入量等数据，并根据其特点，推荐调养食谱，利用"掌厨"栏目给糖尿病病人提供多种食谱选择。同时，本章还介绍了16种糖尿病病人忌食的蔬菜，帮助糖尿病病人清晰地认识到如何控制病情。

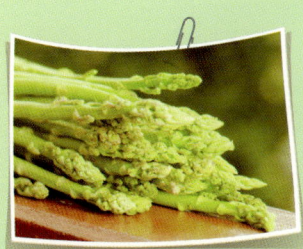
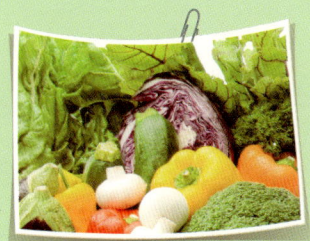
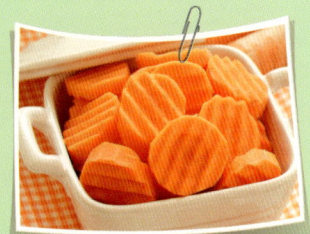

宜吃蔬菜

白菜

宜吃蔬菜

『别名』黄芽菜
『热量』17千卡/100克
『升糖值』＜15
『每日适用量』100克

宜

降糖原理：白菜富含维生素C，可维持血糖平衡。白菜中还含有能够延缓肠道对食物消化吸收的果胶，可防止餐后血糖迅速上升。

■ 食疗作用

白菜具有通利肠胃、清热解毒、止咳化痰、利尿养胃的功效，是营养极为丰富的蔬菜。白菜所含的粗纤维能促进肠蠕动，稀释肠道毒素，常食可增强人体抗病能力和免疫力，还能降低血压、降低胆固醇，预防糖尿病并发心脑血管疾病。

■ 降糖吃法

白菜可以和豆腐、肉类搭配食用，豆腐和肉类能够增加膳食中蛋白质和脂类的含量，有助于人体将废物排出体外，维持体内的营养平衡。

■ 搭配宜忌

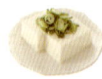 ✔ 白菜+豆腐=润肠通便、降低血压

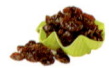 ✔ 白菜+木耳=健脾补肾、滋阴润燥

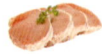 ✔ 白菜+猪肉=补气养虚、润肠通便

 ✘ 白菜+土豆=导致呕吐、腹泻

营养成分表（每100克）

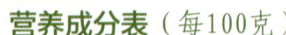

营养成分	含量
蛋白质	1.4克
脂肪	0.1克
糖类	3克
纤维素	0.9克
维生素C	47毫克
胡萝卜素	80微克
钙	69毫克
锌	0.21毫克
镁	12毫克
铁	0.5毫克

■ 温馨提示

白菜性平，胃寒腹痛、大便溏泻及寒痢者不可多食。食用白菜时应注意，隔夜的熟白菜，即使加热后也应少吃；忌吃腐烂的白菜，白菜在腐烂的过程中会产生亚硝酸盐，有致癌的风险。

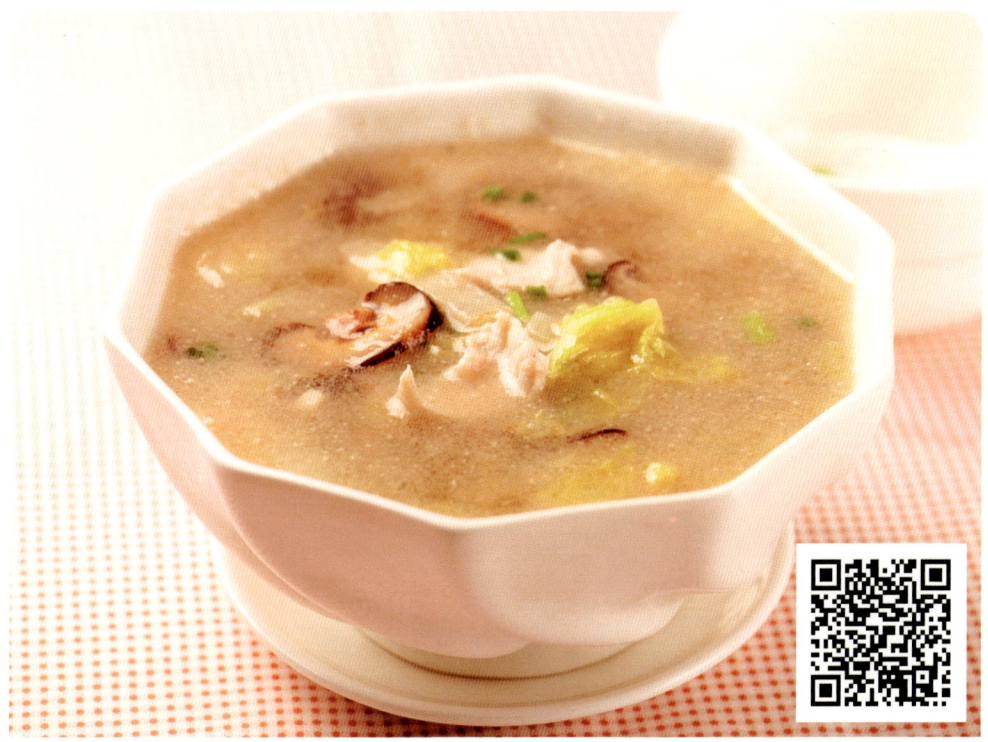

香菇白菜瘦肉汤

●原料：水发香菇60克，大白菜120克，猪瘦肉100克，姜片、葱花各少许
●调料：盐、鸡粉各3克，水淀粉、料酒、食用油各适量

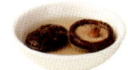 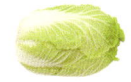 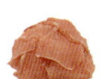

●制作：
① 大白菜切小块，香菇、猪瘦肉切成片。
② 肉片中放盐、鸡粉、水淀粉，抓匀，注入少许食用油，腌渍10分钟至入味。
③ 用油起锅，放入姜片，爆香；倒入香菇、大白菜，炒匀；淋料酒，加清水，搅匀。
④ 用大火煮沸，放入盐、鸡粉，调味；倒入肉片，搅散，用大火煮至汤沸腾。
⑤ 把汤盛出，装入碗中，放入葱花即可。

专家点评 香菇具有高蛋白、低脂肪、含多种氨基酸的特点，搭配白菜及瘦肉食用，能促进人体新陈代谢，提高机体适应力，是糖尿病病人的食疗佳品。

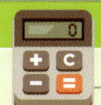 **能量计算器**
总热量约174.8千卡　蛋白质23.4克
脂肪6.5克　糖类8.5克

白菜食疗方荟萃 关注"掌厨"——万道美食轻松学，百病消除保健康
更多白菜食疗方可在"掌厨"中找到
香菇白菜黄豆汤、薏米白菜汤、白菜肉卷、白菜香菇饺子、紫菜凉拌白菜心、白菜炒菌菇、口蘑烧白菜、白菜冬瓜汤、白菜梗拌胡萝卜丝、冬笋香菇炒白菜、白菜海带豆腐煲等。

包菜

宜吃蔬菜

『别名』卷心菜、洋白菜、圆白菜
『热量』22千卡／100克
『升糖值』26
『每日适用量』70克

降糖原理 包菜中含有丰富的铬元素，具有增强胰岛素活性和稳定血糖的作用，能调节血糖和血脂，所以，包菜是糖尿病患者的理想食物。

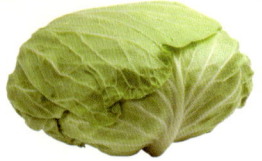

■ 食疗作用

包菜性平、味甘、归脾、胃经，可补骨髓、润脏腑、益心力、壮筋骨、利脏器、祛结气、清热止痛，主治睡眠不佳、多梦易睡、耳目不聪、关节屈伸不利、胃脘疼痛等病症。包菜能促进造血功能的恢复，具有抗血管硬化和阻止糖类转变成脂肪的作用。

■ 降糖吃法

包菜可加工成酸泡菜食用，还可与多种肉类或其他蔬菜一起煮、炒，但烹调过度会大大降低其营养价值，因此，在炒、煮烹制时，应将包菜最后加入。

■ 搭配宜忌

✅ 包菜+西红柿=益气生津

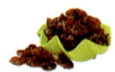
✅ 包菜+木耳=通络健脾、防病抗病

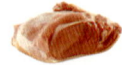
✅ 包菜+猪肉=润胃生津

❌ 包菜+黄瓜=影响维生素C的吸收

营养成分表（每100克）

营养成分	含量
蛋白质	1.5克
脂肪	0.1克
糖类	3.2克
纤维素	0.8克
维生素C	31毫克
维生素B₁	0.33毫克
钙	50毫克
锌	0.38毫克
镁	11毫克
铁	0.7毫克

■ 温馨提示

包菜的新鲜汁液对胃和十二指肠溃疡有止痛及促进愈合作用，但皮肤瘙痒性疾病、眼部充血患者需忌食。包菜粗纤维含量多，且质硬，故脾胃虚寒、泄泻以及小儿脾弱者不宜多食。同时腹腔和胸外科手术后，胃肠溃疡及出血特别严重时，腹泻及肝病时也不宜吃。

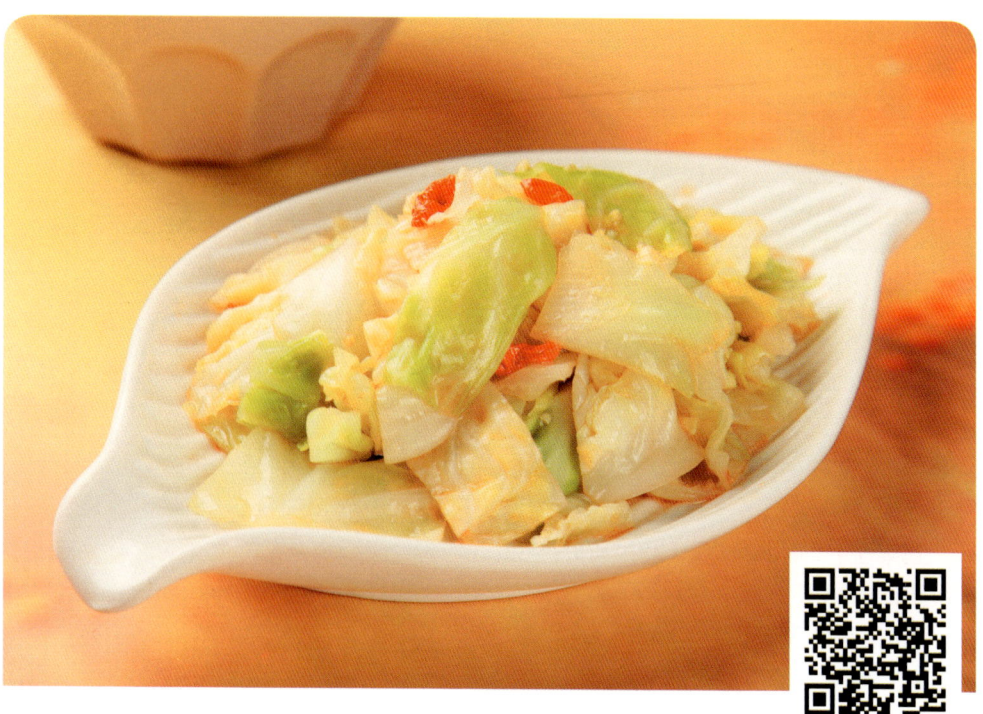

炝拌包菜

 降糖食谱

- **原料：** 包菜200克，蒜末、枸杞各少许
- **调料：** 盐2克，鸡粉2克，生抽8毫升

● 制作：
① 将洗净的包菜切去根部，再切成小块，撕成片，待用。
② 锅中注入适量清水烧开，倒入包菜、枸杞，拌匀，捞出焯煮好的食材，沥干水分，待用。
③ 取一个大碗，放入焯煮好的食材、蒜末。
④ 加入适量盐、鸡粉、生抽，搅拌均匀，至食材入味。
⑤ 将拌好的菜肴放入盘中即可。

 专家点评

包菜有清热止痛、增强食欲、促进消化、预防便秘的功效，将包菜制作成凉拌菜食用，清淡、少油，有助于帮助糖尿病患者控制病情。

 能量计算器
总热量约44千卡　蛋白质3克
脂肪0.4克　糖类9.2克

包菜食疗方荟萃 关注"掌厨"——万道美食轻松学，百病消除保健康
更多**包菜**食疗方可在"掌厨"中找到
豆腐皮枸杞炒包菜、紫甘蓝包菜汁、包菜稀糊、木耳炝包菜、手撕包菜、包菜炒肉、酸辣包菜等。

掌厨 | 全球最大的视频厨房

菠菜

宜吃蔬菜

『别名』波斯草、菠薐、红根菜
『热量』24千卡/100克
『升糖值』<15
『每日适用量』80～100克

 宜

降糖原理

菠菜中含有丰富的胡萝卜素、铬和膳食纤维，铬能增强胰岛细胞的功能，有利于维持血糖稳定，尤其适合2型糖尿病患者食用。

■ 食疗作用

常食菠菜，可通便清热、理气补血、防病抗衰等，它对各种贫血症和糖尿病、肺结核、高血压、红眼病等有辅助治疗作用。菠菜中的膳食纤维，有利于排出肠道中的有毒物质，对糖尿病并发便秘、腹泻的患者有益。

■ 降糖吃法

菠菜不宜与牛奶等钙质含量高的食物同食，中老年人在服用钙片前后2小时内应尽量避免食用菠菜，以免钙与草酸结合形成结石，影响糖尿病患者的治疗。

■ 搭配宜忌

 ✓ 菠菜+粳米=清热润肠、消脂降压

 ✓ 菠菜+鸡蛋=维持钙磷平衡

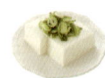 ✗ 菠菜+豆腐=降低钙的吸收

 ✗ 菠菜+黄鳝=导致腹泻

营养成分表（每100克）

营养成分	含量
蛋白质	2.6克
脂肪	0.3克
糖类	4.5克
纤维素	1.7克
维生素C	32毫克
胡萝卜素	2.92毫克
钙	66毫克
铁	58毫克
硒	0.97毫克
锌	0.85毫克

■ 温馨提示

烹制菠菜前，最好将其放在盐水中浸泡10分钟以除去残留农药，减少其对人体内脏的损害。菠菜草酸含量较高，一次食用不宜过多，特别是肾炎、肾结石、胃肠虚汗、腹泻、脾虚便溏者不宜多食。

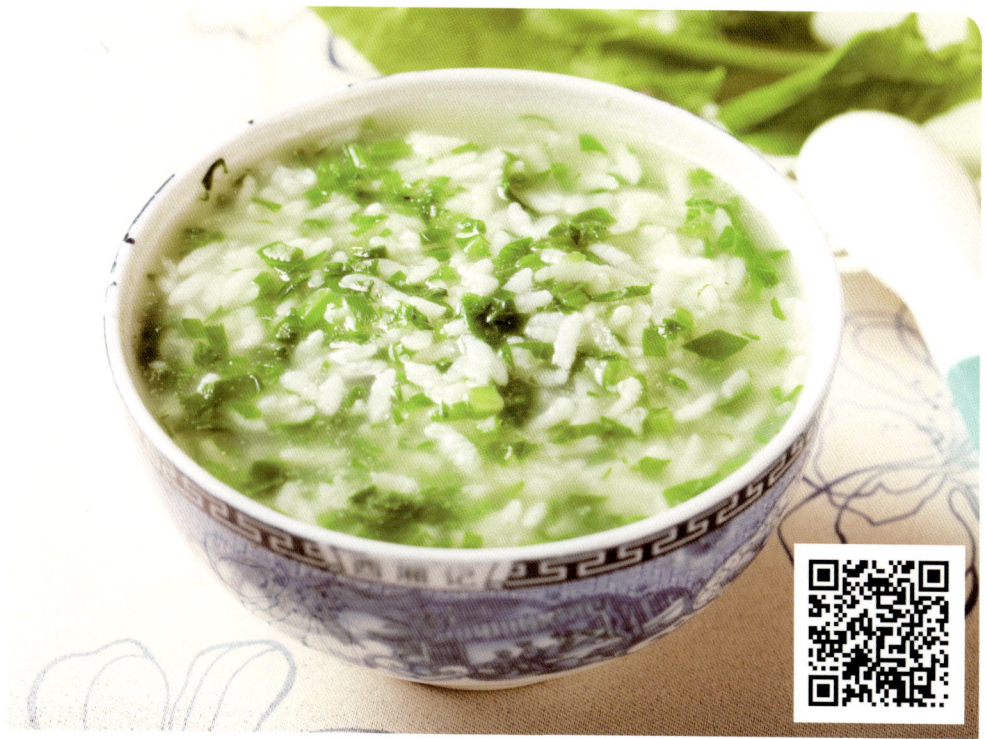

降糖食谱 菠菜粥

- **原料**：水发大米100克，菠菜45克
- **调料**：盐少许

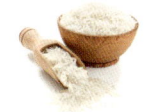 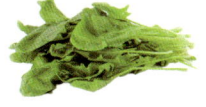

** 专家点评**：菠菜中含有类胰岛素的物质，能调节人体血糖水平，帮助糖尿病患者维持血糖稳定，尤其适合2型糖尿病患者食用。

● 制作：
① 将择洗好的菠菜先切成段，然后再切成末，备用。
② 砂锅中注入适量清水烧开，倒入洗净的大米，搅拌匀。
③ 烧开后用小火煮约30分钟至大米熟软。
④ 倒入菠菜末，拌煮至完全熟软，加盐，拌煮片刻至食材入味。
⑤ 关火后盛出煮好的粥，装入碗中即可。

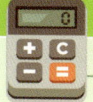 **能量计算器**
总热量约356.8千卡　蛋白质8.6克
脂肪0.9克　糖类79.9克

菠菜食疗方荟萃 关注"掌厨"——万道美食轻松学，百病消除保健康
更多菠菜食疗方可在"掌厨"中找到
花生菠菜粥、冬瓜菠菜汤、西红柿菠菜汁、菠菜炒香菇、腐皮菠菜卷、双菇玉米菠菜汤、菠菜西蓝花汁、老醋黑木耳拌菠菜等。

掌厨 全球最大的视频厨房

黄豆芽

宜吃蔬菜

『别名』如意菜
『热量』44千卡/100克
『升糖值』22
『每日适用量』50克

宜

**降糖原理**

黄豆芽是低糖、低热量的食材，其所含的维生素B₁和烟酸能刺激胰岛素分泌，且其含有的膳食纤维，可延缓餐后血糖上升。

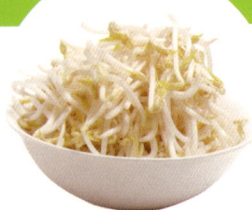

■ 食疗作用

黄豆芽具有清热明目、补气养血、消肿除痹、润肌肤、防止牙龈出血等功效，对脾胃湿热、大便秘结、高血脂等症有食疗作用。黄豆芽中含有一种干扰素诱生剂，能促进干扰素的产生和释放，增强机体抗病毒和抗癌的能力。

■ 降糖吃法

黄豆芽是较为常见的蔬菜，对糖尿病患者来说，炒或炖汤食用皆可。注意烹调过程中加少量的食醋，可以有效地保存其营养元素。

■ 搭配宜忌

营养成分表（每100克）

营养成分	含量
蛋白质	4.5克
脂肪	1.6克
糖类	4.5克
纤维素	1.5克
维生素C	8毫克
胡萝卜素	30微克
钙	21毫克
锌	0.54毫克
镁	21毫克
硒	0.96毫克

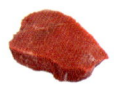 ✓ 黄豆芽+牛肉=预防感冒、防中暑

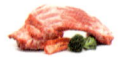 ✓ 黄豆芽+排骨=清热解毒

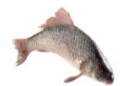 ✓ 黄豆芽+鲫鱼=润肤通乳

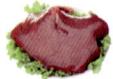 ✗ 黄豆芽+猪肝=影响营养的吸收

■ 温馨提示

食用黄豆芽应注意以下几点：慢性腹泻及脾胃虚寒者不宜食用；勿食无根豆芽，因无根豆芽在生长过程中喷洒了除草剂，而除草剂一般都有致癌、致畸、致突变的危害；加热豆芽时一定要注意掌握好时间，八成熟即可；在生发黄豆芽时注意让豆芽不要生得过长。

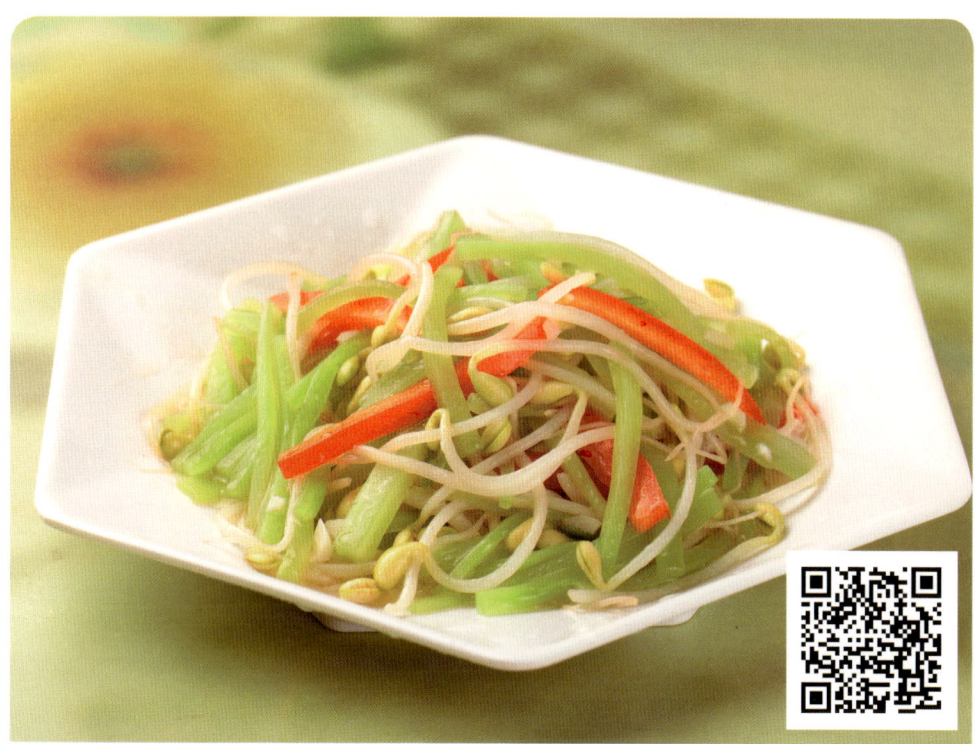

黄豆芽炒莴笋

- **原料**：黄豆芽90克，莴笋160克，彩椒50克，蒜末、葱段各少许

- **调料**：盐3克，鸡粉2克，料酒10毫升，水淀粉4毫升，食用油适量

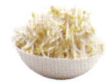 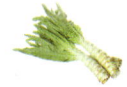

- **制作**：

① 莴笋切丝，彩椒切丝；开水锅中加入少许盐，倒入莴笋丝，淋入适量食用油，搅散，加入彩椒丝，略煮片刻，捞出沥干。

② 锅中注入适量食用油烧热，放入蒜末、葱段，爆香；倒入黄豆芽，淋入料酒，炒匀。

③ 放入焯好的食材，翻炒几下，加入适量盐、鸡粉，炒匀调味。

④ 淋入适量水淀粉，炒匀，盛出装盘即可。

专家点评：莴笋具有强心、利尿、降血压的作用，有助于维持水盐代谢平衡，可预防糖尿病并发高血压，且黄豆芽还能调节葡萄糖的代谢，是降糖佳品。

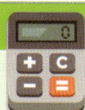 **能量计算器**
总热量约71.5千卡　蛋白质6.3克
脂肪1.7克　糖类11.7克

黄豆芽食疗方荟萃 关注"掌厨"——万道美食轻松学，百病消除保健康
更多黄豆芽食疗方可在"掌厨"中找到
凉拌黄豆芽、黄豆芽木耳炒肉、马齿苋炒黄豆芽、白萝卜丝炒黄豆芽、小白菜炒黄豆芽、黄豆芽拌海带、黄豆芽拌香菇、洋葱炒黄豆芽、黄豆芽猪血汤等。

 掌厨 | 全球最大的视频厨房

绿豆芽

宜吃蔬菜

『别名』豆芽菜
『热量』44千卡／100克
『升糖值』＜15
『每日适用量』30克

宜

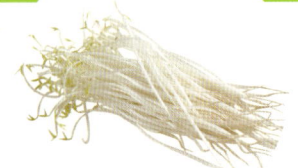

降糖原理

绿豆芽热量低，富含膳食纤维，能帮助糖尿病患者抑制餐后血糖上升；黄豆芽中还含有较多的维生素C，可降低血糖和血脂。

■■ 食疗作用

绿豆芽性凉、味甘，不仅能清暑热、通经脉、解诸毒，还能补肾、消肿、滋阴壮阳、调五脏、美肌肤、利湿热、降血脂和软化血管。绿豆芽含多种维生素，经常食用对于维生素B_2缺乏引起的舌疮口炎，维生素C缺乏引起的疾病等都有辅助治疗作用。

■■ 降糖吃法

糖尿病患者可以单独炒食豆芽，且应热锅快炒，使维生素C少受破坏。炒绿豆芽时加入一点醋，既可防止维生素B_1流失，又可以加强其减肥功效。

■■ 搭配宜忌

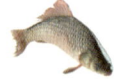 ✓ 绿豆芽+鲫鱼=通乳汁

 ✓ 绿豆芽+醋=减肥

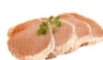 ✓ 绿豆芽+猪肉=营养均衡

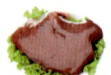 ✗ 绿豆芽+猪肝=阻碍营养的吸收

营养成分表（每100克）

营养成分	含量
蛋白质	2.1克
脂肪	0.1克
糖类	2.9克
纤维素	0.8克
胡萝卜素	20微克
维生素C	6毫克
维生素E	0.19毫克
钙	9毫克
镁	18毫克
铁	0.6毫克

■■ 温馨提示

绿豆芽不能隔夜，最好当日食用，若需要保存，将绿豆芽原封不动地封在袋子里，再放入冰箱，不宜超过两天；豆芽性寒，烹调时应配上一点姜丝，以中和它的寒性；烹调时油盐不宜过多，要尽量保持其清淡和爽口的特点。

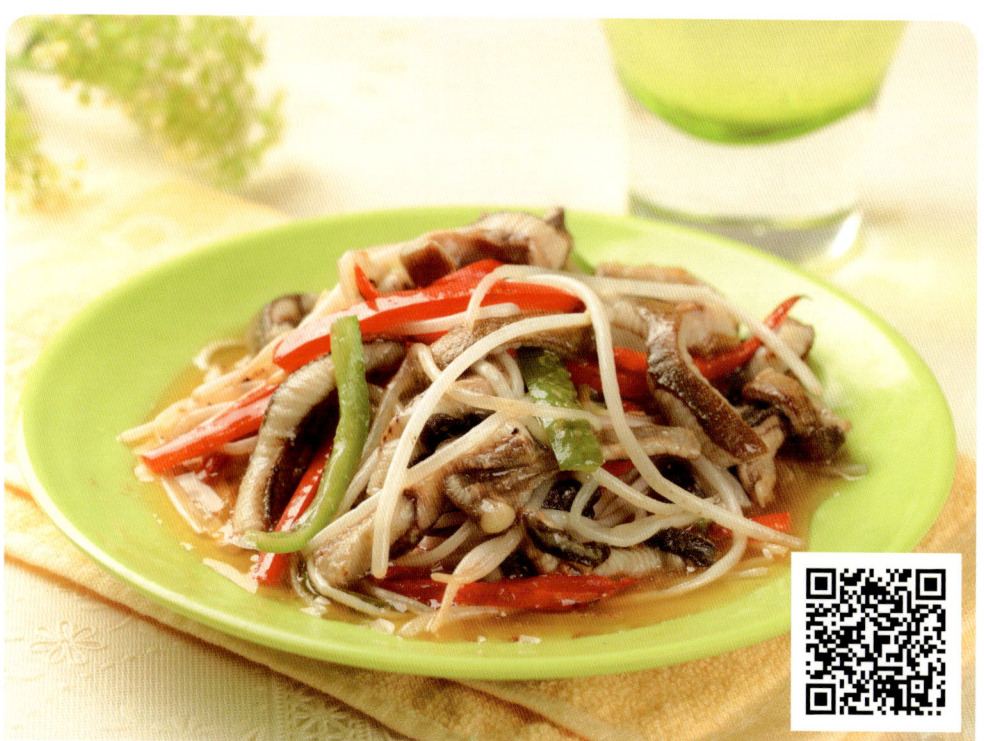

绿豆芽炒鳝丝

降糖食谱

- **原料**：绿豆芽40克，鳝鱼90克，青椒、红椒各30克，姜片、蒜末、葱段各少许

- **调料**：盐3克，鸡粉3克，料酒6毫升，水淀粉、食用油各适量

专家点评　绿豆芽含有丰富的维生素C、纤维素，能清除血管壁中堆积的胆固醇和脂肪，预防糖尿病并发心血管疾病。鳝鱼含调节血糖的鳝鱼素，且脂肪含量低，是糖尿病患者的理想食物。

- **制作**：

① 青椒、红椒和鳝鱼分别切丝。

② 把鳝鱼丝装入碗中，放入少许鸡粉、盐、料酒，抓匀；倒入适量水淀粉，抓匀。

③ 再注入适量食用油，腌渍10分钟至入味。

④ 用油起锅，放姜、蒜、葱，爆香；放入青椒、红椒，炒匀，倒入鳝鱼丝，炒匀。

⑤ 淋入适量料酒，放入绿豆芽，加盐、鸡粉，炒匀，倒入适量水淀粉；盛出装盘。

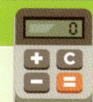 **能量计算器**

总热量约157.8千卡　蛋白质22.0克
脂肪5.0克　糖类19.8克

绿豆芽食疗方荟萃　关注"掌厨"——万道美食轻松学，百病消除保健康

更多**绿豆芽**食疗方可在"掌厨"中找到

绿豆芽冬瓜汤、泡绿豆芽、黄瓜拌绿豆芽、豆芽拌洋葱、胡萝卜丝炒豆芽、橄榄菜拌豆芽等。

掌厨　全球最大的视频厨房

马齿苋

宜吃蔬菜

『别名』马苋、五行草、长命菜、五方草、瓜子菜、马齿菜
『热量』27千卡/100克
『每日适用量』80克

宜

降糖原理　马齿苋含有较多的去甲肾上腺素，能促进胰岛素的分泌，有助于降低血糖水平，对维持血糖稳定有较好的作用。

■■ 食疗作用

马齿苋含有大量的钾盐，有良好的利水消肿作用，钾离子还可直接作用于血管壁上，使血管壁扩张，阻止动脉管壁增厚，从而起到降低血压的作用。马齿苋含有较多的胡萝卜素，能促进溃疡愈合。马齿苋还具有抑菌作用，可用于各种炎症的辅助治疗。

■■ 降糖吃法

糖尿病患者可以选择将马齿苋与萝卜缨、薏米一起煮粥食用，坚持每日食用一次，可以有效降低血糖，且能治疗糖尿病并发皮肤瘙痒。

■■ 搭配宜忌

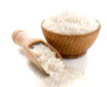
✓ 马齿苋+大米=清热解毒、养胃

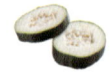
✓ 马齿苋+冬瓜=清热利尿

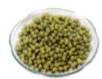
✓ 马齿苋+绿豆=消暑解渴、止痢

✗ 马齿苋+甲鱼=导致消化不良

营养成分表（每100克）

营养成分	含量
蛋白质	2.3克
脂肪	0.5克
糖类	3.9克
纤维素	0.7克
维生素C	23毫克
胡萝卜素	2.23毫克
维生素B₁	0.03毫克
钙	85毫克
镁	11毫克
铁	1.5毫克

■■ 温馨提示

马齿苋不适合以下几类人群食用：孕妇、脾胃虚弱、腹部受寒引起腹泻者。马齿苋有一种较刺激的味道，初次不宜食用较多，可以逐次增加摄入量，以免影响健康。马齿苋忌与胡椒粉、甲鱼同食，否则会引起肠胃不适、食物中毒等症。

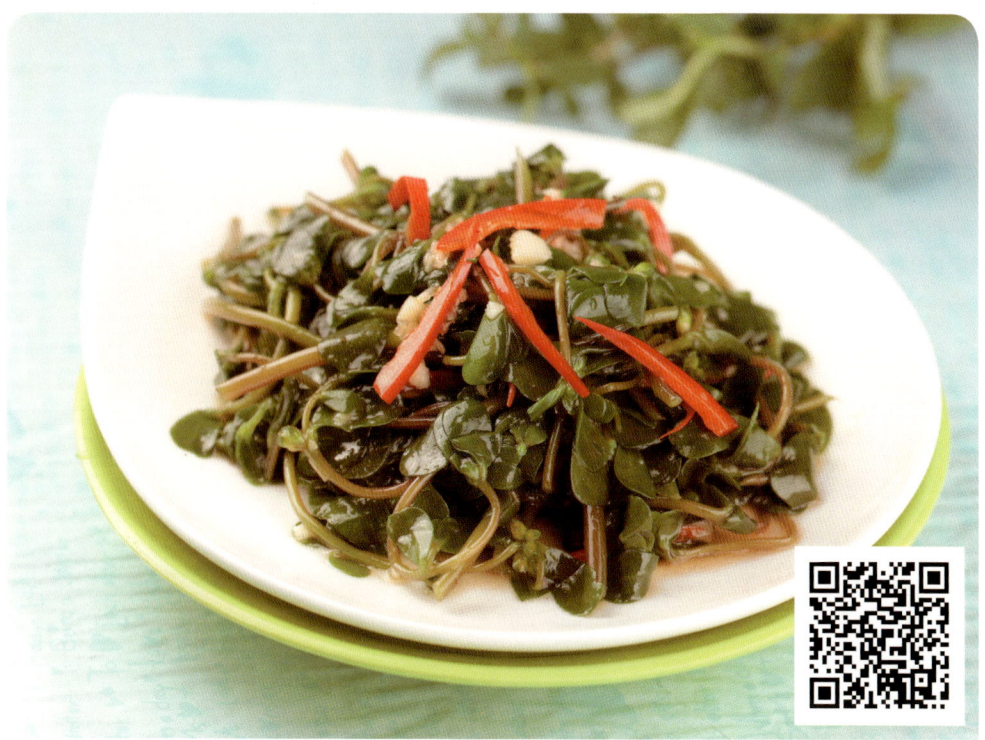

凉拌马齿苋

降糖食谱

- 原料：马齿苋300克，蒜末15克
- 调料：盐3克，鸡粉2克，生抽3毫升，芝麻油、食用油各适量

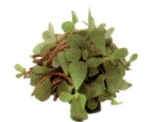 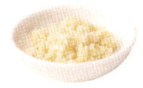

●制作：
① 锅中加入适量清水，用大火烧开，加入少许食用油、适量盐。
② 放入洗净的马齿苋，煮约1分钟至熟。
③ 把煮熟的马齿苋捞出，备用。
④ 把马齿苋倒入碗中。
⑤ 加入蒜末，加入盐、鸡粉、生抽、芝麻油，用筷子拌匀调味。
⑥ 将拌好的马齿苋盛出装盘即可。

专家点评：马齿苋营养丰富，具有清热解毒、消肿止痛的作用，蒜末还能抑菌杀毒，增强患者免疫力，故此道膳食对内热的糖尿病患者有一定的食疗作用。

能量计算器

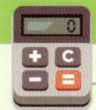
总热量约99.9千卡　蛋白质7.6克
脂肪1.5克　糖类15.8克

马齿苋食疗方荟萃 关注"掌厨"——万道美食轻松学，百病消除保健康

更多**马齿苋**食疗方可在"掌厨"中找到

马齿苋瘦肉粥、马齿苋肉片汤、马齿苋鸡蛋汤、马齿苋炒黄豆芽、椒丝马齿苋、蒜蓉马齿苋、马齿苋炒鸡蛋、马齿苋绿豆汤等。

掌厨　全球最大的视频厨房

空心菜

宜吃蔬菜

『别名』瓮菜、蕹菜、竹叶菜、通菜
『热量』20千卡/100克
『升糖值』＜15
『每日适用量』50克

宜

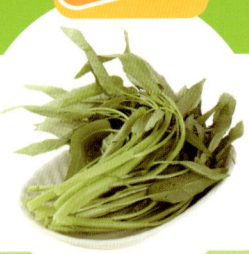

降糖原理

空心菜含有类胰岛素的物质，可以帮助降低血糖水平。空心菜中的硒，具有较强的抗氧化作用，可预防糖尿病并发高血脂。

■ 食疗作用

空心菜中丰富的维生素C和胡萝卜素，有助于增强体质。此外，空心菜所含的叶绿素，可洁齿防龋、润泽皮肤；空心菜中的膳食纤维主要由纤维素、木质素和果胶等组成，果胶能使体内有毒物质加速排泄，木质素能提高巨噬细胞吞食细菌的活力。

■ 降糖吃法

糖尿病患者可炒食空心菜，最好选用植物油，且急火快炒，既可以减少营养元素的流失又能保护心脑血管，预防糖尿病并发心脑血管疾病。

■ 搭配宜忌

✓ 空心菜+大蒜=缓解寒凉

✓ 空心菜+鸡蛋=护眼、防癌

✓ 空心菜+橄榄油=延缓衰老

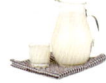
✗ 空心菜+牛奶=影响钙的吸收

营养成分表（每100克）

营养成分	含量
蛋白质	2.2克
脂肪	0.3克
糖类	3.6克
纤维素	1.4克
维生素A	253微克
维生素C	25毫克
维生素E	1.09毫克
钙	99毫克
镁	29毫克
铁	2.3毫克

■ 温馨提示

挑选空心菜时，应以无黄斑、茎部不太长、叶子宽大新鲜的为佳；而且应买梗比较细小的，因为加热的时间过短，茎部的老梗会生涩难咽；炒空心菜时，为了给患者提供足够的蛋白质，达到营养均衡的目的，可搭配鸡蛋、鱼肉、豆类制品等食材进行烹调。

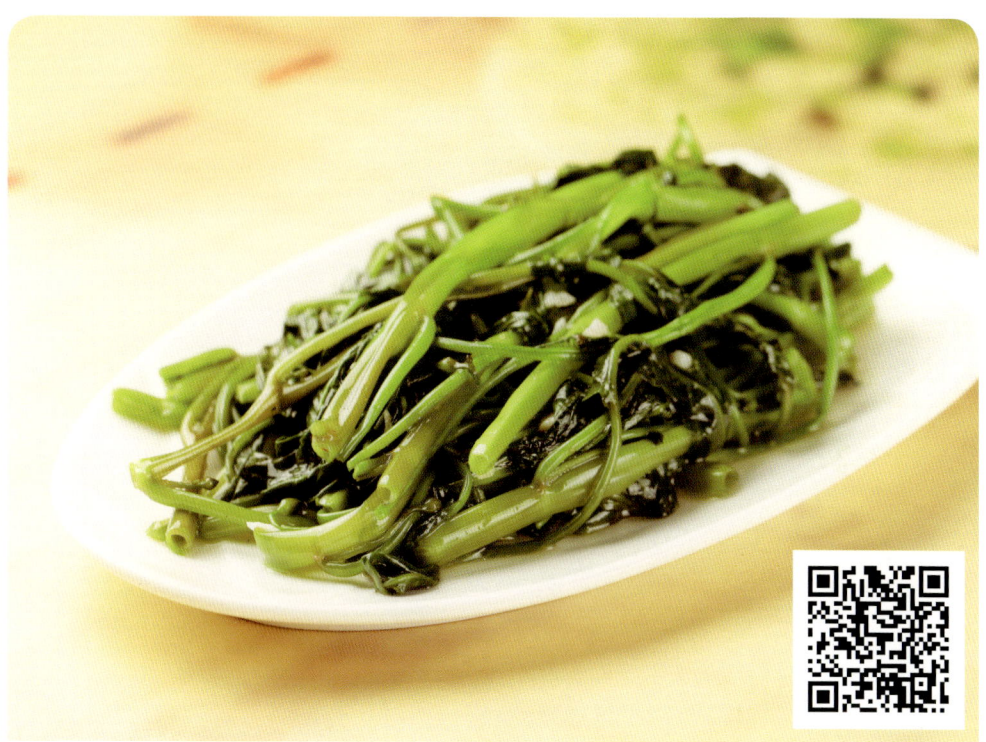

蒜蓉空心菜

降糖食谱

- 原料：空心菜300克，蒜末少许
- 调料：盐、鸡粉各2克，食用油少许

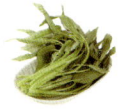 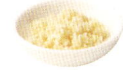

● 制作：

① 洗净的空心菜切成小段，装入盘中，待用。
② 用油起锅，放入蒜末，爆香。
③ 倒入切好的空心菜，用大火翻炒一会儿，至其变软。
④ 转中火，加入少许盐、鸡粉，快速翻炒片刻，至食材入味。
⑤ 关火后盛出炒好的食材，装入盘中即成。

专家点评 空心菜是含维生素和矿物质丰富的蔬菜，食用后可降低机体血糖水平。与大蒜搭配，特别适合糖尿病患者食用。

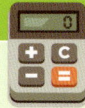 **能量计算器**

总热量约60千卡　蛋白质6.6克
脂肪0.9克　糖类10.8克

空心菜食疗方荟萃 关注"掌厨"——万道美食轻松学，百病消除保健康
更多**空心菜**食疗方可在"掌厨"中找到
肉末空心菜、空心菜梗炒肉丝、空心菜炒肉、拌空心菜、清炒空心菜、辣椒炒空心菜梗、红椒炒空心菜梗、酸辣空心菜等。

掌厨　全球最大的视频厨房

上海青

宜吃蔬菜

『别名』青菜、油菜、瓢菜、瓶菜、小白菜
『热量』15千卡/100克
『升糖值』23
『每日适用量』50克

宜

降糖原理　上海青含维生素和矿物质较多，可预防糖尿病并发心血管疾病，且上海青含丰富的可溶性膳食纤维，可延缓餐后血糖上升。

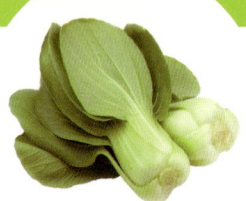

■ 食疗作用

上海青性凉、味甘，归肺、胃、大肠经，具有清热除烦、行气散瘀、消肿散结、通利胃肠的功效，主治肺热咳嗽、身热、口渴、胸闷、心烦、食少便秘、腹胀等病症。其中的维生素B_2尤为丰富，有抑制溃疡的作用，经常食用对皮肤和眼睛的保养有很好的效果。

■ 降糖吃法

上海青可凉拌、炒食、制汤等，糖尿病患者凉拌上海青时，可先在热水锅中焯一下，注意时间不要太久，再加调料拌匀食用，有降糖效果。

■ 搭配宜忌

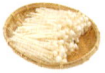 ✓ 上海青+金针菇=预防肠癌

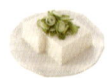 ✓ 上海青+豆腐=清肺止咳

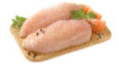 ✓ 上海青+鸡肉=美化肌肤

 ✗ 上海青+南瓜=影响维生素C的吸收

营养成分表（每100克）

营养成分	含量
蛋白质	1.8克
脂肪	0.5克
糖类	3.8克
纤维素	1.1克
维生素C	36毫克
胡萝卜素	620微克
钙	108毫克
锌	0.33毫克
镁	22毫克
铁	1.2毫克

■ 温馨提示

挑选上海青时，应以叶色较青、新鲜、无虫害的为宜。储存上海青时，可用报纸将其包起，放入冰箱的冷藏室，一般可保鲜3天；若是冬天可用无毒塑料袋保存；如果温度在0℃以上，可在菜叶上套上塑料袋，口不用扎，根朝下戳在地上即可。脾胃虚寒、大便溏薄者忌食。

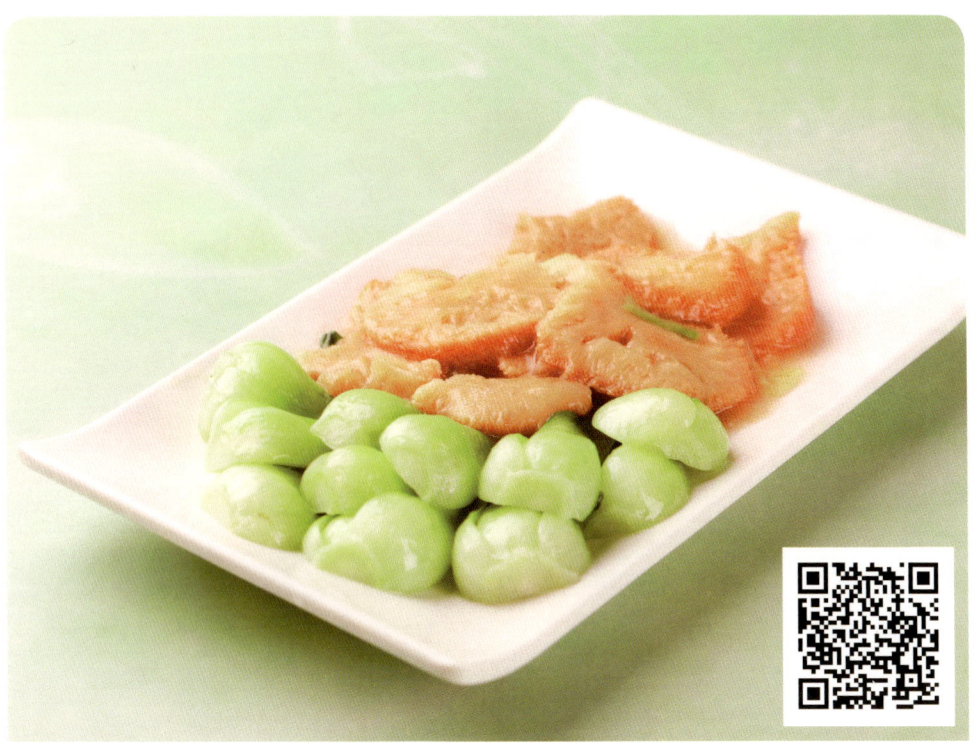

猴头菇扒上海青

降糖食谱

● **原料：** 上海青200克，水发猴头菇70克，鸡汤150毫升，姜片、葱段各少许

● **调料：** 盐3克，料酒5毫升，水淀粉4毫升，胡椒粉、食用油各适量

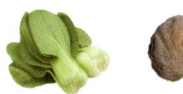 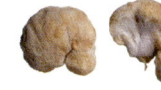

● **制作：**

① 上海青切瓣，猴头菇切片；开水锅中加盐、食用油，汆煮上海青至断生，捞出沥干。

② 将猴头菇倒入沸水锅中，煮至断生，捞出，沥干；把上海青摆入盘中，备用。

③ 用油起锅，倒入姜、葱，爆香，倒入焯过水的猴头菇，快速翻炒，淋入料酒，炒匀。

④ 倒入鸡汤，煮沸，加盐、胡椒粉，淋入水淀粉，炒匀，将猴头菇放在上海青上即可。

专家点评 上海青含有膳食纤维、维生素和蛋白质等营养物质，能与胆酸盐和食物中的胆固醇及三酰甘油结合，有助于预防糖尿病并发高血脂和高血压。

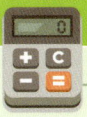 **能量计算器**
总热量约151.7千卡　蛋白质15.0克
脂肪5.9克　糖类13.0克

上海青食疗方荟萃 关注"掌厨"——万道美食轻松学，百病消除保健康

更多**上海青**食疗方可在"掌厨"中找到

上海青拌海米、上海青扒鲜磨、香菇蛋花上海青粥、木耳炒上海青、上海青鱼肉粥、上海青燕麦粥、上海青扒猪血、蒜蓉上海青、木耳扒上海青等。

生菜

宜吃蔬菜

『别名』叶用莴苣、鹅仔菜、莴仔菜
『热量』13千卡/100克
『每日适用量』80克

降糖原理：生菜是营养丰富的蔬菜，其含有的钾可维持正常渗透压，预防糖尿病并发高血压；所含的膳食纤维则可缓解餐后血糖急剧升高。

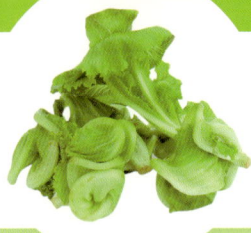

■ 食疗作用

生菜具有镇痛催眠、降低胆固醇、辅助治疗神经衰弱、促进血液循环、抗病毒等功效。生菜含水量高，营养均衡，其丰富的B族维生素和维生素C、维生素E等营养素，对增强消化系统功能大有裨益，可促进胃肠道的血液循环，起到帮助消化的作用。

■ 降糖吃法

生菜是最适合生食的蔬菜，其维生素C含量高，可与蚝油搭配凉拌，不仅味道鲜美，还能降血脂、降血压、降血糖。

■ 搭配宜忌

✓ 生菜+鸡蛋=滋阴润燥、清热解毒

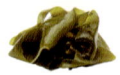
✓ 生菜+海带=促进铁的吸收

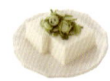
✓ 生菜+豆腐=减肥健美

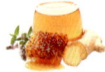
✗ 生菜+蜂蜜=导致腹泻

营养成分表（每100克）

营养成分	含量
蛋白质	1.3克
脂肪	0.3克
糖类	2克
纤维素	0.7克
维生素C	13毫克
胡萝卜素	1.79毫克
钙	34毫克
锌	0.27毫克
镁	18毫克
铁	0.9毫克

■ 温馨提示

生吃生菜前，最好用盐水浸泡一会儿，因为其可能含有较多的化学成分；在烹调生菜时，无论是炒还是煮，时间都应有所控制，不宜太长，这样可以防止营养成分的流失，同时保持生菜脆嫩的口感。此外，在炒制过程中可适当放些食醋。

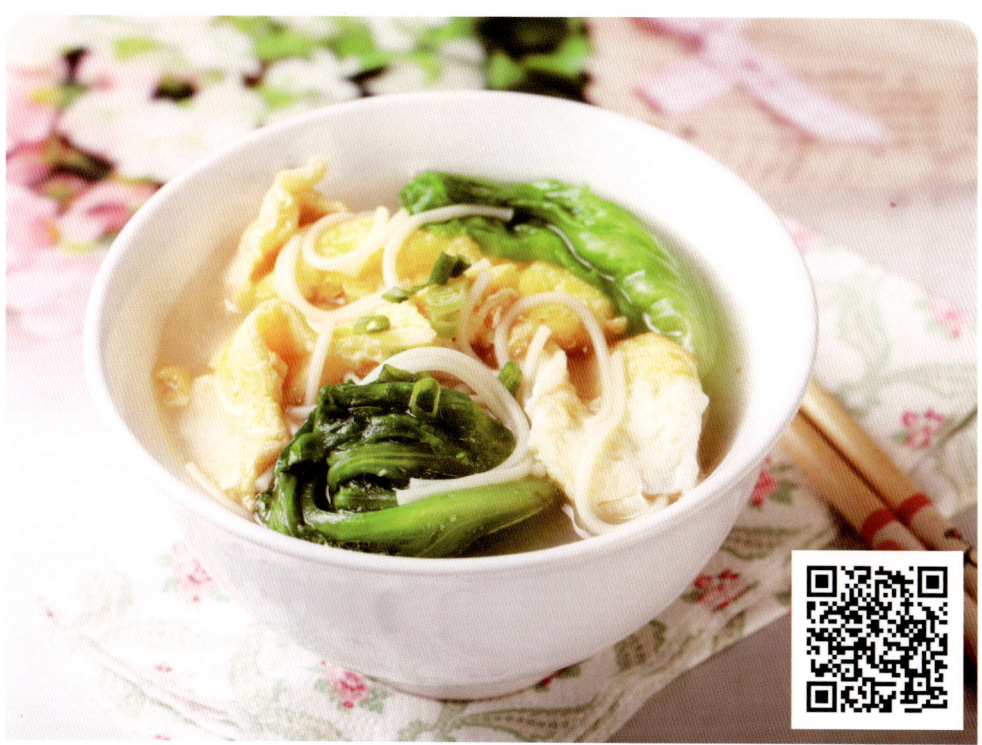

生菜鸡蛋面

- **原料**：面条120克，鸡蛋1个，生菜65克，葱花少许
- **调料**：盐、鸡粉各2克，食用油适量

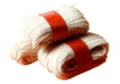 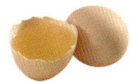 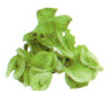

 生菜含维生素和矿物质较多，有降胆固醇、促进血液循环等功效，且鸡蛋富含优质蛋白，本品是消瘦体虚的糖尿病患者的食疗佳品。

- **制作**：
① 鸡蛋打入碗中，打散、调匀，制成蛋液。
② 用油起锅，倒入蛋液，炒至熟，盛出炒好的鸡蛋，待用；开水锅中，放入面条，搅匀，加入少许盐、鸡粉，拌匀调味。
③ 中火煮约2分钟，至面条熟软，加入少许食用油，放入炒好的鸡蛋，搅匀。
④ 放入生菜，拌煮至变软，盛出煮好的鸡蛋面，撒上葱花即可。

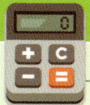 **能量计算器**
总热量约422.6千卡　蛋白质17.5克
脂肪5.5克　糖类77.0克

生菜食疗方荟萃　关注"掌厨"——万道美食轻松学，百病消除保健康
更多**生菜**食疗方可在"掌厨"中找到
炝拌生菜、香菇扒生菜、炝炒生菜、蒜蓉生菜、蚝油生菜、蚝油包生菜、白灼生菜、生菜鸡丝面、生蚝生菜汤、蒜蓉红椒包生菜等。

芹菜

宜吃蔬菜

『别名』旱芹
『热量』14千卡/100克
『升糖值』<15
『每日适用量』50克

宜

降糖原理　芹菜含有较多膳食纤维，能改善糖尿病患者的糖代谢，进而稳定血糖，此外，芹菜中的黄酮类物质还可预防心血管疾病。

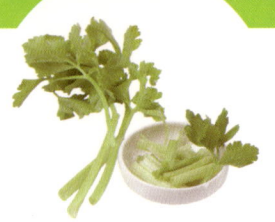

■ 食疗作用

芹菜中的碱性物质，具有镇静安神、消除烦躁的作用；芹菜对于原发性、妊娠期及更年期高血压均有辅助治疗的功效。长期食用芹菜还能抑制肠内细菌产生致癌物质，同时加快粪便在肠内的运转，达到预防结肠癌的目的。

■ 降糖吃法

血糖较高的糖尿病患者可将芹菜榨汁服用，一般选择新鲜芹菜榨汁，并煮沸后食用，每日一次，连续服用三个月，可降低血糖水平。

■ 搭配宜忌

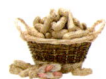 ✅ 芹菜+花生=降低血压、血脂

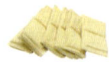 ✅ 芹菜+豆腐干=平肝降压、安神

 ❌ 芹菜+醋=损伤牙齿

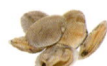 ❌ 芹菜+蛤蜊=影响维生素的吸收

营养成分表（每100克）

营养成分	含量
蛋白质	0.8克
脂肪	0.1克
糖类	3.9克
纤维素	1.4克
维生素C	12毫克
胡萝卜素	60微克
钙	48毫克
锌	0.46毫克
镁	10毫克
铁	0.8毫克

■ 温馨提示

选购芹菜时，应以色泽鲜绿、叶柄肥厚、内侧微向内凹、梗短而粗壮的为好，还可用手掐一下芹菜的杆部，易折断的为嫩芹菜，不易折的为老芹菜。食用芹菜不应只吃芹菜杆，其实芹菜叶含维生素C丰富，它的降压效果也较好。

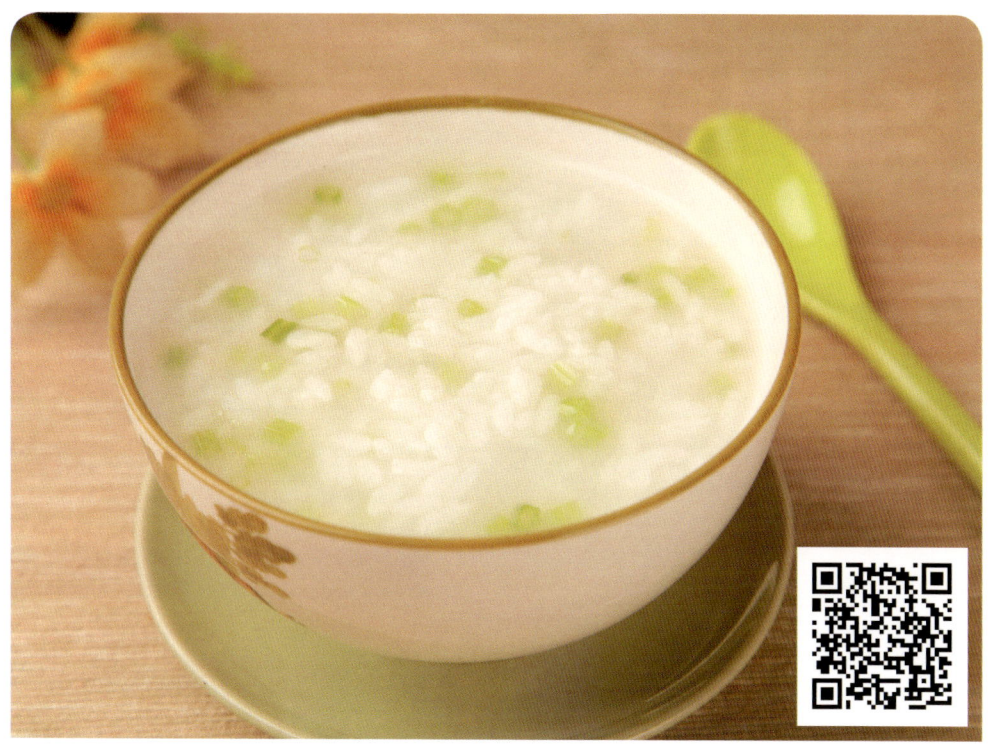

芹菜大米粥

● 原料：水发大米120克，芹菜45克

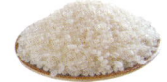 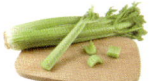

● 制作：
① 洗好的芹菜切成丁，待用。
② 砂锅中注入清水烧热，倒入洗好的大米，搅匀，盖上盖，烧开后用小火煮约10分钟。
③ 揭开锅盖，倒入备好的芹菜，搅拌均匀。
④ 再盖上锅盖，用小火续煮约20分钟至食材熟透。
⑤ 揭开锅盖，略微搅拌一会儿。
⑥ 关火后盛出煮好的粥，装入碗中即可。

专家点评 大米有补中益气、健脾养胃、通血脉、止渴、止泻的功效，芹菜中含有的黄酮类物质，除能平肝降压、预防动脉硬化、改善贫血外，还能降血糖。

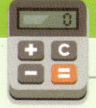 **能量计算器**
总热量约421.5千卡　蛋白质9.2克
脂肪1.0克　糖类95.2克

芹菜食疗方荟萃 关注"掌厨"——万道美食轻松学，百病消除保健康
更多芹菜食疗方可在"掌厨"中找到
西蓝花芹菜苹果汁、黄瓜芹菜苹果汁、西红柿芹菜莴笋汁、爽口胡萝卜芹菜汁、苦瓜芹菜黄瓜汁、芹菜西蓝花蔬菜汁、慈姑炒芹菜、紫甘蓝芹菜汁、金针菇拌芹菜、芹菜拌豆腐干等。

紫甘蓝

宜吃蔬菜

『别名』红甘蓝、赤甘蓝
『热量』19千卡/100克
『每日适用量』60克

 宜

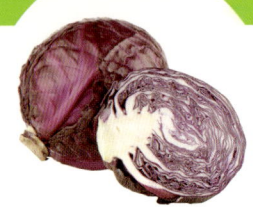

 **降糖原理**

紫甘蓝含有丰富的铬元素，可有效地调节血糖和血脂。紫甘蓝中的花青素还可抑制血糖上升，对缓解糖尿病病情有利。

■ 食疗作用

紫甘蓝具有强身健体、杀虫止痒、防治感冒引起的咽喉疼痛等功效。紫甘蓝还含有花青素，是常见的抗氧化物质，对预防和衰老相关的疾病很有帮助。紫甘蓝含丰富的维生素C和硫元素，维生素C可维护皮肤健康，而硫元素对于各种皮肤瘙痒、湿疹等疾患具有一定疗效。

■ 降糖吃法

紫甘蓝既可生食，也可炒食。但为了保持营养，以生食为好。如炒食，应急火快炒。糖尿病患者食用凉拌紫甘蓝，可以帮助降低血糖。

■ 搭配宜忌

 ✓ 紫甘蓝+大蒜=促进新陈代谢

 ✓ 紫甘蓝+胡萝卜=增强免疫力

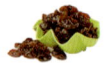 ✓ 紫甘蓝+木耳=补肾壮骨

 ✗ 紫甘蓝+苹果=影响维生素的吸收

营养成分表（每100克）

营养成分	含量
蛋白质	1.2克
脂肪	0.2克
糖类	6.2克
纤维素	3克
维生素C	39毫克
维生素B_1	0.04毫克
维生素B_2	39毫克
维生素E	39毫克
钙	57毫克
镁	12毫克

■ 温馨提示

紫甘蓝有三种类型：平头型、圆头型、尖头型，其中以平头型、圆头型为好，这两个品种菜球大，紧实而肥嫩，出菜率高，吃起来味道好。在同一品种中，同样重量时，以体积小者为佳。烹调时若想保持紫甘蓝原本艳丽的紫红色，可在加热操作前加少许白醋。

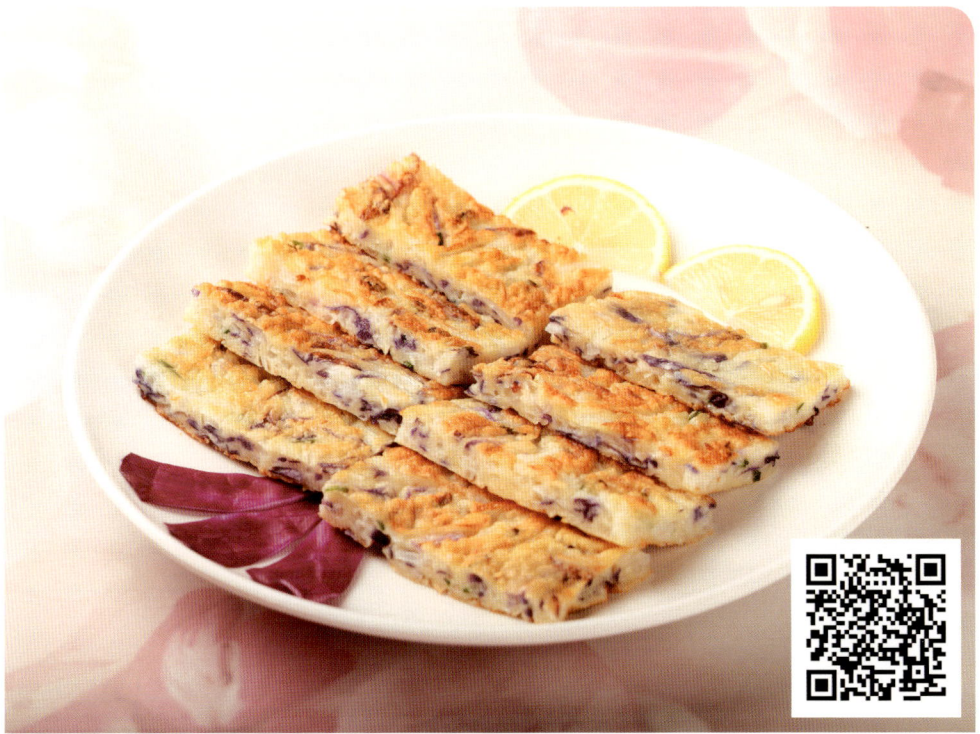

紫甘蓝萝卜丝饼

降糖食谱

●**原料**：紫甘蓝90克，白萝卜100克，鸡蛋1个，面粉120克，葱花少许

●**调料**：盐3克，鸡粉2克，食用油适量

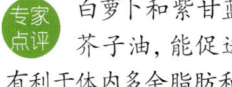

●**制作**：

① 白萝卜切成丝，紫甘蓝切丝，备用。
② 开水锅中放入少许盐，倒入白萝卜、紫甘蓝，搅拌匀，煮1分钟至八成熟，捞出。
③ 装碗，放入葱花，打入鸡蛋，放适量盐、鸡粉，抓匀；加入面粉，混匀，搅成糊状。
④ 煎锅中注入适量食用油烧热，放入面糊，摊成饼状，煎出焦香味。
⑤ 翻面后煎成焦黄色，取出，切小块，装盘。

专家点评：白萝卜和紫甘蓝都含有粗纤维、芥子油，能促进人体新陈代谢，有利于体内多余脂肪和胆固醇的排出，常食本品可预防糖尿病并发高血脂。

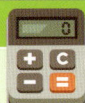

能量计算器
总热量约522.9千卡　蛋白质22.1克
脂肪6.5克　糖类100.3克

紫甘蓝食疗方荟萃 关注"掌厨"——万道美食轻松学，百病消除保健康

更多紫甘蓝食疗方可在"掌厨"中找到

紫甘蓝芹菜汁、紫甘蓝包菜汁、紫甘蓝拌茭白、紫甘蓝拌千张丝、金针菇拌紫甘蓝、醋熘紫甘蓝、紫甘蓝拌豆腐丝、凉拌紫甘蓝等。

掌厨　全球最大的视频厨房

芥蓝

宜吃蔬菜

『别名』白花芥蓝
『热量』19千卡/100克
『每日适用量』100克

 宜

降糖原理

芥蓝含有丰富的可溶性膳食纤维，进入肠道后，会吸水膨胀，增加人体饱腹感，进而防止因摄入过多热量而引起血糖上升。

■■ 食疗作用

芥蓝具有化痰、解毒祛风、清心明目、降低胆固醇、软化血管、预防心脏病的作用，芥蓝中含有有机碱，具有一定的苦味，能刺激人的味觉神经，辅助治疗食欲不振。芥蓝中含有的金鸡纳霜，能抑制过度兴奋的体温中枢，起到消暑解热的作用。

■■ 降糖吃法

芥蓝可炒食，可凉拌，凉拌芥蓝具有抑制血糖上升的作用，还能生津止渴、清热解毒、通便。由于芥蓝梗不易熟透，炒制时可适当放些食醋。

■■ 搭配宜忌

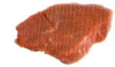 ✓ 芥蓝+牛肉=温中利气

 ✓ 芥蓝+蚝油=营养丰富

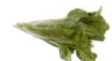 ✓ 芥蓝+白菜薹=抗癌

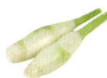 ✗ 芥蓝+茭白=导致月经不调

营养成分表（每100克）

营养成分	含量
蛋白质	2.8克
脂肪	0.4克
糖类	2.6克
纤维素	1.6克
维生素C	76毫克
维生素E	0.96毫克
钙	128毫克
锌	1.3克
镁	18毫克
铁	2毫克

■■ 温馨提示

贮存芥蓝时应注意：贮存的最佳温度为0℃，长期处于0℃以下会出现冻害；温度过高会使叶片加速黄化。芥蓝有苦涩味，炒时加入少量食醋和酒，可以改善口感。中医认为，芥蓝有耗人真气的副作用，所以食用量不应太多，次数也不应太频繁。

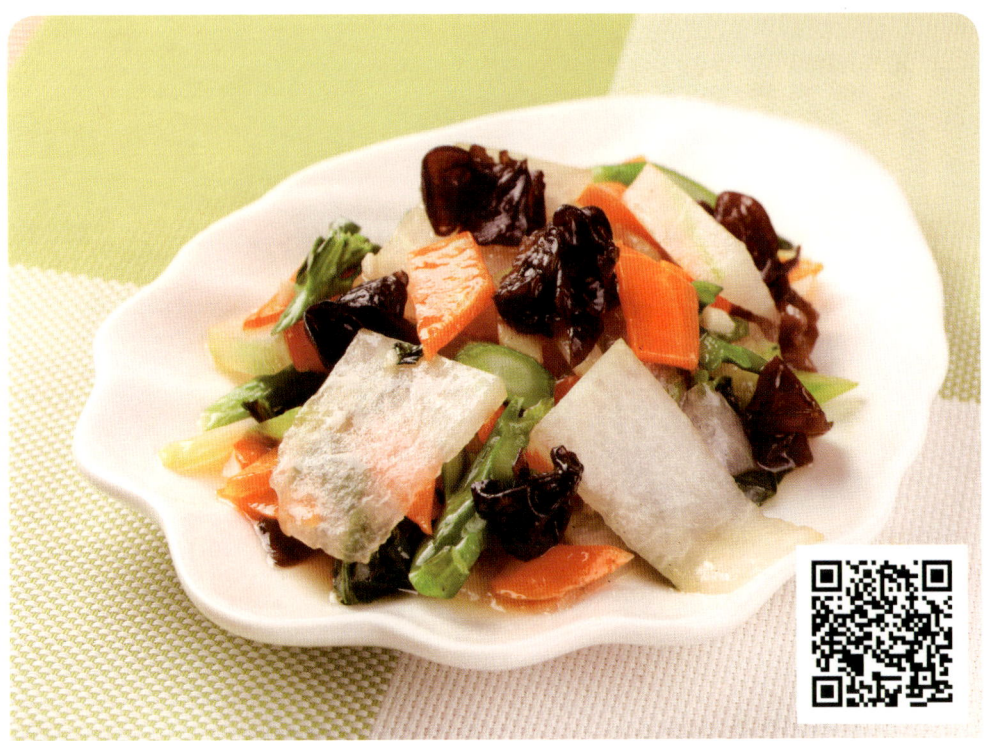

芥蓝炒冬瓜

- **原料**：芥蓝80克，冬瓜100克，胡萝卜40克，木耳35克，姜片、蒜末、葱段各少许

- **调料**：盐4克，鸡粉2克，料酒4毫升，水淀粉、食用油各适量

 芥蓝含有维生素A、维生素C等成分，具有降低胆固醇、软化血管、消暑解热等功效，食用本品能够起到预防糖尿病及心脑血管疾病的作用。

- **制作**：
① 胡萝卜、冬瓜切成片，芥蓝切段，木耳切块。
② 开水锅中，放入食用油，加入2克盐，放入胡萝卜、木耳，搅匀，煮半分钟。
③ 倒入芥蓝、冬瓜，煮约1分钟，捞出；用油起锅，放入姜片、蒜末、葱段，爆香。
④ 倒入焯过水的食材，翻炒匀，放入适量盐、鸡粉，淋入料酒，炒匀。
⑤ 倒入适量水淀粉，快速炒匀，盛出装盘。

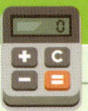 **能量计算器**
总热量约112.8千卡　蛋白质7.3克
脂肪1.1克　糖类31.2克

芥蓝食疗方荟萃 关注"掌厨"——万道美食轻松学，百病消除保健康
更多芥蓝食疗方可在"掌厨"中找到
姜汁芥蓝烧豆腐、蒜蓉芥蓝片、肉末炒芥蓝、芥蓝炒肉丝、芥蓝拌黄豆、草菇扒芥蓝、农家小炒芥蓝、白灼芥蓝、姜汁芥蓝、爽口芥蓝等。

花菜

宜吃蔬菜

宜

『别名』菜花、花椰菜、球花甘蓝
『热量』15千卡/100克
『升糖值』<15
『每日适用量』70克

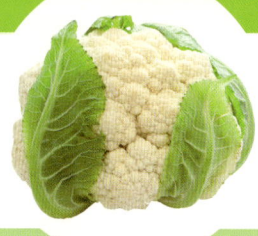

**降糖原理**

花菜含有降糖元素——膳食纤维和铬，膳食纤维可以防止餐后血糖升高；铬可以有效调节血糖，降低糖尿病患者对胰岛素的需求。

■ 食疗作用

花菜性凉、味甘，归肝、肺经，是营养均衡的蔬菜，具有爽喉、开音、润肺、止咳等功效；其含有的类黄酮物质，可以阻止胆固醇氧化，防止血小板凝结成块，从而减少患心脏病和脑卒中的危险；常吃花菜还可以增强肝脏的解毒能力。

■ 降糖吃法

花菜可凉拌可炒，其与香菇搭配食用时，由于两者都含有较为丰富的膳食纤维，可起到降血糖、降血脂的作用，适合糖尿病合并高脂血症患者食用。

■ 搭配宜忌

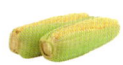 ✓ 花菜+玉米=健脾、延缓衰老

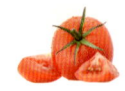 ✓ 花菜+西红柿=降血脂、降血压

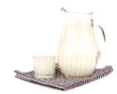 ✗ 花菜+牛奶=影响钙的吸收

 ✗ 花菜+猪肝=阻碍营养物质的吸收

营养成分表（每100克）

营养成分	含量
蛋白质	2.1克
脂肪	0.2克
糖类	4.6克
纤维素	1.2克
胡萝卜素	30微克
维生素C	61毫克
维生素E	0.43毫克
钙	23毫克
镁	18毫克
硒	0.73毫克

■ 温馨提示

选购花菜时应以花球周边散开、无异味、无毛花的为佳。花菜最好即买即吃，即使温度适宜，也尽量避免存放三天以上。烧煮时间不宜过长，加盐不宜过量，才不致丧失和破坏防癌抗癌的营养成分。此外，尿路结石者应忌食花菜。

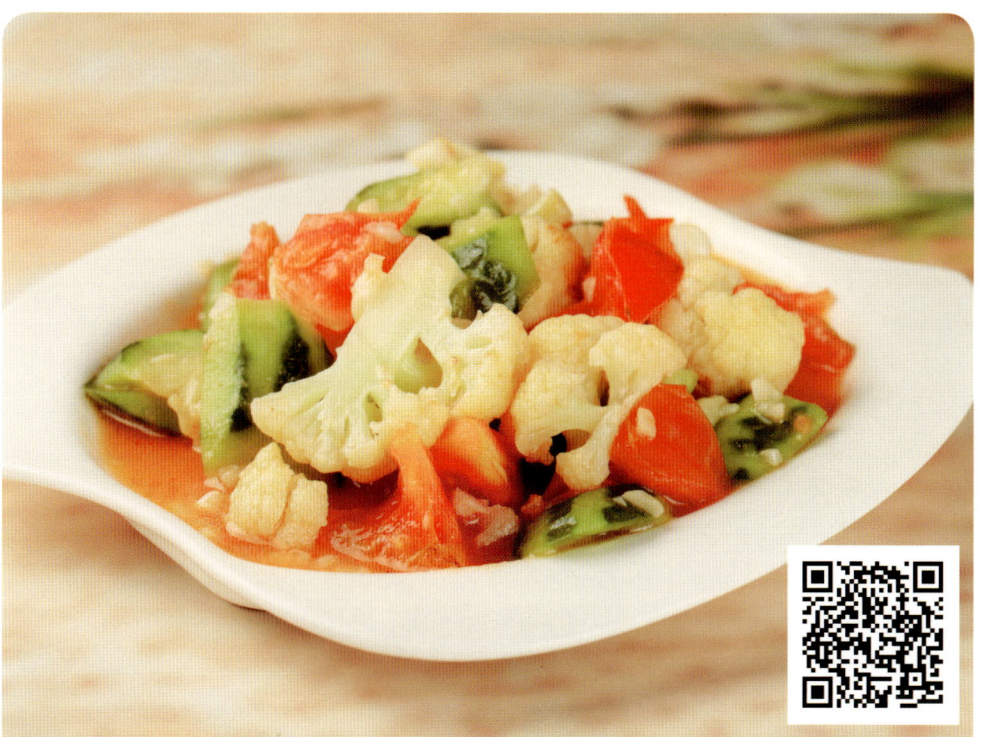

丝瓜烧花菜

降糖食谱

- **原料**：花菜180克，丝瓜120克，西红柿100克，蒜末、葱段各少许

- **调料**：盐3克，鸡粉2克，料酒4毫升，水淀粉6毫升，食用油适量

 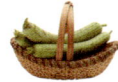

专家点评：花菜具有良好的降糖作用，丝瓜含有维生素和矿物质等营养物质，有活血通络的功效，故此道膳食对糖尿病并发高血压有很好的食疗作用。

● 制作：
① 丝瓜、西红柿切小块，花菜切小朵。
② 开水锅中加食用油、盐，放入花菜，搅匀，煮至断生后捞出，沥干；用油起锅，放入蒜末、葱段，爆香。
③ 倒入丝瓜块、西红柿，翻炒匀，倒入焯过水的花菜，淋入料酒，炒匀；转小火，注入少许清水，加盐、鸡粉，炒匀。
④ 倒入水淀粉，翻炒至食材熟透，盛出装盘。

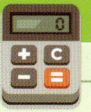 **能量计算器**
总热量约86.2千卡　蛋白质5.9克
脂肪0.8克　糖类17.3克

花菜食疗方荟萃 关注"掌厨"——万道美食轻松学，百病消除保健康
更多花菜食疗方可在"掌厨"中找到
红椒番茄炒花菜、铁板花菜、慈姑花菜汤、大碗花菜、西红柿烩花菜、彩椒木耳烧花菜、茄汁烧花菜、西红柿花菜粥、鲈鱼花菜粥等。

掌厨 全球最大的视频厨房

西蓝花

宜吃蔬菜

『别名』绿花菜、绿菜花、青花菜、绿花椰
『热量』33千卡/100克
『升糖值』<15
『每日适用量』70克

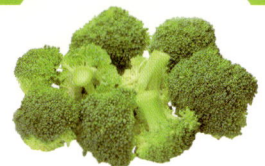

降糖原理

西蓝花含有丰富的矿物元素——铬，其能帮助糖尿病患者提高胰岛细胞的敏感性，促进葡萄糖的正常代谢。

■ 食疗作用

西蓝花含有的胡萝卜素可有效降低乳腺癌、直肠癌、胃癌、心脏病和脑卒中的发病率，还有杀菌和防止感染的功效；西蓝花还含有丰富的维生素C，能增强肝脏的解毒能力，提高机体免疫力；其含有的类黄酮物质，则对高血压、心脏病有调节和预防的作用。

■ 降糖吃法

凉拌西蓝花营养损失少，降糖功效更佳。烹饪过程中加入适量的大蒜，还能起到预防糖尿病并发心脏病的作用。

■ 搭配宜忌

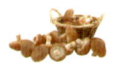
✔ 西蓝花+香菇=利肠胃、壮筋骨

✔ 西蓝花+胡萝卜=宽肠健胃

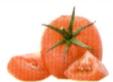
✔ 西蓝花+西红柿=防癌抗癌

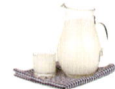
✘ 西蓝花+牛奶=影响钙的吸收

营养成分表（每100克）

营养成分	含量
蛋白质	4.1克
脂肪	0.6克
糖类	4.3克
纤维素	1.6克
维生素C	51毫克
维生素B_1	0.09毫克
钙	67毫克
锌	0.78毫克
镁	17毫克
铁	1毫克

■ 温馨提示

西蓝花煮后颜色会变得更加鲜艳，但需注意的是，烫西蓝花的时间不宜太长，否则会失去脆感，做出的菜也会大打折扣。西蓝花富含钾，尿少或无尿患者应减少钾的摄入；西蓝花中的嘌呤含量较高，糖尿病并发痛风患者食用后会加重病情，不宜食用。

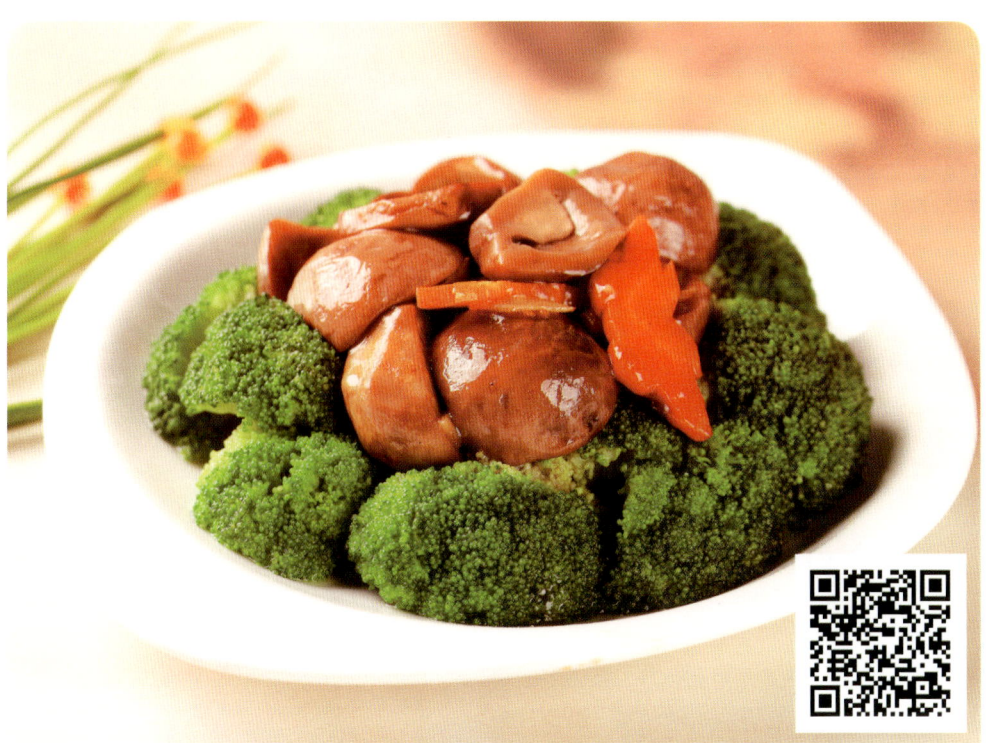

草菇西蓝花

- **原料**：草菇90克，西蓝花200克，胡萝卜片、姜末、蒜末、葱段各少许

- **调料**：料酒8毫升，蚝油8克，盐、鸡粉各2克，水淀粉、食用油各适量

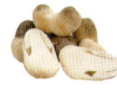 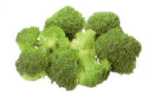

专家点评 西蓝花的膳食纤维含量高，食用后能有效控制食欲，并能抑制餐后血糖上升，且草菇中的草菇多糖能增强患者免疫力，提高其抗病能力。

- **制作**：

①草菇切小块，西蓝花切小朵；开水锅中，加入食用油，倒入西蓝花，搅匀，煮至断生，捞出；同样将草菇焯好后捞出，沥干。

②用油起锅，放入胡萝卜片、姜末、蒜末、葱段，爆香；倒入焯好的草菇，炒匀。

③淋入料酒，炒香，加蚝油、盐、鸡粉，炒匀，淋入少量清水，炒匀；倒入适量水淀粉，翻炒匀；西蓝花摆盘，盛入草菇即可。

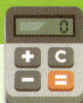 **能量计算器**
总热量约86.7千卡　蛋白质10.6克
脂肪1.4克　糖类12.5克

西蓝花食疗方荟萃 关注"掌厨"——万道美食轻松学，百病消除保健康
更多西蓝花食疗方可在"掌厨"中找到
清炒西蓝花、凉拌西蓝花、杏鲍菇扣西蓝花、西蓝花蛤蜊粥、西蓝花炒双耳、木耳鸡蛋西蓝花、彩椒西蓝花炒鸡片、西蓝花胡萝卜粥、西蓝花糊、西蓝花鲜菌粥、香菇炒西蓝花等。

 掌厨 全球最大的视频厨房

苋菜

宜吃蔬菜

『别名』青香苋、红苋菜、千菜谷、旱菜、红菜
『热量』25千卡/100克
『升糖值』＜15
『每日适用量』80克

宜

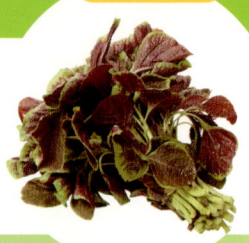

降糖原理

苋菜含有丰富的镁元素,可帮助糖尿病患者维持血糖稳定,既能预防2型糖尿病,又能降低1型糖尿病患者并发心血管病的概率。

■■ 食疗作用

苋菜能补气、清热、明目、利大小肠,且对牙齿和骨骼的生长有促进作用,并能维持正常的心肌活动,防止肌肉痉挛;还具有促进凝血、增加血红蛋白含量并提高携氧能力、促进造血等功能。长期食用苋菜还可以减肥瘦身、排毒、防止便秘。

■■ 降糖吃法

糖尿病患者可清炒苋菜食用。在烹制过程中加入少量的具有降糖作用的大蒜,既可以降低血糖水平,又能防癌抗癌。

■■ 搭配宜忌

 ✓ 苋菜+鸡蛋=增强机体免疫力

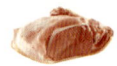 ✓ 苋菜+猪肉=治慢性尿道疾病

 ✓ 苋菜+大蒜=促进营养吸收

 ✗ 苋菜+甲鱼=难以消化

营养成分表(每100克)

营养成分	含量
蛋白质	2.8克
脂肪	0.4克
糖类	5.9克
纤维素	1.8克
维生素C	30毫克
胡萝卜素	1.49毫克
钙	178毫克
锌	0.7毫克
镁	38毫克
铁	2.9毫克

■■ 温馨提示

苋菜性凉,肠胃不适或消化不良者不宜多吃或最好不吃。苋菜的常见食用方法包括炒、炝、拌、做汤和制馅,但是烹调时间不宜过长。在炒苋菜时可能会出很多水,所以在炒制过程中可以不用加水。如果想蒜香扑鼻,就要在出锅前再放入蒜末。

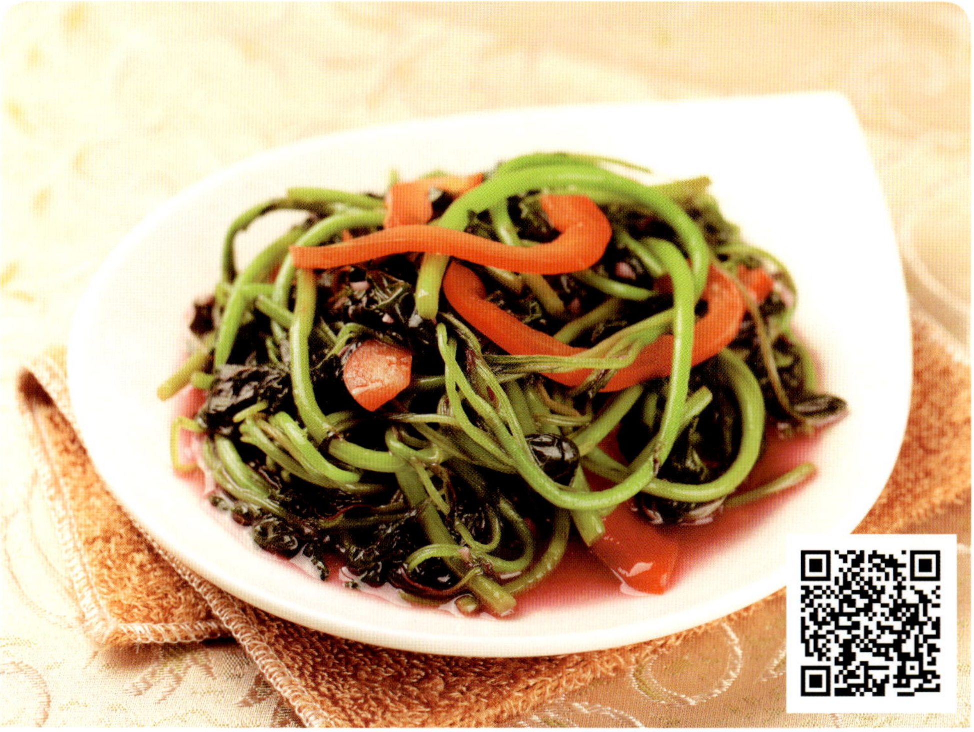

椒丝炒苋菜

降糖食谱

- **原料**：苋菜150克，彩椒40克，蒜末少许
- **调料**：盐、鸡粉各2克，水淀粉、食用油各适量

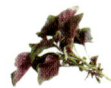 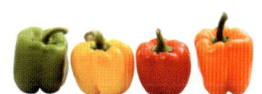

●制作：

①将洗净的彩椒对半切开，去籽，切成丝，装入盘中，备用。
②用油起锅，放入蒜末，爆香。
③倒入择洗净的苋菜，翻炒至其熟软。
④放入彩椒丝，翻炒均匀。
⑤加入适量盐、鸡粉，炒匀调味；淋入适量水淀粉勾芡。
⑥将炒好的食材盛出，装入盘中即可。

 专家点评　苋菜和彩椒中都含有较多的维生素和矿物质，有清热解毒、明目利咽、增强体质的功效，对降低血糖也大有裨益，糖尿病患者可以常食。

能量计算器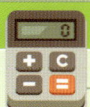

总热量约45.1千卡　蛋白质4.7克
脂肪0.5克　糖类10.1克

苋菜食疗方荟萃　关注"掌厨"——万道美食轻松学，百病消除保健康

更多**苋菜**食疗方可在"掌厨"中找到

橄榄油芝麻苋菜、苋菜嫩豆腐汤、苋菜饼、苋菜炒饭、鸡蛋苋菜汤、香菇苋菜、苋菜鱼片汤、苋菜豆腐汤、苋菜炒平菇、清炒苋菜等。

掌厨　全球最大的视频厨房

茼蒿

宜吃蔬菜

『别名』同蒿、蓬蒿、蒿菜、菊花菜
『热量』21千卡/100克
『升糖值』25
『每日适用量』40～60克

降糖原理

茼蒿含丰富的膳食纤维,食之可增加饱腹感,并能延缓餐后血糖升高;茼蒿含丰富的钾,可预防糖尿病并发高血压。

■ 食疗作用

茼蒿中含有特殊香味的挥发油,有助于宽中理气、消食开胃、增加食欲,并且其所含粗纤维有助肠道蠕动,促进排便,达到通腑利肠的目的。茼蒿含有的叶绿素具有去除胆固醇的功效。茼蒿还含有四种强化心脏的药效成分,可以有效地保护心脏。

■ 降糖吃法

糖尿病患者可将茼蒿氽汤或凉拌食用。凉拌茼蒿时还可放些蚝油,以促进脂溶性维生素的吸收,补充患者所需的营养。

■ 搭配宜忌

✓ 茼蒿+鸡蛋=有助于维生素A的吸收

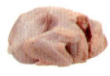
✓ 茼蒿+鸡肉=营养均衡

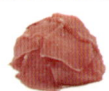
✓ 茼蒿+猪肉=促进维生素的吸收

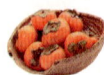
✗ 茼蒿+柿子=易伤胃

营养成分表(每100克)

营养成分	含量
蛋白质	1.9克
脂肪	0.3克
糖类	3.9克
纤维素	1.2克
维生素C	18毫克
胡萝卜素	1.51毫克
钙	73毫克
锌	0.35毫克
镁	20毫克
铁	2.5毫克

■ 温馨提示

选购茼蒿时,挑选叶片结实、绿叶浓茂、无黄色斑点、鲜亮翠绿、根部肥满挺拔的为宜。烹调时应注意,茼蒿中的芳香精油遇热易挥发,烹调时应以旺火快炒为主,且适合与肉、蛋等荤食共炒。此外,茼蒿辛香滑利,胃虚泄泻者慎食。

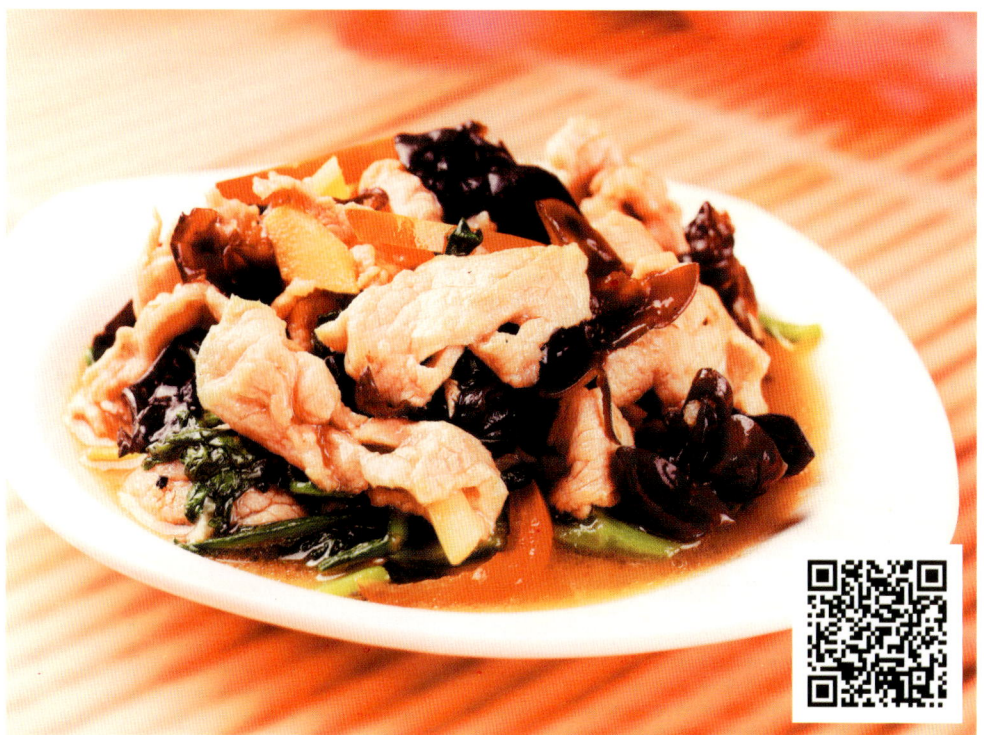

茼蒿黑木耳炒肉

 降糖食谱

- **原料：** 茼蒿100克，瘦肉90克，彩椒50克，水发木耳45克，姜片、蒜末、葱段各少许

- **调料：** 盐3克，鸡粉2克，料酒4毫升，生抽5毫升，水淀粉、食用油各适量油适量

- **制作：**
  ① 木耳切小块，彩椒切粗丝，茼蒿切段；瘦肉切片，用盐、鸡粉、水淀粉、食用油腌渍入味。
  ② 开水锅中，加入盐，倒入木耳，略煮，再倒入彩椒，搅匀，煮至断生，捞出，沥干。
  ③ 油起锅，放姜、蒜、葱，倒入肉片，炒至变色，淋入料酒，倒入茼蒿，注入清水，炒熟；放入彩椒、木耳，加盐、鸡粉、生抽，倒入水淀粉，炒匀，至熟透；盛出装盘。

专家点评　茼蒿中胡萝卜素的含量极高，有"天然保健品，植物营养素"的美称。这道茼蒿黑木耳炒肉，营养丰富，对预防糖尿病并发高血压十分有效。

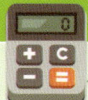 **能量计算器**
总热量约168.7千卡　蛋白质21.5克
脂肪6.1克　糖类11.2克

茼蒿食疗方荟萃 关注"掌厨"——万道美食轻松学，百病消除保健康
更多茼蒿食疗方可在"掌厨"中找到
杏仁芹菜拌茼蒿、茼蒿排骨粥、茼蒿炒豆腐、香菇扒茼蒿、草菇拌茼蒿、茼蒿炒豆干、茼蒿饭、茼蒿萝卜干炒饭、茼蒿鱼头块、茼蒿鲫鱼汤等。

掌厨　全球最大的视频厨房

白萝卜

宜吃蔬菜

『别名』芦菔
『热量』21千卡/100克
『升糖值』26
『每日适用量』50克

☺ 宜

降糖原理 白萝卜是热量很低的食物，其含有的香豆酸等活性成分，可以帮助患者降低血糖。白萝卜中的膳食纤维还能延缓餐后血糖升高。

食疗作用

白萝卜性凉，味甘、辛，入肝、胃、肺、大肠经，具有一定的药用价值，本草纲目称之为"蔬中最有利者"，能清热生津、凉血止血、下气宽中、消食化滞、开胃健脾、顺气化痰。白萝卜含芥子油、淀粉酶，可以促进人体脂肪的分解，预防高脂血症。

降糖吃法

白萝卜可以生吃，也可做成酸菜、配菜或榨汁食用。食用酸萝卜能增强糖尿病患者的食欲，帮助其在治疗期间摄入更多的营养，缓解其消瘦的症状。

搭配宜忌

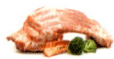 ✓ 白萝卜+排骨=抑制胆固醇的吸收

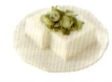 ✓ 白萝卜+豆腐=健脾养胃、除胀

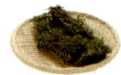 ✓ 白萝卜+紫菜=清肺热、治咳嗽

 ✗ 白萝卜+胡萝卜=破坏维生素C

营养成分表（每100克）

营养成分	含量
蛋白质	0.9克
脂肪	0.1克
糖类	5克
纤维素	1克
维生素C	21毫克
胡萝卜素	20微克
钙	36毫克
钾	173毫克
镁	16毫克
钠	61.8毫克

温馨提示

白萝卜为寒凉蔬菜，阴盛偏寒体质者、脾胃虚寒者不宜多食；胃及十二指肠溃疡、慢性胃炎、先兆流产、子宫脱垂等患者忌食；萝卜种类繁多，生吃以汁多辣味少者为好，平时不爱吃凉性食物者以熟食为宜。萝卜炒食时可加些醋来调和，以利于营养吸收。

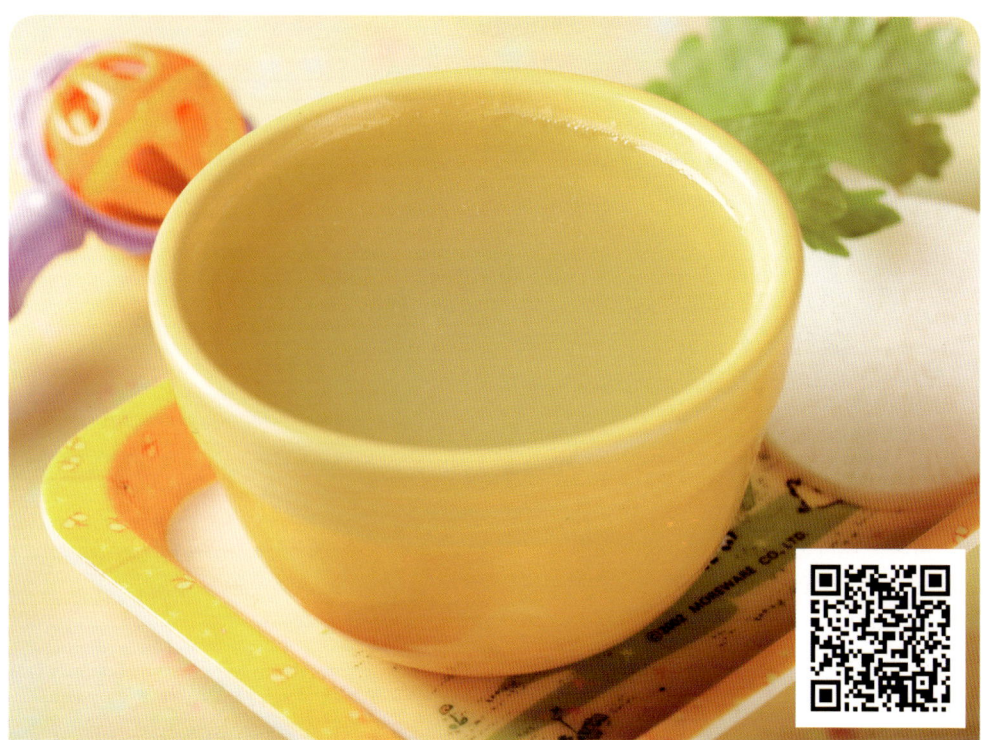

降糖食谱 芹菜白萝卜汁

● **原料**：芹菜45克，白萝卜200克

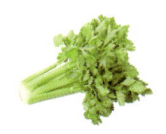 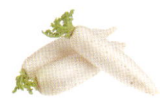

● **制作**：

① 将洗净的芹菜切成碎末状。

② 洗好去皮的白萝卜切片，再切成条，改切成丁，备用。

③ 取榨汁机，选择搅拌刀座组合，倒入切好的芹菜、胡萝卜。

④ 注入适量温开水，选择"榨汁"功能，榨取蔬菜汁；断电后往过滤网上倒出蔬菜汁，滤入碗中即可。

 专家点评：白萝卜含有胡萝卜素、铁、钙、磷等营养成分，具有清热生津、凉血止血、顺气化痰等功效，搭配芹菜食用，还能增强糖尿病患者的免疫力。

能量计算器

总热量约51千卡　蛋白质2.3克

脂肪0.3克　糖类12.0克

白萝卜食疗方荟萃 关注"掌厨"——万道美食轻松学，百病消除保健康

更多**白萝卜**食疗方可在"掌厨"中找到

白萝卜豆浆、香菇白萝卜汤、红烧白萝卜、白萝卜海带汤、肉丝白萝卜、白萝卜拌金针菇、白萝卜牡蛎汤、橄榄白萝卜排骨汤等。

掌厨 | 全球最大的视频厨房

胡萝卜

宜吃蔬菜

『别名』黄萝卜、番萝卜、丁香萝卜
『热量』25千卡/100克
『升糖值』71
『每日适用量』60克

宜

降糖原理

胡萝卜含丰富的维生素C和维生素A，维生素C具有抗氧化作用，能清除人体自由基；而维生素A可缓解患者视力模糊的症状。

■ 食疗作用

胡萝卜营养丰富，具有健脾和胃、补肝明目、清热解毒、壮阳补肾、透疹、降气止咳等功效，其丰富的维生素A可维持视力正常，治疗夜盲症和眼干燥症；含有的琥珀酸钾有助于防止血管硬化，降低胆固醇，防治高血压。

■ 降糖吃法

糖尿病患者可将胡萝卜榨汁饮用，也可将其与动物性食物炖汤食用，都能起到降糖降脂的功效，对糖尿病并发心脑血管疾病患者有益。

■ 搭配宜忌

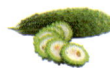
✓ 胡萝卜+苦瓜=降低血糖

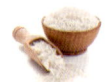
✓ 胡萝卜+大米=改善胃肠功能

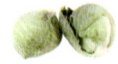
✓ 胡萝卜+包菜=减少癌细胞的产生

✗ 胡萝卜+山楂=破坏维生素C

营养成分表（每100克）

营养成分	含量
蛋白质	1克
脂肪	0.2克
糖类	8.8克
纤维素	1.1克
胡萝卜素	4.13毫克
维生素C	13毫克
维生素E	0.41毫克
钙	32毫克
镁	14毫克
硒	0.63毫克

■ 温馨提示

优质胡萝卜的特点是"三红一细"。"三红"指表皮、肉质（皮部）和芯柱均呈橘红色，"一细"是指芯柱要细。胡萝卜素是脂溶性维生素，必须在油脂中才能被消化吸收。不建议生食，因为生食仅仅能起到通便和降低胆固醇的作用。

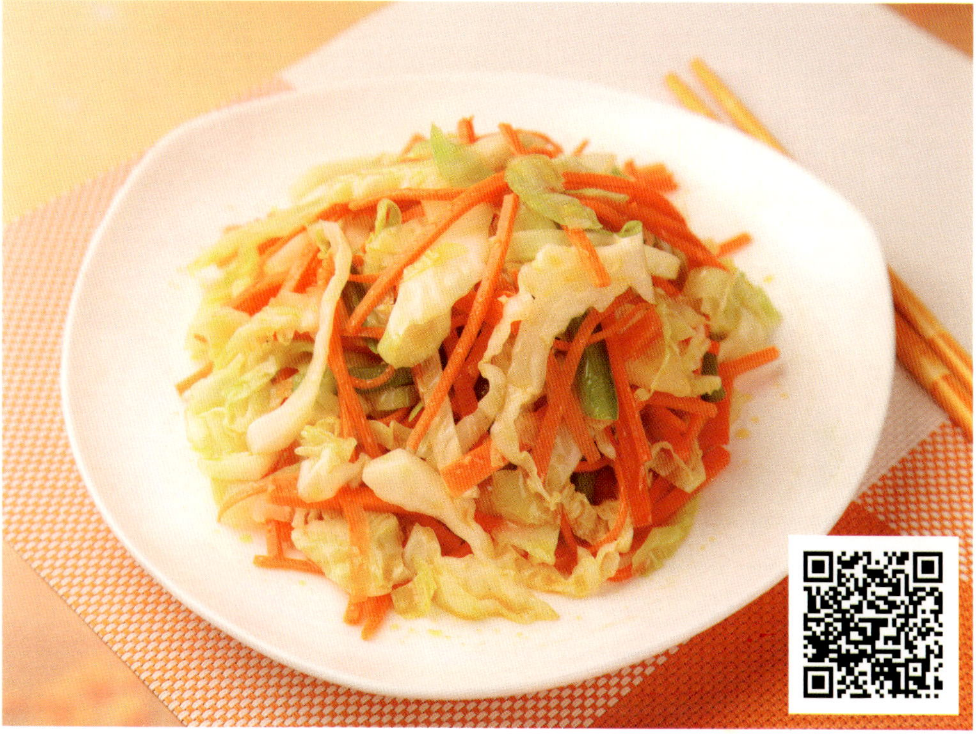

胡萝卜丝炒包菜

降糖食谱

- **原料**：胡萝卜150克，包菜200克，圆椒35克

- **调料**：盐、鸡粉各2克，食用油适量

 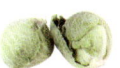 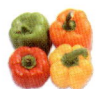

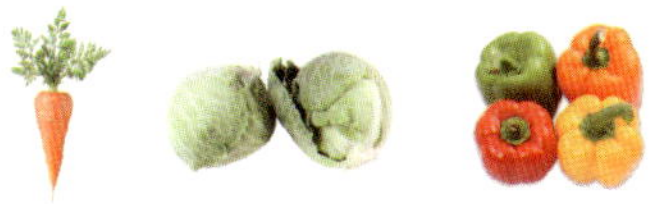

● 制作：
① 洗净去皮的胡萝卜切片，改切成丝。
② 洗好的圆椒切细丝。
③ 洗净的包菜切去根部，再切粗丝，备用。
④ 用油起锅，倒入胡萝卜，炒匀。
⑤ 放入包菜、圆椒，炒匀。
⑥ 注入少许清水，炒至食材断生。
⑦ 加入少许盐、鸡粉，炒匀调味。
⑧ 关火后盛出炒好的菜肴即可。

专家点评：包菜含维生素丰富，是低热量的食材，搭配胡萝卜食用，能够有效控制血糖，帮助糖尿病患者控制病情，本品适合糖尿病患者食用。

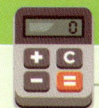

能量计算器
总热量约106.2千卡　蛋白质5.0克
脂肪0.8克　糖类24.6克

胡萝卜食疗方荟萃 关注"掌厨"——万道美食轻松学，百病消除保健康
更多**胡萝卜**食疗方可在"掌厨"中找到
山药胡萝卜炖鸡块、拍胡萝卜、胡萝卜炒玉米笋、肉末西芹炒胡萝卜、冬笋胡萝卜鱿鱼汤、胡萝卜黄瓜苹果汁、肉末胡萝卜拌豆腐、西瓜翠衣拌胡萝卜等。

冬瓜

宜吃蔬菜

『别名』白瓜、白冬瓜、枕瓜
『热量』11千卡/100克
『升糖值』<15
『每日适用量』50克

宜

降糖原理 冬瓜不含糖和胆固醇，不会导致血糖升高，此外，冬瓜中的丙醇二酸能抑制糖类转化为脂肪，可预防糖尿病并发高血脂。

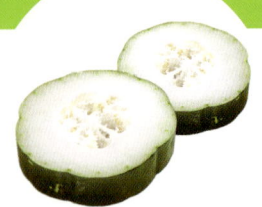

■ 食疗作用

冬瓜性寒、味甘，具有消肿利尿、清热生津、解暑除烦的功效，含维生素C较多，且钾盐含量高，高血压、浮肿病等患者食之，可达到消肿而不伤正气的目的。食用冬瓜还可减肥和美容，对慢性支气管炎、肠炎、肺炎等感染性疾病也有一定治疗作用。

■ 降糖吃法

冬瓜可以单独食用，也可搭配猪骨等炖汤食用，还可与其他降糖蔬果榨汁食用，除可供给丰富的营养元素外，还能抑制血糖升高。

■ 搭配宜忌

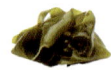 ✓ 冬瓜+海带=降低血压

 ✓ 冬瓜+甲鱼=润肤、明目

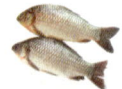 ✗ 冬瓜+鲫鱼=导致身体脱水

 ✗ 冬瓜+醋=降低营养价值

营养成分表（每100克）

营养成分	含量
蛋白质	0.4克
脂肪	0.2克
糖类	2.6克
纤维素	0.7克
胡萝卜素	80微克
维生素C	18毫克
烟酸	0.3毫克
钙	19毫克
镁	8毫克
硒	0.22毫克

■ 温馨提示

挑选冬瓜时用手指掐一下，皮较硬，肉质密，种子成熟变成黄褐色的冬瓜口感较好。吃不完的冬瓜，用一块比较大的保鲜膜紧贴在冬瓜的切面上，可保存3~5天；脾胃气虚、腹泻便溏、胃寒疼痛者忌食。

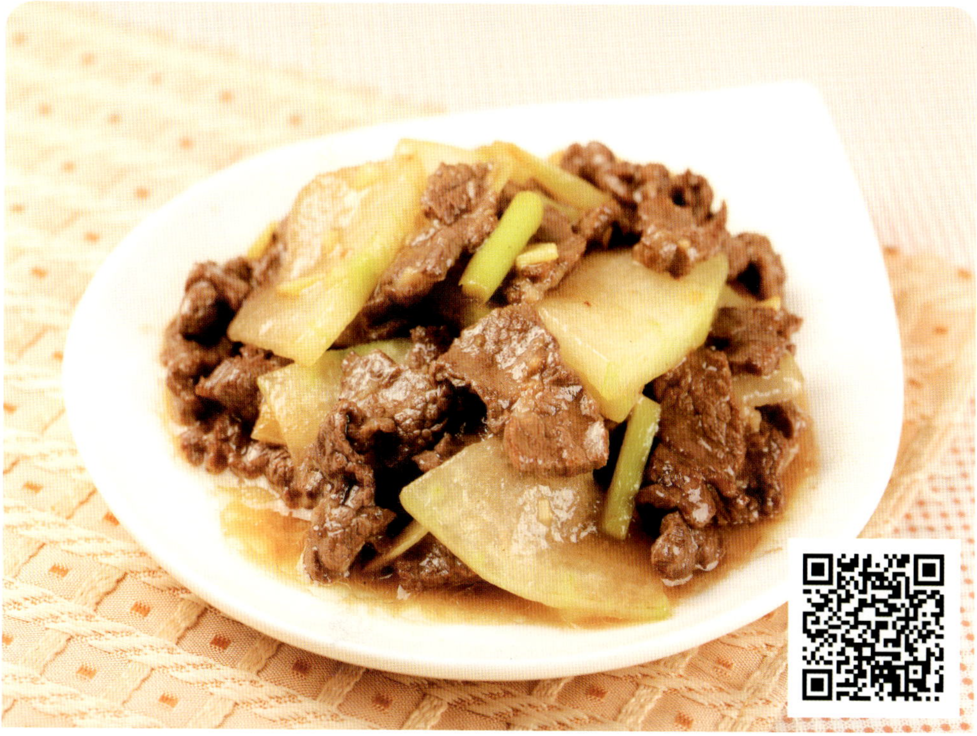

牛肉炒冬瓜

降糖食谱

- **原料**：牛肉135克，冬瓜180克，姜片、蒜末、葱段各少许
- **调料**：盐3克，鸡粉2克，料酒3毫升，生抽、水淀粉、食用油各适量

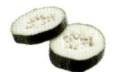 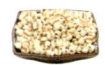 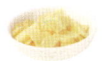

● 制作：

① 冬瓜切小片，牛肉切片，牛肉加调料腌渍10分钟，至入味。
② 热锅注油，烧至四成熟，倒入腌好的牛肉片，搅匀，滑油至变色，捞出，沥干。
③ 用油起锅，放姜片、蒜末、葱段，爆香，倒入冬瓜片，炒匀，注入清水，炒至熟。
④ 放入滑过油的牛肉片，淋入料酒、生抽，加盐、鸡粉，水淀粉勾芡，炒匀，盛出装盘。

专家点评：冬瓜具有清热、化痰、解渴等功效，可缓解糖尿病患者多食、消瘦等症状，且牛肉有增强人体免疫功能、抗菌抗癌的作用，更宜食用。

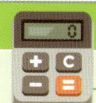 **能量计算器**
总热量约162.9千卡　蛋白质28.0克
脂肪3.5克　糖类6.3克

冬瓜食疗方荟萃 关注"掌厨"——万道美食轻松学，百病消除保健康

更多**冬瓜**食疗方可在"掌厨"中找到

橙汁冬瓜条、芦笋扒冬瓜、冬瓜菠菜汤、芦笋煨冬瓜、金针菇冬瓜汤、冬瓜海带绿豆汤、西红柿炒冬瓜、猴头菇冬瓜汤、淡菜冬瓜汤等。

掌厨　全球最大的视频厨房

黄瓜

宜吃蔬菜

『别名』胡瓜、青瓜
『热量』15千卡/100克
『升糖值』<15
『每日适用量』100克

宜

降糖原理

黄瓜热量低，且含有的丙醇二酸物质，能抑制血液中糖类物质转化为脂肪，进而调节血糖水平，是糖尿病患者的理想食材。

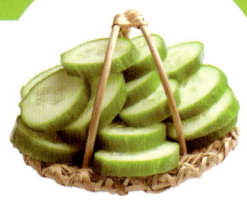

食疗作用

黄瓜具有除湿、降脂、镇痛和促消化的作用，对肥胖者和高血压、高血脂患者有食疗作用。生吃黄瓜可以美容养颜，也可减肥降脂。黄瓜中含有的葫芦素C，可增强人体免疫功能，起到抗肿瘤的功效。

降糖吃法

黄瓜可以生食也可以凉拌或炒肉食用，用醋和蒜调味做成的凉拌黄瓜，具有降低胆固醇的作用，对糖尿病并发高血脂患者有食疗作用。

搭配宜忌

✓ 黄瓜+大蒜=降低胆固醇

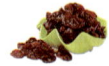
✓ 黄瓜+木耳=滋补强壮

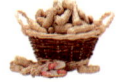
✗ 黄瓜+花生=导致腹泻

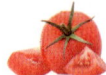
✗ 黄瓜+西红柿=破坏维生素C

营养成分表（每100克）

营养成分	含量
蛋白质	0.8克
脂肪	0.2克
糖类	2.9克
纤维素	0.5克
维生素C	9毫克
维生素E	0.49毫克
钙	24毫克
锌	0.18毫克
镁	15毫克
铁	0.5毫克

温馨提示

选购黄瓜应以色泽亮丽、外表有刺状凸起、黄瓜头上顶着新鲜黄花的为宜。黄瓜尾部含有较多的苦味素，苦味素有抗癌的作用，不宜把黄瓜尾部全部丢掉。黄瓜当水果生吃时不宜过量；有肝病、心血管病、肠胃病以及高血压的人尽量少吃腌制的黄瓜。

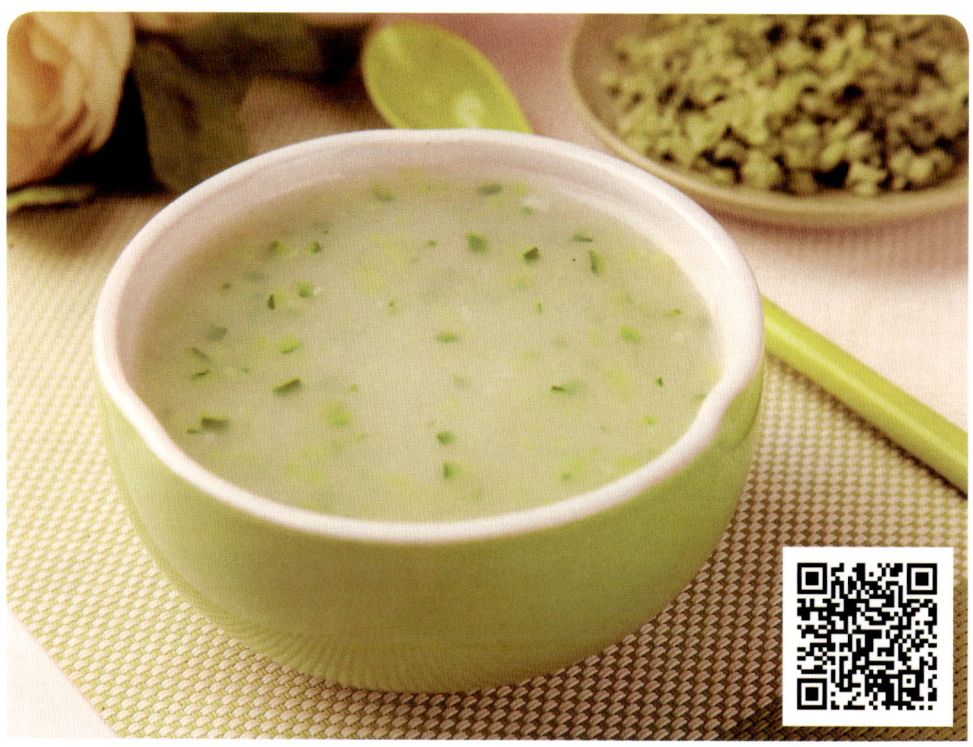

降糖食谱 黄瓜米汤

●原料：水发大米120克，黄瓜90克

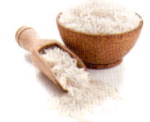 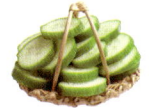

●制作：
① 黄瓜切丝，改切成碎末，备用。
② 砂锅中注入适量清水烧开，倒入洗好的大米，搅拌匀。
③ 烧开后用小火煮1小时至其熟软，倒入黄瓜，搅拌均匀。
④ 再盖上锅盖，用小火续煮5分钟。
⑤ 揭开锅盖，搅拌一会儿。
⑥ 将煮好的米汤盛出，装入碗中即可。

专家点评 黄瓜具有增强免疫力、生津止渴等功效，黄瓜含有的葡萄糖甙不参与糖的代谢，且大米具有滋阴强体的功效，两者都有利于糖尿病的治疗。

能量计算器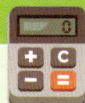

总热量约428.7千卡	蛋白质9.6克
脂肪1.1克	糖类96.1克

黄瓜食疗方荟萃 关注"掌厨"——万道美食轻松学，百病消除保健康
更多黄瓜食疗方可在"掌厨"中找到
黄瓜里脊片、黄瓜苹果酸奶汁、黄瓜芹菜苹果汁、黄瓜拌玉米笋、黄瓜豆浆、醋熘黄瓜、黄瓜拌海参、黄瓜拌豆皮、彩椒炒黄瓜、黄瓜蒜片等。

掌厨 全球最大的视频厨房

苦瓜

宜吃蔬菜

『别名』凉瓜、锦荔枝
『热量』19千卡/100克
『升糖值』<15
『每日适用量』80克

 宜

降糖原理

苦瓜作为一种降糖食材，其含有的类胰岛素物质，能使血液中的葡萄糖转化为热量，进而降低人体血糖水平。

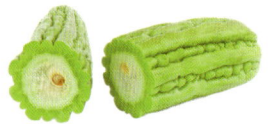

■ 食疗作用

苦瓜中的苦瓜苷和苦味素能健脾开胃；所含的生物碱类物质奎宁，有活血、消炎退热、清心明目的功效；苦瓜中丰富的维生素C能提高机体的免疫功能，使免疫细胞具有杀灭癌细胞的作用，对淋巴肉瘤和白血病有效。

■ 降糖吃法

苦瓜可单独炒食或搭配鸡蛋同食，糖尿病患者可将苦瓜晒干泡茶饮用。苦瓜茶能清热生津、降糖减肥，尤其适合肥胖型糖尿病患者。

■ 搭配宜忌

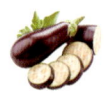 ✓ 苦瓜+茄子=缓解心血管疾病

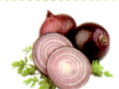 ✓ 苦瓜+洋葱=增强免疫力

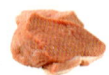 ✓ 苦瓜+瘦肉=促进铁吸收

 ✗ 苦瓜+豆腐=易引起结石

营养成分表（每100克）

营养成分	含量
蛋白质	1克
脂肪	0.1克
糖类	4.9克
纤维素	1.4克
胡萝卜素	100微克
维生素C	56毫克
维生素E	0.85毫克
钙	14毫克
镁	18毫克
铁	0.7毫克

■ 温馨提示

选购苦瓜时，应以苦瓜上果瘤、颗粒大且饱满、表皮洁白的为宜，如果苦瓜发黄，说明苦瓜过熟，会失去应有的口感；苦瓜虽苦，但与其他食材搭配烹调时不会将苦味渗入到别的食材中；另外，用苦瓜煮水后擦洗皮肤，还能清热止痒祛痱。

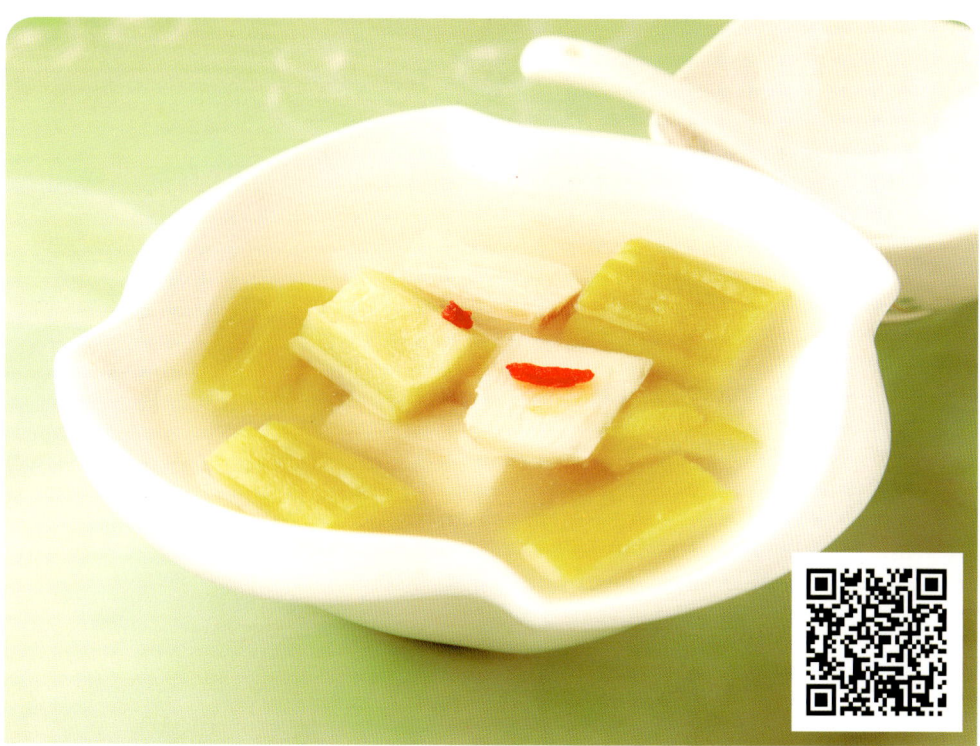

山药炖苦瓜

●**原料**：山药140克，苦瓜120克，姜片、葱段各少许

●**调料**：盐2克，鸡粉2克

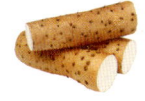 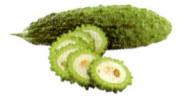

●**制作**：
① 洗净去皮的山药切段，再切成片，备用。
② 洗好的苦瓜切开，去瓤，再切成块，备用。
③ 砂锅中注入适量清水烧开。
④ 倒入切好的苦瓜、山药，撒上姜片、葱段。
⑤ 盖上锅盖，烧开后用小火煮约30分钟至食材熟软。
⑥ 揭开锅盖，放入适量盐、鸡粉，搅匀调味。
⑦ 关火后将煮好的菜肴盛出，装盘即可。

专家点评：山药营养丰富，能为糖尿病患者提供足够的营养，且苦瓜具有增强机体免疫力、健脾开胃、降血糖等功效，本品是糖尿病患者的理想膳食。

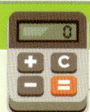 **能量计算器**
总热量约101.2千卡　蛋白质3.9克
脂肪0.4克　糖类23.2克

苦瓜食疗方荟萃 关注"掌厨"——万道美食轻松学，百病消除保健康
更多苦瓜食疗方可在"掌厨"中找到
绿豆苦瓜豆浆、苦瓜汁、苦瓜冬菇山药排骨汤、苦瓜芹菜黄瓜汁、苦瓜糙米饭、苦瓜苹果汁、玉竹苦瓜排骨汤、芝麻苦瓜拌海蜇等。

南瓜

宜吃蔬菜

『别名』番瓜、北瓜，笋瓜、金瓜、方瓜
『热量』22千卡/100克
『升糖值』75
『每日适用量』200克

降糖原理

南瓜含钴较高，其是胰岛素分泌必不可少的元素，因此，常食南瓜可以改善胰岛功能，进而促进糖代谢，有助于血糖稳定。

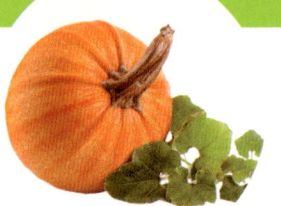

■ 食疗作用

南瓜含有丰富的胡萝卜素和维生素C，可以健脾养胃、防治夜盲症、护肝，还可使皮肤变得细嫩，并有中和致癌物质的作用。南瓜中的维生素D能促进机体对钙、磷的吸收，进而壮骨强筋，对于儿童佝偻病、糖尿病并发骨质疏松症等常见病有一定的预防作用。

■ 降糖吃法

新鲜南瓜可以加水煮食，每天2次，或将南瓜晒干烘烤，磨制成粉，每次取30～50克，温开水冲服，均可起到改善糖尿病症状的作用。

■ 搭配宜忌

营养成分表（每100克）

营养成分	含量
蛋白质	0.7克
脂肪	0.1克
糖类	5.3克
纤维素	0.8克
胡萝卜素	890微克
维生素C	8毫克
钙	16毫克
锌	0.14毫克
镁	8毫克
铁	0.4毫克

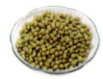 ✔ 南瓜+绿豆=清热解毒、生津止渴

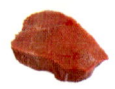 ✔ 南瓜+牛肉=提高免疫力

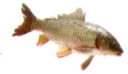 ✘ 南瓜+鲤鱼=引起中毒

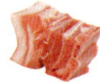 ✘ 南瓜+羊肉=肠胃气壅

■ 温馨提示

选购时应以外观完整、颜色金黄、分量较重的为佳。若南瓜表面出现黑点，则内部品质有问题。南瓜表面如果没有光泽、较粗糙，则成熟较好。注意南瓜一次不能吃太多，否则不仅会引起胃灼热难受，还会导致面部暗黄。南瓜皮和子营养丰富，可加以利用。

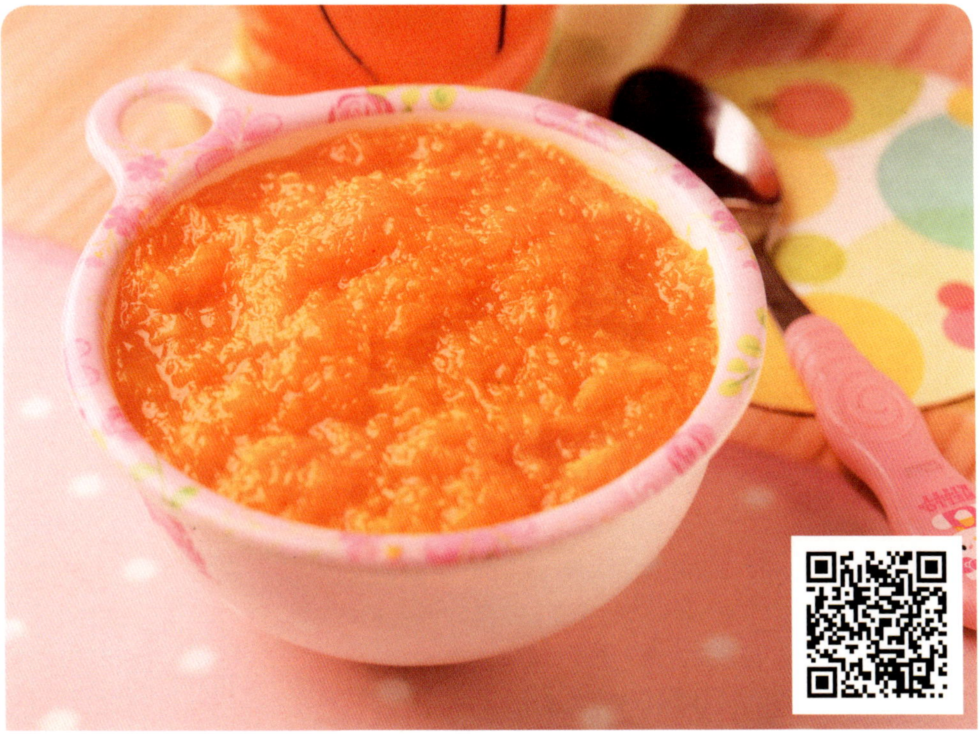

南瓜泥

●原料：南瓜200克

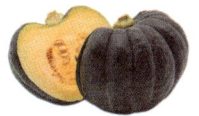

●制作：
① 洗净去皮的南瓜切成片，取出蒸碗，放入南瓜片，备用。
② 蒸锅上火烧开，放入蒸碗。
③ 盖上盖，烧开后用中火蒸15分钟至熟。
④ 揭盖，取出蒸碗，放凉待用。
⑤ 取一个大碗，倒入蒸好的南瓜，压成泥。
⑥ 另取一个小碗，盛入南瓜泥即可食用。

专家点评 食用此道膳食能够减缓胃肠道对糖类的吸收，从而控制血糖升高，并且能够增强人体免疫力，非常适合体弱、体虚的糖尿病患者食用。

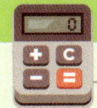 **能量计算器**
总热量约44千卡　蛋白质1.4克
脂肪0.2克　糖类10.6克

南瓜食疗方荟萃 关注"掌厨"——万道美食轻松学，百病消除保健康
更多南瓜食疗方可在"掌厨"中找到
南瓜枸杞燕麦豆浆、紫菜南瓜汤、南瓜西红柿面疙瘩、南瓜鸡蛋面、橙子南瓜羹、原味南瓜汤、南瓜西红柿山楂煲瘦肉、山药南瓜羹等。

掌厨 | 全球最大的视频厨房

丝瓜

宜吃蔬菜

『别名』胜瓜、菜瓜
『热量』20千卡/100克
『升糖值』15
『每日适用量』60～200克

 宜

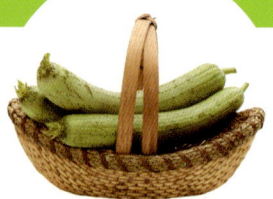

降糖原理

丝瓜含有苦味质、皂苷等成分，可辅助治疗胃燥伤津型糖尿病。此外，丝瓜还能通经络、行血脉，有效预防心血管疾病。

■ 食疗作用

丝瓜性凉、味甘，具有清热解毒、凉血止血、美容抗癌等功效，适用于咳嗽痰喘、乳汁不通、热病烦渴、筋骨酸痛、便血等病症。丝瓜所含的干扰素诱生剂，能刺激人体产生干扰素，达到抗病毒、防癌的目的。丝瓜还有抗皱消炎，预防和消除痤疮的作用。

■ 降糖吃法

丝瓜汁水丰富，宜现切现做，以免营养成分随汁水流走。丝瓜搭配香菇食用，具有益气养血的功效，非常适合瘦弱的糖尿病患者食用。

■ 搭配宜忌

 ✓ 丝瓜+鸡蛋=润肺补肾

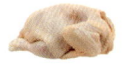 ✓ 丝瓜+鸡肉=清热利肠

 ✓ 丝瓜+黄豆=清热祛痰

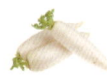 ✗ 丝瓜+白萝卜=伤元气

营养成分表（每100克）

营养成分	含量
蛋白质	1克
脂肪	0.2克
糖类	4.2克
纤维素	0.6克
维生素C	5毫克
维生素E	0.22毫克
钙	14毫克
锌	0.21毫克
镁	11毫克
铁	0.4毫克

■ 温馨提示

烹制丝瓜时应尽量淡盐少油，可用味精或胡椒粉提味。丝瓜的味道清甜，烹煮时不宜加酱油和豆瓣酱等口味较重的酱料，以免掩盖其鲜味。

丝瓜性寒，多食易致泄泻；不可生食，可烹食、煎汤服；孕妇、体虚内寒、腹泻者慎食。

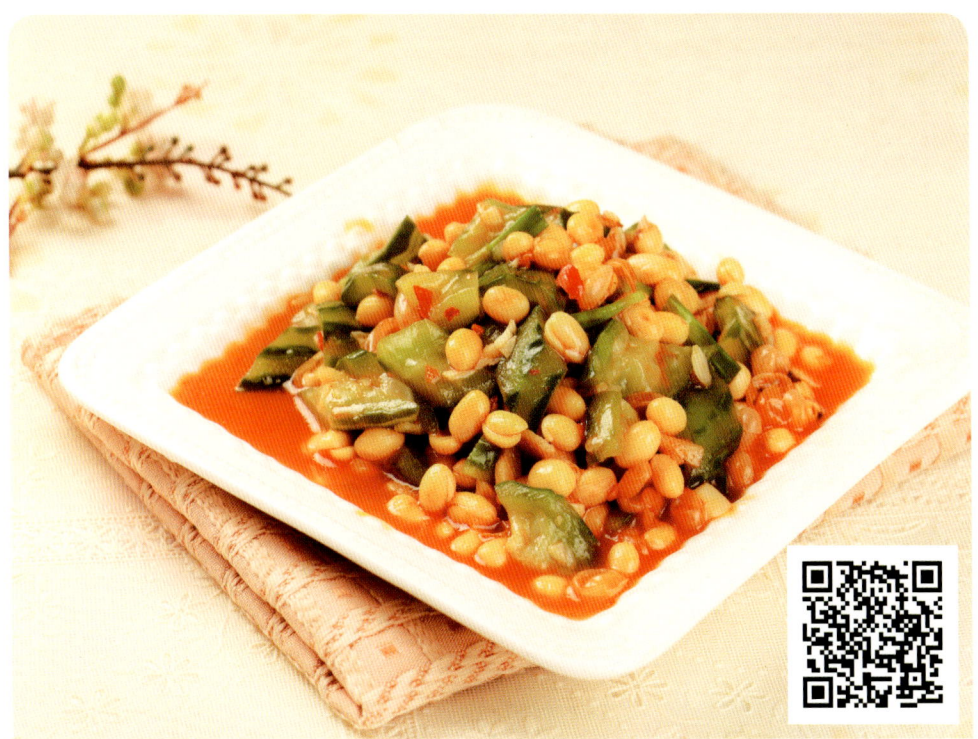

丝瓜焖黄豆

降糖食谱

- ●原料：丝瓜180克，水发黄豆100克，姜片、蒜末、葱段各少许

- ●调料：生抽4毫升，鸡粉2克，豆瓣酱7克，水淀粉2毫升，盐、食用油各适量

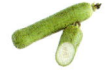

专家点评 丝瓜含有木糖胶、植物黏液等营养成分，有凉血解毒、解暑除烦、通经活络等功效，且黄豆营养丰富，食用本品有助于糖尿病病人的治疗。

●制作：

① 洗净的丝瓜斜切成小块；开水锅中，加入盐、泡好的黄豆，搅匀，煮沸，捞出。

② 用油起锅，放入姜片、蒜末，爆香，倒入焯好的黄豆，注入清水，放入生抽、盐、鸡粉，烧开后转小火焖15分钟，至熟软。

③ 放入葱段，加入豆瓣酱，炒匀，焖煮片刻，大火收汁，倒入适量水淀粉，搅匀。

④ 盛出锅中食材，装盘即可。

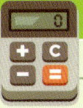

能量计算器

总热量约395.0千卡　蛋白质36.8克
脂肪16.4克　糖类41.8克

丝瓜食疗方荟萃 关注"掌厨"——万道美食轻松学，百病消除保健康

更多丝瓜食疗方可在"掌厨"中找到

西红柿炒丝瓜、丝瓜烧板栗、丝瓜烧豆腐、芙蓉菌菇丝瓜汤、丝瓜蛤蜊豆腐汤、丝瓜烧花菜、丝瓜炒山药、蚝油丝瓜、肉末蒸丝瓜、香菇丝瓜汤等。

掌厨 全球最大的视频厨房

西葫芦

宜吃蔬菜

『别名』白瓜、番瓜、小瓜、菜瓜、荨瓜
『热量』18千卡/100克
『升糖值』＜15
『每日适用量』80克

宜

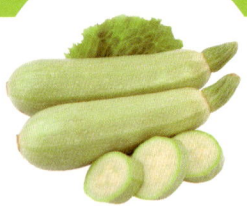

降糖原理

西葫芦含有瓜氨酸、腺嘌呤和葫芦巴碱等活性物质,具有促进胰岛素分泌的作用,可调节血糖,防止血糖升高。

■ 食疗作用

西葫芦具有清热利尿、除烦止渴、润肺止咳、消肿散结等功效,可辅助治疗水肿腹胀、烦渴、疮毒以及肾炎、肝硬化腹水等症。西葫芦能增强免疫力,发挥抗病毒和抗肿瘤的作用;且能预防肝肾病变,有助于增强肝肾细胞的再生能力。

■ 降糖吃法

糖尿病患者可将西葫芦炒食或炖食,如西葫芦炒青椒,食用此菜可降血糖和降血脂,且能清热解毒、消肿、增强食欲。

营养成分表（每100克）

营养成分	含量
蛋白质	0.8克
脂肪	0.2克
糖类	3.8克
纤维素	0.6克
维生素C	6毫克
胡萝卜素	30微克
钙	15毫克
锌	0.12毫克
镁	9毫克
铁	0.3毫克

■ 搭配宜忌

 ✓ 西葫芦+鸡蛋=营养全面

 ✓ 西葫芦+黄瓜=抗氧化

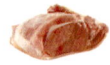 ✓ 西葫芦+猪肉=降低血压

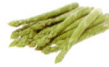 ✗ 西葫芦+芦笋=加重脾胃虚寒

■ 温馨提示

西葫芦性寒,不宜生吃,脾胃虚寒者更应少吃。选购西葫芦时,不要选表面晦暗、绿色较深、有凹陷的,要选择翠绿中带白、表面光亮、笔挺坚实、没有伤痕的。烹调时不宜煮得太烂,以免营养损失。西葫芦放入锅中后,立即淋几滴醋,可使西葫芦脆嫩爽口。

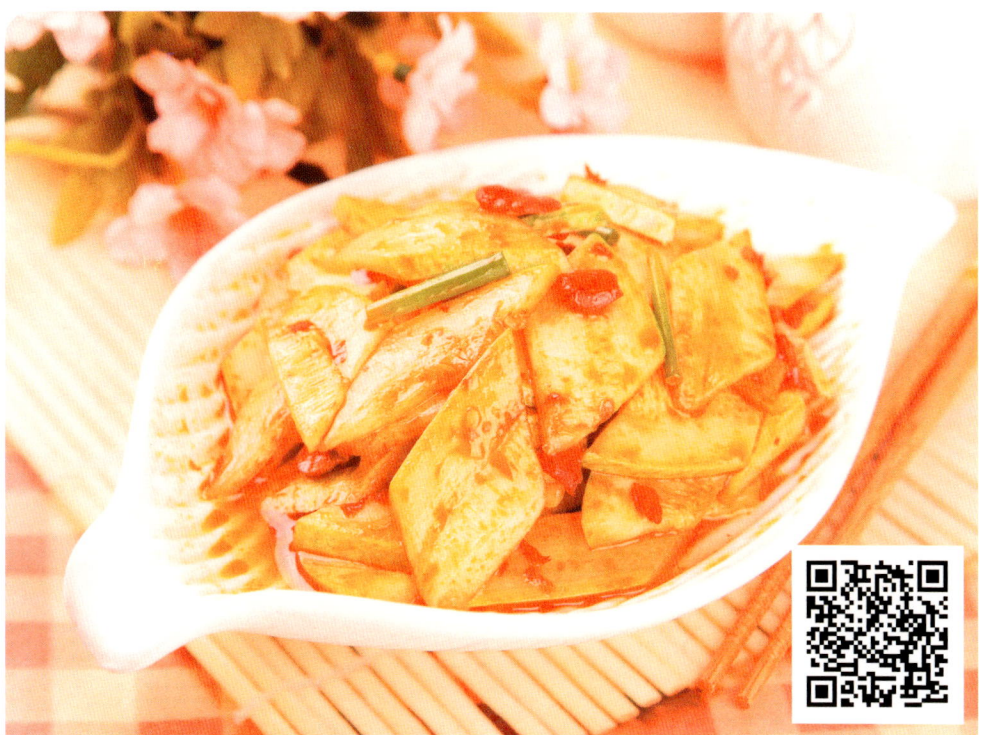

降糖食谱 酱香西葫芦

- **原料**：西葫芦500克，豆瓣酱30克，姜片、葱段各少许
- **调料**：盐、鸡粉各1克，水淀粉5毫升，食用油适量

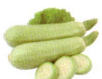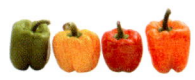

● 制作：
① 西葫芦对半切开，切去柄，斜刀切段，改切菱形片。
② 锅中注入适量食用油烧热，倒入姜片、葱段、豆瓣酱，炒香。
③ 倒入切好的西葫芦，翻炒均匀。
④ 加入盐、鸡粉，翻炒2分钟至熟软入味。
⑤ 用水淀粉勾芡，炒匀至收汁。
⑥ 关火后盛出菜肴，装盘即可

专家点评　西葫芦所含的瓜氨酸、葫芦巴碱等成分有调节血糖的功效，糖尿病人食用还能起到清热利尿、除烦止渴、润肺止咳的作用。

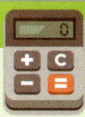 **能量计算器**
总热量约90千卡　蛋白质4克
脂肪1克　糖类9.2克

西葫芦食疗方荟萃 关注"掌厨"——万道美食轻松学，百病消除保健康
更多**西葫芦**食疗方可在"掌厨"中找到
西葫芦蛋饺、肉末西葫芦粥、西葫芦玉米饼、西葫芦炒鸡蛋、西葫芦双丝、醋熘西葫芦、平菇炒西葫芦、西红柿小炒西葫芦、蒜蓉蒸西葫芦等。

掌厨　全球最大的视频厨房

黑木耳

宜吃蔬菜

『别名』树耳、木蛾、黑菜
『热量』205千卡/100克
『升糖值』26
『每日适用量』50～70克

宜

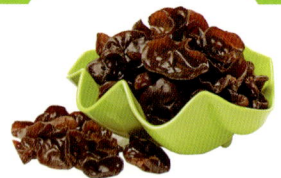

降糖原理

黑木耳含有丰富的钾元素，可预防糖尿病并发高血压和高血脂。同时，黑木耳中的多糖还能提高糖尿病病人的免疫力。

■ 食疗作用

黑木耳具有补气养血、润肺止咳、止血、降压和抗癌的功效，食用黑木耳可以防止脂质过氧化，起到预防动脉粥样硬化的作用；黑木耳还能抗衰老，老年人可以经常食用。黑木耳中的某些成分，还具有抗辐射和抗炎的功效，可减轻辐射对身体的损害。

■ 降糖吃法

黑木耳可以凉拌食用，也可与其他食材搭配，如苹果和山药等。凉拌木耳可增强糖尿病患者的食欲，而与苹果同食，能有效调节血糖水平。

营养成分表（每100克）

营养成分	含量
蛋白质	12.1克
脂肪	1.5克
糖类	65.6克
纤维素	11克
胡萝卜素	100微克
维生素E	11.34毫克
钙	247毫克
镁	152毫克
铁	97.4毫克
硒	3.72毫克

■ 搭配宜忌

 ✓ 黑木耳+苹果=调节血糖

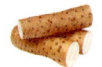 ✓ 黑木耳+山药=润肺止咳

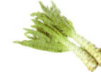 ✓ 黑木耳+莴笋=降低血压

 ✗ 黑木耳+田螺=影响食物消化

■ 温馨提示

烹调黑木耳时，尽量避免选用新鲜的黑木耳，应选用干木耳，因为新鲜木耳中含有化学物质卟啉，食用后可能会引发皮肤瘙痒。黑木耳烹调前，宜在盐水中浸泡一段时间，减少化学成分的残留，同时，需注意浸泡时间不宜过长，以免维生素等营养物质的流失。

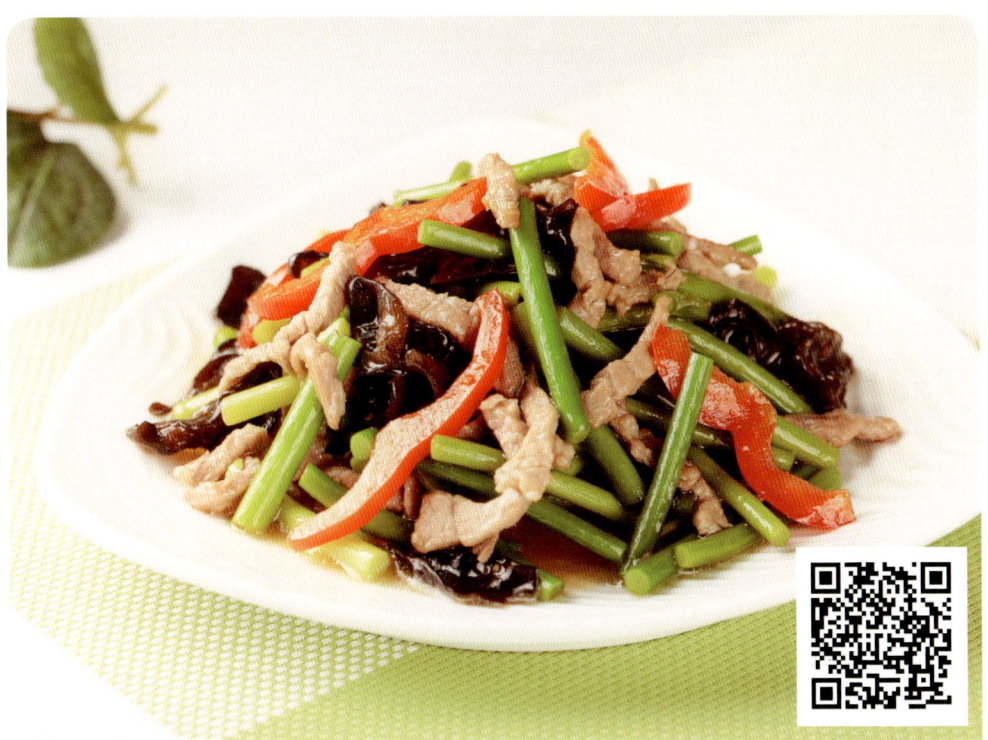

蒜薹木耳炒肉丝
（降糖食谱）

- **原料**：蒜薹300克，猪瘦肉200克，彩椒50克，水发木耳40克

- **调料**：盐3克，鸡粉2克，生抽6毫升，水淀粉、食用油各适量

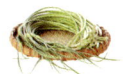 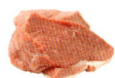 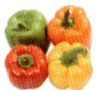

 专家点评：蒜薹含有大蒜素、维生素、胡萝卜素，具有较强的抑菌作用，可增强糖尿病患者的免疫力。黑木耳还是心血管疾病患者的食疗佳品。

- **制作**：
① 木耳切小块，彩椒和猪瘦肉切丝，蒜薹切段；肉丝加调料，腌渍10分钟，至入味。
② 开水锅中，放入食用油、盐，倒入蒜薹、木耳块，搅散，焯煮约半分钟；撒上彩椒丝，煮至断生，捞出，沥干。
③ 用油起锅，倒入腌好的肉丝，炒至松散，淋入生抽，炒匀；倒入蒜薹和木耳，炒至熟，加鸡粉、盐、水淀粉，炒匀，装盘。

能量计算器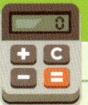

总热量约488.5千卡　　蛋白质52.4克
脂肪14.3克　　糖类56.4克

黑木耳食疗方荟萃　关注"掌厨"——万道美食轻松学，百病消除保健康

更多**黑木耳**食疗方可在"掌厨"中找到

木耳粥、白菜木耳炒肉丝、木耳黄花菜炒肉丝、黑木耳拌海蜇丝、山药木耳炒核桃仁、芝麻拌黑木耳、老醋黑木耳拌菠菜、西红柿木耳鱼片汤、木耳鸡蛋西蓝花等。

掌厨　全球最大的视频厨房

银耳

宜吃蔬菜

『别名』白木耳、雪耳、银耳子
『热量』200千卡/100克
『每日适用量』15克(水发)

 宜

降糖原理

银耳热量低，含有钙、镁、钾、铁、磷等多种矿物质，且其所含的银耳多糖能调节胰岛素的活性，有益于血糖的控制和稳定。

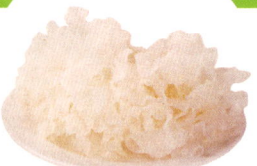

■ 食疗作用

银耳能提高肝脏解毒能力，起保肝作用；银耳对老年慢性支气管炎、肺源性心脏病有一定疗效。银耳富含维生素D，能防止钙的流失，对生长发育十分有益；银耳还富含硒等微量元素，可以增强机体免疫力。银耳富有天然植物性胶质，对皮肤有良好的保护作用。

■ 降糖吃法

银耳具有较强的吸水性，可煲汤、煮粥，银耳中的膳食纤维可助胃肠蠕动，减少脂肪的吸收，食用银耳既能降低血糖，又能达到减肥的效果。

营养成分表（每100克）

营养成分	含量
蛋白质	10克
脂肪	1.4克
糖类	67.3克
纤维素	12.8克
维生素B_1	0.05毫克
胡萝卜素	50微克
钙	36毫克
锌	3.03毫克
镁	54毫克
铁	4.1毫克

■ 搭配宜忌

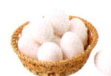 ✓ 银耳+鸭蛋=滋肾补脑

 ✓ 银耳+苹果=润肺止咳

 ✓ 银耳+山药=滋阴润肺

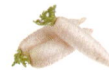 ✗ 银耳+白萝卜=易患皮炎

■ 温馨提示

选购银耳时，应以色泽鲜白带微黄，有光泽，朵大体轻疏松，肉质肥厚，坚韧而有弹性，蒂头无耳脚、无黑点、无杂质的为佳。颜色过于洁白的银耳不宜购买。银耳本身应无味道，选购时可取少许试尝，如对舌有刺激或有辣的感觉，证明这种银耳是用硫黄熏制过的。

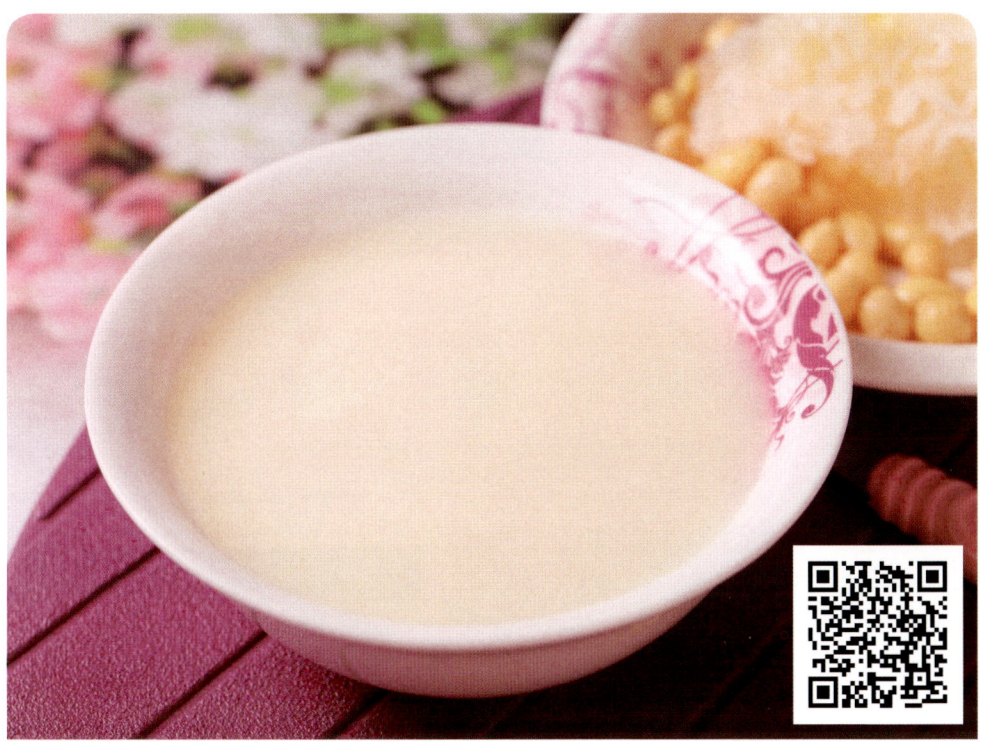

银耳豆浆 （降糖食谱）

●**原料**：水发银耳55克，水发黄豆50克

 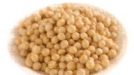

●**制作**：

① 将已浸泡8小时的黄豆搓洗干净，沥干水分；银耳放入清水中，撕成小块，去杂质。

② 把洗好的黄豆、银耳倒入豆浆机中，注入清水至水位线；盖上豆浆机机头，选择"五谷"程序，按"开始"键，开始打浆。

③ 待豆浆机运转约15分钟，即成豆浆；将豆浆机断电，取下机头，豆浆倒入滤网，滤取豆浆；倒入碗中，用汤匙撇去浮沫即可。

专家点评：银耳含有蛋白质、天然植物性胶质、维生素D、膳食纤维及矿物质等营养物质，有滋阴的作用，黄豆营养丰富，适合体虚瘦弱的糖尿病患者食用。

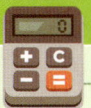 **能量计算器**
总热量约289.5千卡　蛋白质23克
脂肪8.8克　糖类54.1克

银耳食疗方荟萃 关注"掌厨"——万道美食轻松学，百病消除保健康

更多**银耳**食疗方可在"掌厨"中找到

银耳炖白花蛇舌草、柠檬银耳浸苦瓜、黑豆银耳豆浆、百合银耳黑豆浆、黄豆木瓜银耳猪骨汤、双米银耳粥、银耳枸杞豆浆、苦瓜银耳汤、菠菜银耳粥等。

掌厨 全球最大的视频厨房

金针菇

宜吃蔬菜

『别名』朴菇、冬菇、朴菰、冻菌、金菇
『热量』26千卡/100克
『升糖值』<15
『每日适用量』20克

 宜

降糖原理

金针菇营养丰富，含有的矿物元素——锌，能参与胰岛素的合成，进而有效调节血糖水平，预防糖尿病患者的血糖升高。

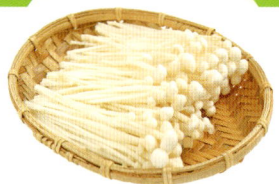

■ 食疗作用

金针菇可抑制血脂升高、降低胆固醇、防治心脑血管疾病；金针菇含有人体必需的氨基酸，其中赖氨酸和精氨酸含量尤其丰富，对增强智力尤为有效，尤其是对儿童的身高和智力发育有良好的作用。此外，食用金针菇还可抗菌消炎和抗肿瘤。

■ 降糖吃法

糖尿病患者可以用金针菇煮汤，既美味又有营养；身体消瘦的糖尿病患者还可以用金针菇炒肉，有健胃强体、补虚益肾的功效。

■ 搭配宜忌

 ✓ 金针菇+豆腐=益智强体、抗癌

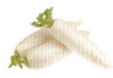 ✓ 金针菇+白萝卜=健脾养胃、健脑

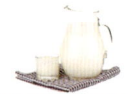 ✗ 金针菇+牛奶=消化不良

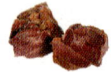 ✗ 金针菇+驴肉=心痛

营养成分表（每100克）

营养成分	含量
蛋白质	2.4克
脂肪	0.4克
糖类	6克
纤维素	2.7克
维生素C	2毫克
维生素E	1.14毫克
锌	0.39毫克
镁	17毫克
铁	1.4毫克
硒	0.28毫克

■ 温馨提示

优质的金针菇颜色应该是淡黄至黄褐色，菌盖中央较边缘稍深，菌柄上浅下深。新鲜的金针菇如果需要保存，可以将根部剪掉后，在淡盐水中浸泡10分钟，沥干后放入冰箱冷藏，这样可以保存一周左右。如果是加工后的金针菇，应立即食用，不宜久放。

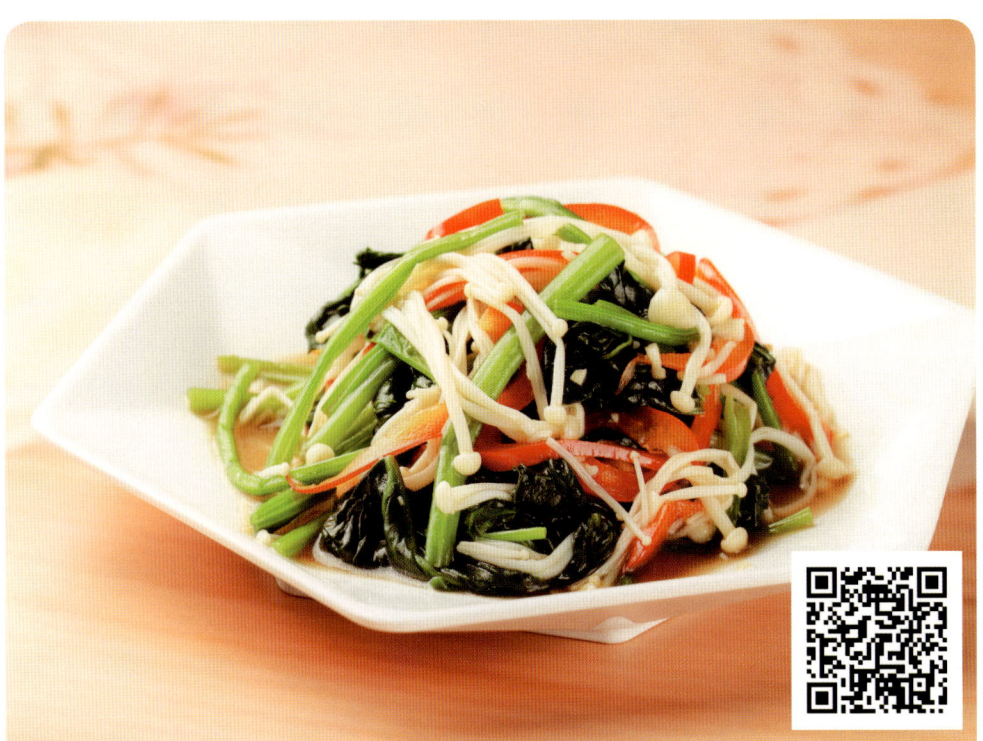

菠菜拌金针菇

- **原料**：菠菜200克，金针菇180克，彩椒50克，蒜末少许

- **调料**：盐3克，鸡粉少许，陈醋8毫升，芝麻油、食用油各适量

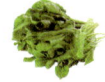

● **制作**：

① 金针菇去根部，菠菜去根切段，彩椒切粗丝。

② 锅中注水烧开，倒入菠菜，搅拌，煮至熟软，捞出；倒入金针菇、彩椒丝，搅匀，煮至熟软，捞出，沥干。

③ 取一干净的碗，放入焯煮好的食材，撒上蒜末，加入盐、鸡粉，淋入陈醋，滴上少许芝麻油，搅拌至入味；盛出摆盘即可。

专家点评：菠菜含钾丰富，对高血压、高血脂都有较好的食疗作用，能预防糖尿病并发高脂血症，且金针菇还具有增强免疫力的作用。

能量计算器
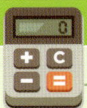 总热量约104.3千卡　蛋白质10.2克
脂肪1.4克　糖类23克

金针菇食疗方荟萃 关注"掌厨"——万道美食轻松学，百病消除保健康

更多**金针菇**食疗方可在"掌厨"中找到

三文鱼金针菇卷、金针菇瘦肉汤、金针菇冬瓜汤、金针菇拌芹菜、金针菇拌黄瓜、丝瓜炒金针菇、冬瓜金针菇汤、金针菇豆腐鱼头粥等。

香菇

宜吃蔬菜

『别名』花蕈、冬菰、厚菇、花菇
『热量』19千卡／100克
『升糖值』28
『每日适用量』30～50克

宜

降糖原理

香菇是低热量的食物，且含有较多的硒元素，可起到辅助降糖的作用。此外，香菇含糖分少，适合糖尿病患者食用。

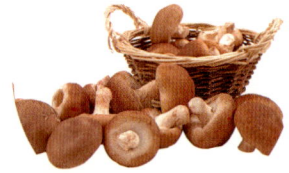

■■ 食疗作用

香菇性平、味甘，归脾、胃经，具有化痰理气、益胃和中、透疹解毒之功效，香菇中的硒不仅可以降糖，还能降低胆固醇的吸收，预防动脉粥样硬化，防治脑溢血及心脏病、肥胖症等老年病。香菇含有的天门冬素和天门冬氨酸，可维护血管的正常功能。

■■ 降糖吃法

糖尿病患者可将香菇煲汤食用，香菇汤能改善患者的糖代谢功能，抑制血糖升高，且有较好的滋补作用，阴阳两虚者皆可食用。

■■ 搭配宜忌

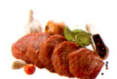 ✅ 香菇+牛肉=补气养血

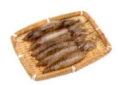 ✅ 香菇+鱿鱼=降血压、降血脂

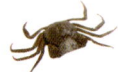 ❌ 香菇+河蟹=易引起结石

 ❌ 香菇+鹌鹑蛋=面部长黑斑

营养成分表（每100克）

营养成分	含量
蛋白质	2.2克
脂肪	0.3克
糖类	5.2克
纤维素	3.3克
维生素C	1毫克
烟酸	2毫克
钙	2毫克
锌	0.66毫克
镁	11毫克
铁	0.3毫克

■■ 温馨提示

选购香菇时应以香菇肉厚实、菇面平滑、大小均匀、色泽黄褐或黑褐、菇面稍带白霜、菇褶紧实细白、菇柄短而粗壮、干燥、不霉、不碎的为优；泡发香菇可选择用热水或是热水加糖浸泡，然后将泡发的水倒掉；泡发好的香菇不宜放在冰箱里冷藏，以免营养成分流失。

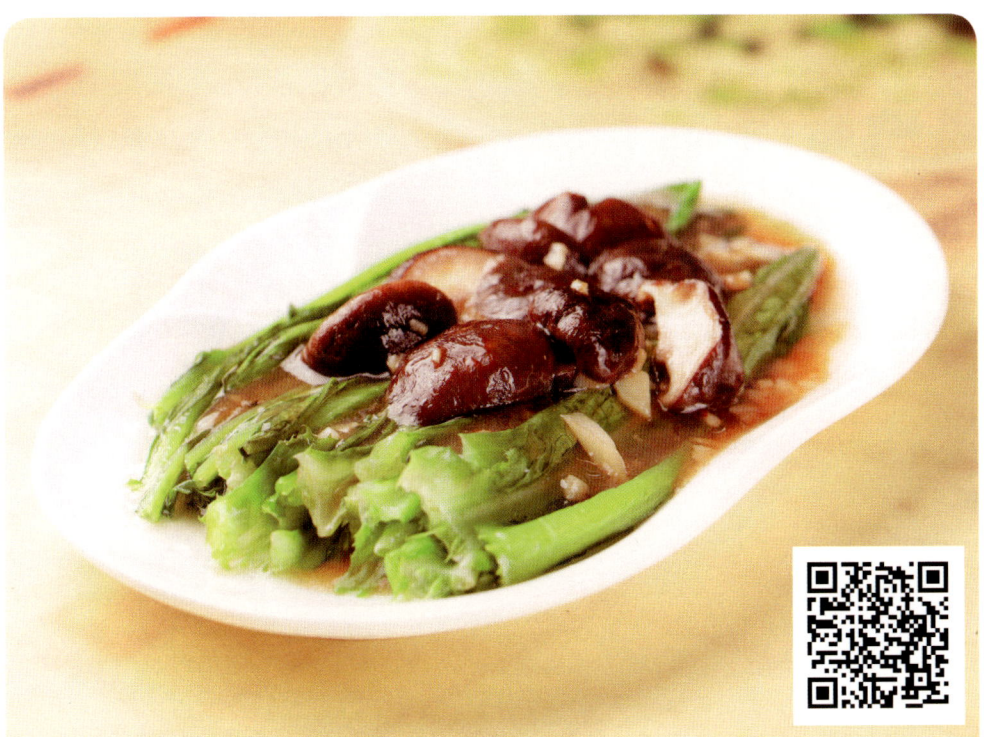

香菇扒油麦菜

降糖食谱

- **原料**：油麦菜200克，香菇40克，蒜末少许

- **调料**：盐3克，鸡粉2克，蚝油6克，生抽2毫升，料酒4毫升，水淀粉、食用油各适量

● 制作：

① 洗净的香菇用斜刀切片，开水锅中，加入食用油、盐，倒入油麦菜，煮至熟软；倒入香菇片，煮1分钟，去杂质和涩味，捞出。

② 用油起锅，放入蒜，倒入煮过的香菇片，淋入料酒、蚝油、生抽，注入清水，炒匀；加入盐、鸡粉，炒匀，转大火收汁。

③ 倒入水淀粉勾芡；将焯过水的油麦菜摆盘，盛入锅中食材即可。

专家点评：香菇能促进人体新陈代谢，常食有助于降血压，搭配油麦菜同食，能增强糖尿病患者的抵抗力，预防糖尿病并发高血压。

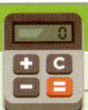 **能量计算器**
总热量约23.6千卡　蛋白质3.1克
脂肪0.9克　糖类6.3克

香菇食疗方荟萃 关注"掌厨"——万道美食轻松学，百病消除保健康

更多香菇食疗方可在"掌厨"中找到

香菇白菜黄豆汤、木耳香菇蒸鸡、口蘑香菇粥、菠菜炒香菇、香菇大米粥、香菇蛋花上海青粥、香菇白萝卜汤、白菜香菇饺子、香菇扒生菜、香菇口蘑粥、香菇蒸蛋羹、香菇炖豆腐等。

掌厨　全球最大的视频厨房

草菇

宜吃蔬菜

『别名』稻草菇、脚苞菇
『热量』23千卡/100克
『每日适用量』30~50克

 宜

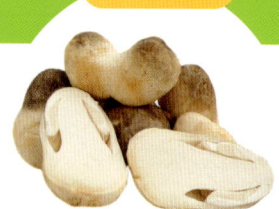

降糖原理　草菇含有丰富的降糖元素——硒，食用后能减少机体对糖类的吸收，抑制糖尿病患者的血糖升高。

■ 食疗作用

草菇性寒，味甘、微咸，无毒，能消食祛热、补脾益气、清暑热、滋阴壮阳、增加乳汁、防止坏血病、促进创伤愈合、护肝健胃、增强人体免疫力，是优良的食药兼用型的营养保健食品。草菇还含有一种异种蛋白物质，有消灭人体癌细胞的作用。

■ 降糖吃法

草菇可与青菜或肉类搭配同食，不管是炒食还是炖汤都具有营养、可口的特点，且能提高糖尿病患者的免疫力，增强其治疗期间的体质。

■ 搭配宜忌

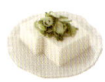 ✓ 草菇+豆腐=降压降脂

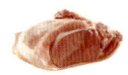 ✓ 草菇+猪肉=营养均衡

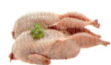 ✗ 草菇+鹌鹑=面生黑斑

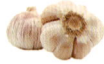 ✗ 草菇+蒜=对身体不利

营养成分表（每100克）

营养成分	含量
蛋白质	2.7克
脂肪	0.2克
糖类	4.3克
纤维素	1.6克
维生素E	0.4毫克
维生素B_1	0.08毫克
钙	17毫克
锌	0.6毫克
镁	21毫克
铁	1.3毫克

■ 温馨提示

新鲜的草菇颜色黑白分明，形态呈卵球形，手感坚实，不松软。如果发现草菇表面发黄，有水流出并发黏，说明这是变质的草菇，要避免选购。无论鲜品还是干品都不宜浸泡时间过长。鲜草菇最适宜的储存温度为12~15℃，存放时间为2~3天。脾胃虚寒者不宜多食，寒性哮喘患者忌食。

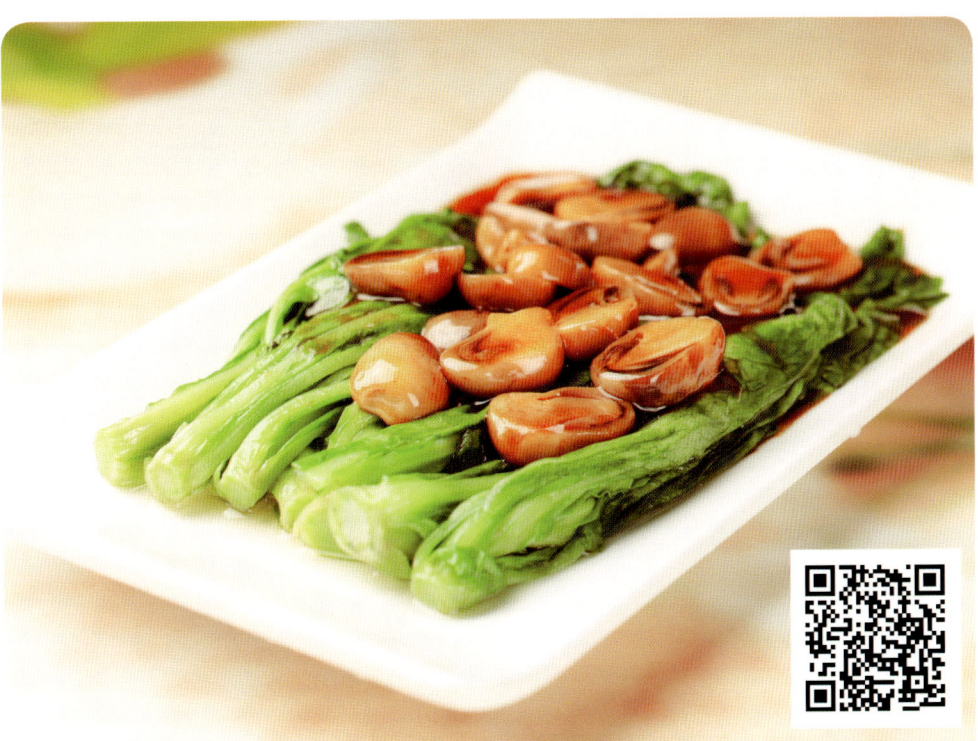

降糖食谱 草菇扒茼蒿

- **原料**：草菇80克，茼蒿200克
- **调料**：盐3克，鸡粉3克，料酒8毫升，蚝油6克，老抽2毫升，水淀粉3毫升，食用油适量

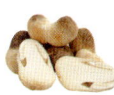 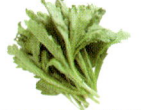

● 制作：

① 开水锅中，加入盐1克、鸡粉、食用油，倒入茼蒿，汆煮半分钟，捞出，装盘，摆放整齐。
② 洗净的草菇对半切开，倒入沸水锅中汆煮至断生，捞出。
③ 锅中注入适量食用油烧热，倒入草菇，淋入料酒，炒香，加入少许清水、蚝油、老抽、2克盐、2克鸡粉，炒匀；倒入适量水淀粉，炒匀。
④ 将炒好的草菇盛出，放在茼蒿上即可。

专家点评　草菇是一种高钾低钠的食物，常食草菇可以预防肠胃疾病，还有降血压的作用，本品适合糖尿病并发高血压病患者食用。

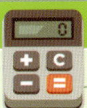

能量计算器

总热量约60.4千卡　蛋白质5.9克
脂肪0.8克　糖类11.2克

草菇食疗方荟萃 关注"掌厨"——万道美食轻松学，百病消除保健康

更多**草菇**食疗方可在"掌厨"中找到

草菇彩椒烩芦笋、草菇西蓝花、草菇丝瓜汤、彩椒拌草菇、西芹拌草菇、草菇扒芥蓝、草菇烧豆腐、凉拌草菇、草菇烩芦笋等。

掌厨　全球最大的视频厨房

口蘑

宜吃蔬菜

『别名』白蘑、白蘑菇、蒙古口蘑
『热量』242千卡/100克
『每日适用量』30克

降糖原理

口蘑中的膳食纤维能延缓餐后血糖升高；且口蘑含丰富的硒元素，能调节人体内的糖代谢，有效地控制血糖水平。

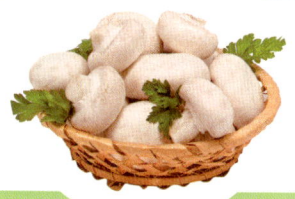

■ 食疗作用

富含微量元素硒的口蘑能增强谷胱甘肽过氧化酶的活性，防止过氧化物损害机体，预防因缺硒引起的血压升高和血黏度增加，预防高血压和高脂血症；口蘑多糖还能提高机体免疫力，可辅助治疗病毒引起的疾病。

■ 降糖吃法

口蘑可以和玉兰、肉类搭配做菜。口蘑与玉兰搭配食用有助于降低血糖；口蘑和肉类同食能够增加膳食中优质蛋白质的含量，有助于维持体内的营养素平衡。

■ 搭配宜忌

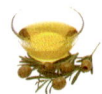
✓ 口蘑+橄榄油=营养丰富

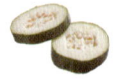
✓ 口蘑+冬瓜=清热利湿

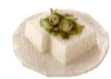
✓ 口蘑+豆腐=增加钙的摄入量

✗ 口蘑+味精=鲜味反失

营养成分表（每100克）

营养成分	含量
蛋白质	38.7克
脂肪	3.3克
糖类	31.6克
纤维素	17.2克
维生素E	8.57毫克
烟酸	44.3毫克
钙	169毫克
锌	9.04毫克
镁	167毫克
铁	19.4毫克

■ 温馨提示

食用口蘑应注意以下几点：购买口蘑应选择色泽分明、形如伞状、个大肉肥的；最好吃鲜蘑，市场上有泡在液体中的袋装口蘑，食用前一定要多漂洗几遍，以去掉某些食品添加剂；宜配肉类食用，口蘑本身味道鲜美，烹饪时不用再放鸡精和味精。

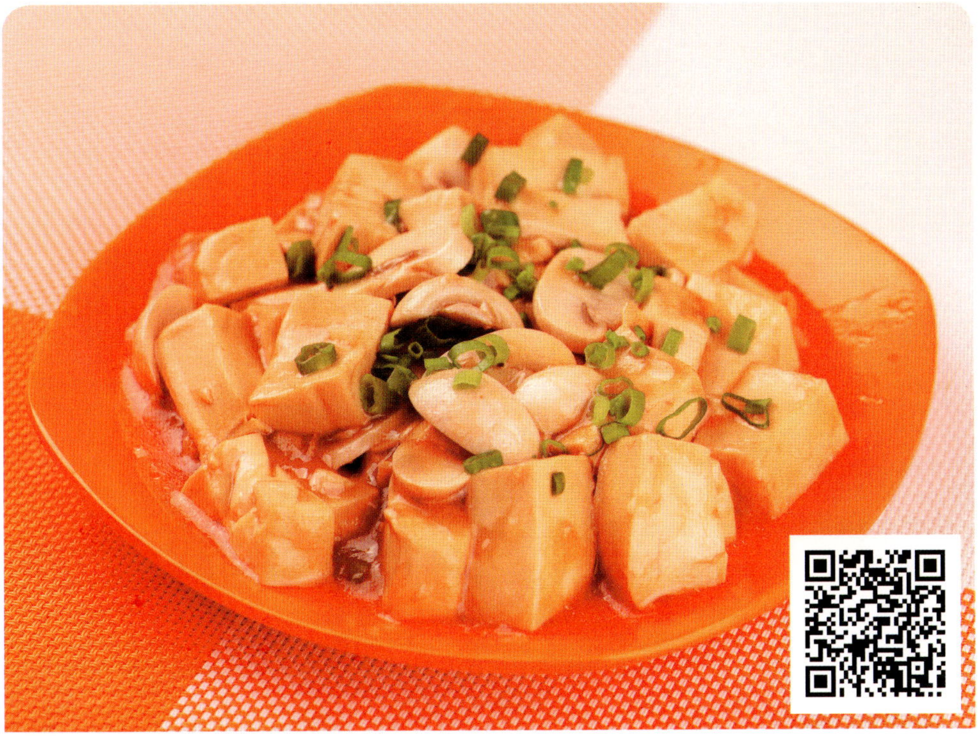

口蘑焖豆腐

降糖食谱

- **原料**：口蘑60克，豆腐200克，蒜末、葱花各少许
- **调料**：盐3克，鸡粉2克，料酒3毫升，生抽2毫升，水淀粉、老抽、食用油各适量

- **制作**：
① 口蘑切片，豆腐切小方块；开水锅中，放入1克盐、口蘑、料酒，煮至断生，捞出；切好的豆腐倒入沸水锅中，煮1分钟，捞出。
② 用油起锅，放入蒜末，爆香，倒入焯好水的口蘑，炒匀；注入清水，倒入豆腐块，加入适量生抽、2克盐、鸡粉、老抽，拌匀。
③ 焖2分钟，至入味，用大火收汁，倒入适量水淀粉，炒匀；装盘，再撒入葱花即可。

专家点评 口蘑含有硒，能防止过氧化物损害机体，对因缺硒引起的血压上升和血液黏稠度增加有一定作用，对防治糖尿病并发心血管疾病非常有好处。

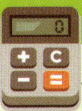
能量计算器
总热量约307.2千卡　蛋白质39.4克
脂肪9.4克　糖类27.4克

口蘑食疗方荟萃 关注"掌厨"——万道美食轻松学，百病消除保健康
更多**口蘑**食疗方可在"掌厨"中找到
口蘑香菇粥、南瓜口蘑汤、口蘑炒豆腐、茄汁马蹄烧口蘑、蒜香口蘑菠菜卷、蘑烧菠菜、西红柿炒口蘑、胡萝卜炒口蘑、彩椒炒口蘑、西芹拌口蘑等。

掌厨　全球最大的视频厨房

洋葱

宜吃蔬菜

『别名』球葱、圆葱、玉葱、葱头、荷兰葱、番葱
『热量』39千卡／100克
『升糖值』45
『每日适用量』25～50克

宜

降糖原理

洋葱含有一种与降糖药甲磺丁脲相似的有机物，可起到较好的降糖效果。此外，洋葱含丰富的微量元素硒，可保护胰岛细胞。

■ 食疗作用

洋葱富含的硒元素，是一种抗氧化剂，能刺激人体免疫反应，抑制癌细胞的分裂和生长，同时还可降低致癌物的毒性；含有的槲皮素则能抑制致癌细胞活性，阻止癌细胞生长。洋葱中含有植物杀菌素，具有很强的杀菌能力，能有效抵抗流感病毒、预防感冒。

■ 降糖吃法

洋葱可炒可煮，糖尿病患者将其搭配芦笋清炒或大米煮粥食用，都能起到很好的降压、降糖、增强机体免疫力的功效。

■ 搭配宜忌

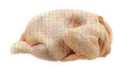 ✓ 洋葱+鸡肉=延缓衰老

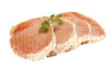 ✓ 洋葱+猪肉=滋阴润燥

 ✗ 洋葱+虾=诱发结石

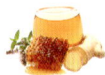 ✗ 洋葱+蜂蜜=伤害眼睛

营养成分表（每100克）

营养成分	含量
蛋白质	1.1克
脂肪	0.2克
糖类	9克
纤维素	0.9克
维生素C	8毫克
胡萝卜素	20微克
钙	24毫克
锌	0.23毫克
镁	15毫克
铁	0.6毫克

■ 温馨提示

选购洋葱的时候，表皮越干的越好，包卷度越紧越好，最好能看出透明表皮中带有茶色的纹理。洋葱有橘黄色皮和紫色皮两种，橘黄色皮的洋葱水分比较多，口感比较脆；紫色皮的水分少。黄皮的较甜，紫皮的较辣。切洋葱前把刀放在冷水中浸一会儿，再切就不会因有洋葱味而刺眼睛了。

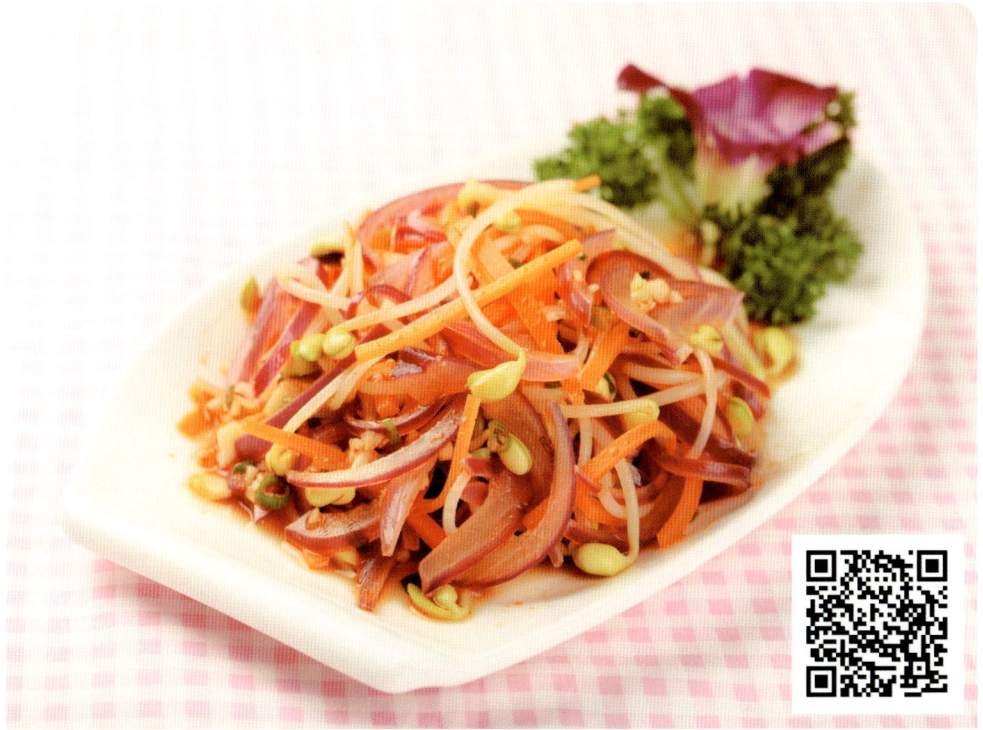

豆芽拌洋葱

● **原料**：黄豆芽100克，洋葱90克，胡萝卜40克，蒜末、葱花各少许

● **调料**：盐、鸡粉各2克，生抽4毫升，陈醋3毫升，辣椒油、芝麻油各适量

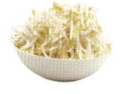 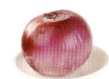

专家点评　黄豆芽所含的维生素E能保护皮肤和毛细血管，对高血压、糖尿病有食疗作用。搭配洋葱同食，有助于糖尿病患者的治疗，预防并发症的发生。

● **制作**：

① 洗净的洋葱和胡萝卜丝切成丝。

② 锅中注水烧开，倒入黄豆芽、胡萝卜，搅匀，煮至其断生；再放入洋葱，煮半分钟，捞出锅中食材，装入碗中。

③ 放入蒜末、葱花。

④ 加入生抽、盐、鸡粉、陈醋、辣椒油，淋入芝麻油，拌匀。

⑤ 将拌好的材料盛出，装入盘中即可。

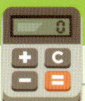 能量计算器

总热量约93.9千卡　蛋白质5.9克

脂肪1.9克　糖类16.1克

洋葱食疗方荟萃 关注"掌厨"——万道美食轻松学，百病消除保健康

更多**洋葱**食疗方可在"掌厨"中找到

西红柿洋葱汤、豆腐干洋葱炒肉、洋葱芦笋烩彩椒、西红柿洋葱炒蛋、芝麻洋葱拌菠菜、洋葱炒鳝鱼、洋葱炒豆腐皮、西红柿洋葱汤、洋葱木耳炒鸡蛋、洋葱炒茄子等。

芦笋

宜吃蔬菜

『别名』青芦笋
『热量』13千卡/100克
『升糖值』＜15
『每日适用量』50克

 宜

降糖原理

芦笋含有的香豆素和芦丁等成分，具有较好的降糖作用，且芦笋还含有丰富的铬，能改善胰岛细胞功能，有助于糖尿病的治疗。

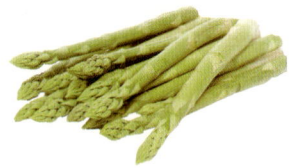

■ 食疗作用

芦笋含有丰富的抗癌元素——硒，能阻止癌细胞分裂与生长，抑制致癌物的活力并加速解毒，刺激机体免疫功能，促进抗体的形成，提高抗癌能力；加之所含叶酸、核酸的强化作用，能有效地控制癌细胞的生长，对膀胱癌、肺癌、皮肤癌等有特殊疗效。

■ 降糖吃法

为了避免芦笋中营养物质的流失，失去降糖效果，烹制芦笋时可以先进行焯烫，然后热锅注油炒制，或者利用微波炉小功率热熟。

■ 搭配宜忌

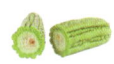 ✓ 芦笋+苦瓜=改善贫血、消除疲劳

 ✓ 芦笋+冬瓜=降压降脂

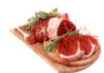 ✓ 芦笋+猪肉=有利于维生素的吸收

 ✗ 芦笋+西葫芦=加重脾胃虚寒

营养成分表（每100克）

营养成分	含量
蛋白质	1.4克
脂肪	0.1克
糖类	4.9克
纤维素	1.9克
维生素C	45毫克
维生素B_1	0.33毫克
钙	10毫克
锌	0.41毫克
镁	10毫克
铁	1.4毫克

■ 温馨提示

选购芦笋时，应以全株形状正直、笋尖花苞紧密、不开芒、未长腋芽、表皮鲜亮不萎缩、细嫩粗大者为佳；芦笋忌生食，且应低温避光保存；芦笋中的叶酸很容易被破坏，故需要补充叶酸的糖尿病患者烹调时应避免将芦笋高温烹煮；并发痛风的病人应慎食芦笋。

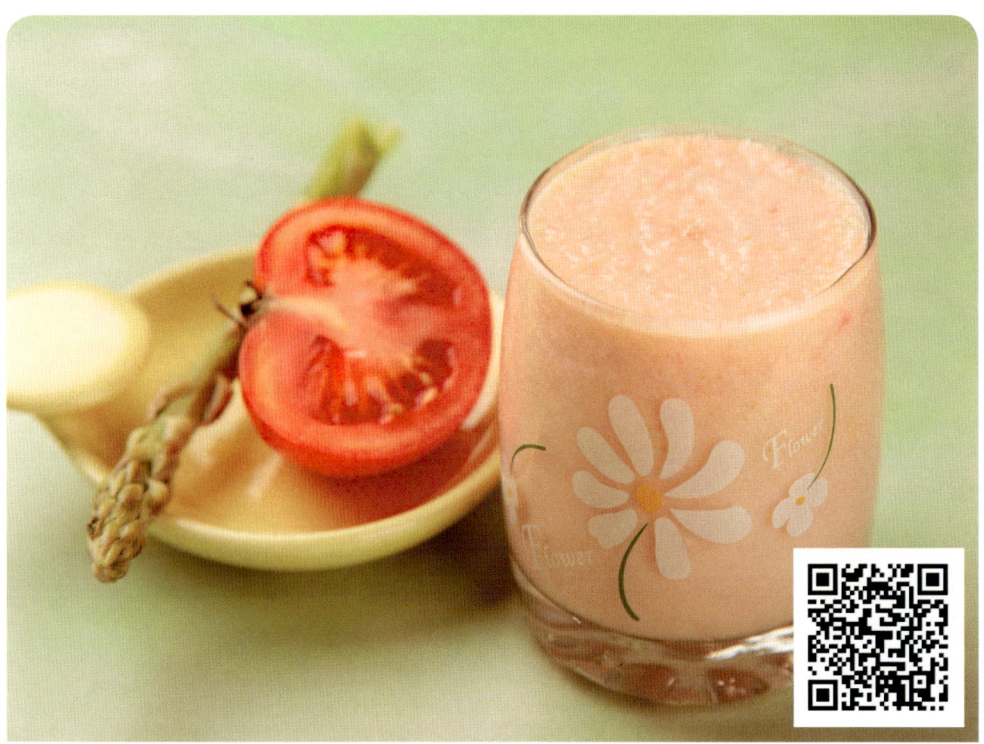

芦笋西红柿汁

降糖食谱

● 原料：芦笋50克，西红柿80克，牛奶200毫升

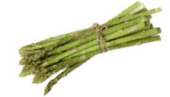 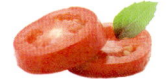

● 制作：

① 洗净去皮的芦笋切小段，备用；洗好的西红柿切小瓣，去果皮，把果肉切成小块。

② 开水锅中，倒入芦笋段，中火煮约4分钟至熟；捞出焯煮好的芦笋，沥干水分，待用；取榨汁机，选择搅拌刀座组合。

③ 倒入西红柿、芦笋，注入牛奶，盖上盖；选择"榨汁"功能，榨取蔬菜汁。

④ 断电后倒出蔬菜汁，装入杯中即可。

专家点评　芦笋含有人体所需的多种氨基酸，此外，芦笋还含有硒、钼、镁、锰等营养元素，糖尿病患者食用本品，能增强其免疫力，促进糖类代谢。

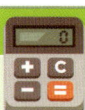 **能量计算器**
总热量约132.7千卡　蛋白质7.4克
脂肪6.6克　糖类12.5克

芦笋食疗方荟萃 关注"掌厨"——万道美食轻松学，百病消除保健康

更多芦笋食疗方可在"掌厨"中找到

西芹芦笋豆浆、芦笋扒冬瓜、芦笋煨冬瓜、芦笋西红柿鲜奶汁、芦笋糙米粥、香菇芦笋粥、芦笋瘦肉汤、芦笋玉米番茄汤、洋葱芦笋烩彩椒、草菇彩椒烩芦笋等。

掌厨　全球最大的视频厨房

茄子

宜吃蔬菜

『别名』落苏、昆仑瓜、矮瓜
『热量』21千卡／100克
『升糖值』＜15
『每日适用量』70克

 宜

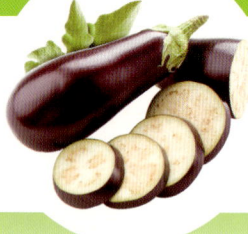

降糖原理

茄子是低热量、低脂肪的食物，其丰富的维生素具有保护微血管、维持其正常渗透性的作用，可预防糖尿病引起的视网膜出血。

■ 食疗作用

茄子能清热解毒，适用于热毒痈疮、皮肤溃疡、口舌生疮、痔疮下血、便血、衄血等症。茄子中的龙葵碱，能抑制消化系统肿瘤细胞的增殖，对于防治胃癌有一定效果。此外，茄子含有的维生素E，使血液中胆固醇水平不致增高，且能延缓人体衰老。

■ 降糖吃法

茄子荤素皆宜，可炒、烧、蒸、煮，也可凉拌。糖尿病患者吃茄子最好不要去皮，因为茄子皮里含维生素B，可辅助调节血糖。

■ 搭配宜忌

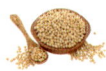
✓ 茄子+大豆=营养均衡、保护血管

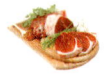
✓ 茄子+猪肉=营养丰富

✓ 茄子+鸡蛋=降低胆固醇的吸收

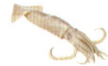
✗ 茄子+墨鱼=易引起霍乱

营养成分表（每100克）

营养成分	含量
蛋白质	1.1克
脂肪	0.2克
糖类	4.9克
纤维素	1.3克
胡萝卜素	50微克
维生素C	5毫克
钙	24毫克
锌	0.23毫克
镁	13毫克
铁	0.5毫克

■ 温馨提示

茄子的表皮覆盖着一层蜡质，有保护茄子的作用，在保存茄子前应避免表皮受损。茄子切成块或片后，由于氧化作用，茄子肉会很快由白变褐，所以切好后立即放入水中浸泡起来，待做菜时再捞起滤干，可避免茄子肉变色。老茄子含有较多的茄碱，对人体有害，不宜多吃。

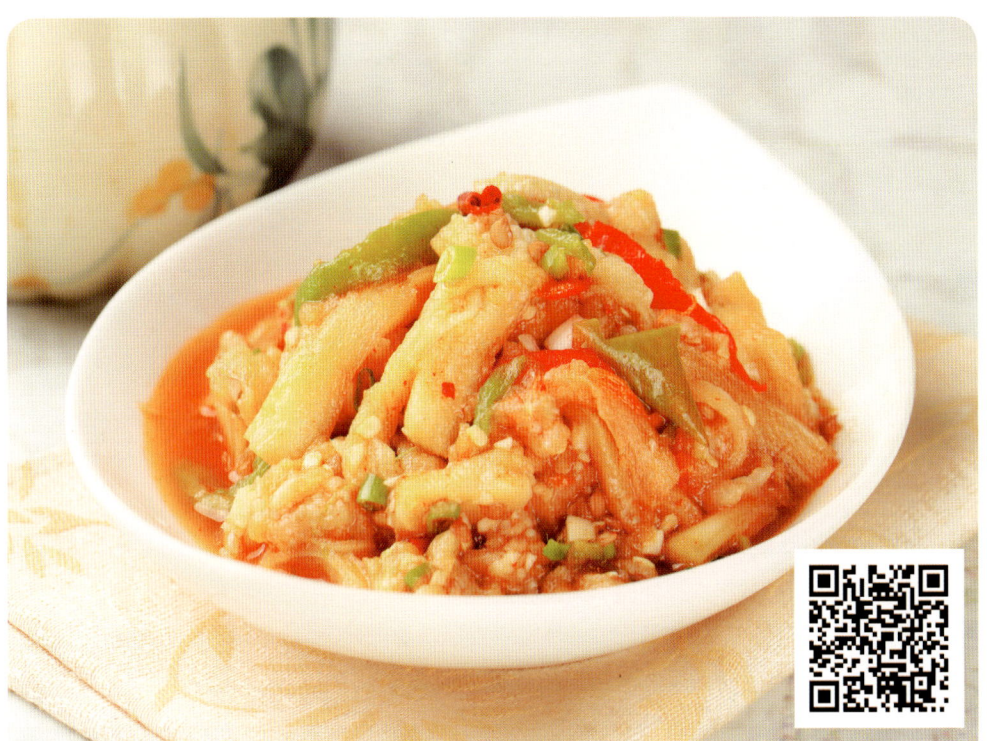

捣茄子

 降糖食谱

- **原料**：茄子200克，青椒40克，红椒45克，蒜末、葱花各少许
- **调料**：生抽8毫升，番茄酱15克，陈醋5毫升，芝麻油2毫升，盐、食用油各适量

● **制作**：

① 茄子去皮，切条，装盘备用；青椒切去蒂，备用；红椒切去蒂，待用。

② 热锅注油，烧至三四成热，放入青椒、红椒，炸至虎皮状，捞出，沥干，待用；蒸锅上火烧开，放入茄子，用大火蒸至其熟软。

③ 取出放凉，青椒和红椒捣碎，倒入茄子，加入蒜末，继续捣碎；加生抽、盐、番茄酱、陈醋、芝麻油、葱花，拌至入味，装盘即可。

专家点评：茄子富含皂苷，能有效控制血糖上升，且其中的维生素P能增强毛细血管弹性。此道膳食，能有效预防糖尿病引起的视网膜出血及高脂血症等。

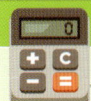 **能量计算器**
总热量约146.6千卡　蛋白质9.5克
脂肪5.9克　糖类35.8克

茄子食疗方荟萃 关注"掌厨"——万道美食轻松学，百病消除保健康
更多**茄子**食疗方可在"掌厨"中找到
西红柿青椒炒茄子、茄子泥、彩椒茄子、蒜泥蒸茄子、清蒸茄子、青椒炒茄子、苦瓜炒茄子、鱼香茄子、洋葱炒茄子、红烧茄子、豆角茄子等。

 掌厨 全球最大的视频厨房

青椒

宜吃蔬菜

『别名』大椒、灯笼椒、柿子椒
『热量』23千卡/100克
『升糖值』<15
『每日适用量』60克

宜

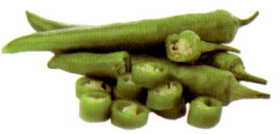

降糖原理

青椒含有降糖元素——硒和维生素C,硒能防止胰岛β细胞被氧化破坏,维生素C可有效清除人体自由基,预防糖尿病合并血管病变。

■■ 食疗作用

青椒性热、味辛,入心、脾经,有温中散寒,开胃消食的功效,主治寒滞腹痛、呕吐、泻痢、冻疮、脾胃虚寒、伤风感冒等症。青椒特有的味道和所含的辣味素有刺激唾液和胃液分泌的作用,能增进食欲,防止便秘,对牙龈出血、贫血、血管脆弱等症有辅助治疗作用。

■■ 降糖吃法

糖尿病患者可将青椒与肉类搭配食用,既口感适宜又营养丰富,如青椒与鳝鱼搭配同食,可有效抑制血糖升高,维持其血糖稳定。

■■ 搭配宜忌

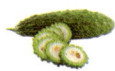 ✓ 青椒+苦瓜=美容养颜

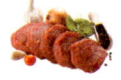 ✓ 青椒+牛肉=补铁、降低胆固醇

 ✓ 青椒+鸡蛋=改善神经功能

 ✗ 青椒+黄瓜=破坏维生素C

营养成分表(每100克)

营养成分	含量
蛋白质	1.4克
脂肪	0.3克
糖类	5.8克
纤维素	2.1克
维生素C	62毫克
维生素E	0.88毫克
钙	15毫克
锌	0.22毫克
镁	15毫克
铁	0.7毫克

■■ 温馨提示

辣味较重的青椒,一次不宜食用过多。眼疾、食管炎、胃肠炎、胃溃疡、痔疮患者应少吃或忌食;有火热病症或阴虚火旺、高血压、肺结核病、面瘫的人慎食;小孩及中老年人在服用钙片前后2小时内应尽量避免食用青椒。

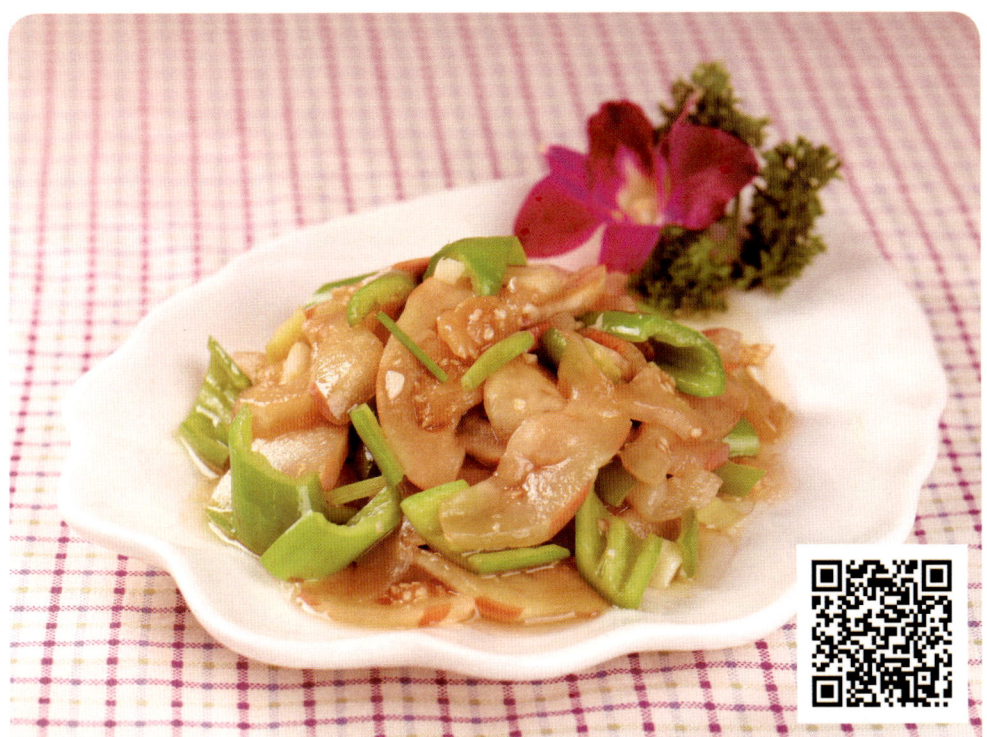

青椒炒茄子

- **原料**：青椒50克，茄子150克，姜片、蒜末、葱段各少许
- **调料**：盐2克，鸡粉2克，生抽、水淀粉、食用油各适量

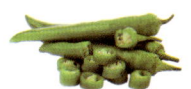 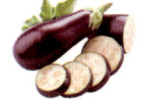

专家点评：茄子含有维生素及矿物质等多种营养成分，有清热解暑的作用。常吃茄子，可使血液中胆固醇和血糖含量不致增高，对糖尿病患者有益。

● **制作**：
① 茄子切成片，青椒切成小块。
② 开水锅中加入食用油，放入茄子，搅匀，煮沸；倒入青椒，煮至断生，捞出食材。
③ 用油起锅，放姜片、蒜末、葱段，爆香；倒入焯过水的青椒和茄子，炒匀；加入鸡粉、盐、生抽，炒匀；倒入适量水淀粉。
④ 将锅中食材快速拌炒均匀，把炒好的食材盛出，装入盘中即成。

 能量计算器

总热量约43千卡	蛋白质2.4克
脂肪0.5克	糖类10.2克

青椒食疗方荟萃 关注"掌厨"——万道美食轻松学，百病消除保健康
更多青椒食疗方可在"掌厨"中找到
西红柿青椒炒茄子、青椒炒莴笋、青椒炒鸡丝、豆皮炒青椒、豆腐酿青椒、青椒鱿鱼丝、蒜香青椒丝、青椒肉丝、青椒炒鳝鱼等。

掌厨 | 全球最大的视频厨房

莴笋

宜吃蔬菜

『别名』青笋、莴苣笋、莴菜、香莴笋、莴苣菜
『热量』14千卡/100克
『升糖值』＜15
『每日适用量』60克

 宜

降糖原理

莴笋含有胰岛素的激活剂——烟酸，糖尿病患者经常食用，可有效改善糖的代谢，且对糖尿病引起的胃轻瘫有辅助治疗作用。

食疗作用

莴笋含有丰富的磷与钙，对促进骨骼的正常发育有益，可预防佝偻病、帮助幼儿正常长牙。莴笋叶对心脏病、肾脏病、神经衰弱、高血压病等都有一定的治疗作用。经常吃莴笋叶，还有利于增强血管张力、改善心肌收缩力等。

降糖吃法

莴笋是糖尿病患者的食疗佳蔬，适合其食用的方式是凉拌，凉拌可较好的保存莴笋的营养成分；但需注意莴笋怕咸，不宜放较多的食盐。

搭配宜忌

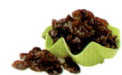 ✓ 莴笋+木耳=防治高血压

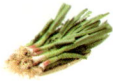 ✓ 莴笋+蒜苗=利五脏、健筋骨

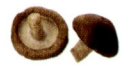 ✓ 莴笋+香菇=润肠通便

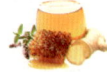 ✗ 莴笋+蜂蜜=不利肠胃、易致腹泻

营养成分表（每100克）

营养成分	含量
蛋白质	1克
脂肪	0.1克
糖类	2.8克
纤维素	0.6克
维生素C	4毫克
胡萝卜素	150微克
钙	23毫克
锌	0.33毫克
镁	19毫克
铁	0.9毫克

温馨提示

挑选莴笋时，应以粗短条顺、不弯曲、皮薄、质脆、不黄叶、无锈斑的为最佳。焯莴笋时一定要注意时间和温度，焯的时间过长、温度过高会使莴笋绵软，失去清脆口感。此外，除了莴笋梗外，莴笋叶也是不错的食材选择，食用莴笋叶，可补充多种维生素。

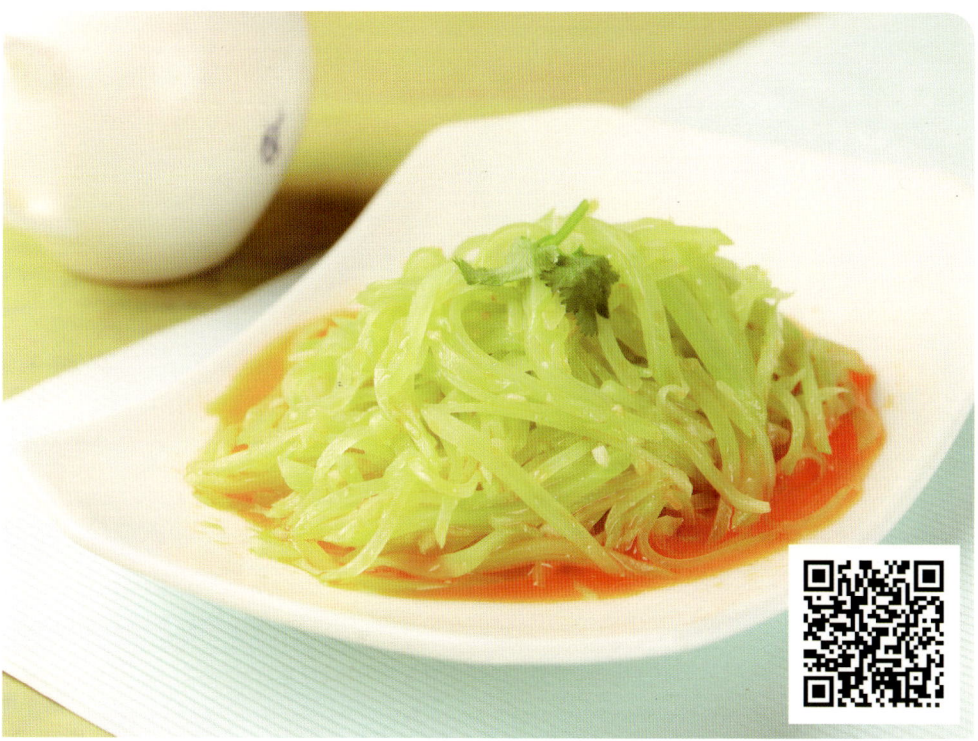

红油莴笋丝

- **原料：** 莴笋230克，蒜末少许
- **调料：** 盐1克，鸡粉2克，辣椒油7毫升，食用油适量

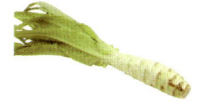 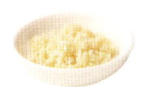

● **制作：**

① 将洗净去皮的莴笋用斜刀切薄片，改切成细丝，备用。
② 用油起锅，倒入蒜末，爆香。
③ 放入莴笋丝，炒至断生。
④ 加入适量盐、鸡粉，淋入辣椒油。
⑤ 翻炒均匀至食材入味。
⑥ 关火后盛出炒好的食材，装入碗中，即可食用。

专家点评： 莴笋营养丰富，除能改善糖代谢外，还可通便排毒、开胃消食，且本品使用植物油，食用不会增加脂肪的摄入量，是糖尿病患者的食疗佳品。

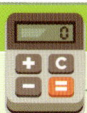 **能量计算器**
总热量约32.2千卡　蛋白质2.3克
脂肪0.2克　糖类6.4克

莴笋食疗方荟萃 关注"掌厨"——万道美食轻松学，百病消除保健康

更多莴笋食疗方可在"掌厨"中找到

炝拌莴笋、葱椒莴笋、莴笋猪血豆腐汤、西红柿芹菜莴笋汁、柠檬芹菜莴笋汁、海藻莴笋叶汤、老醋莴笋拌蜇皮、黄豆芽炒莴笋、莴笋炒蛤蜊、莴笋烧豆腐等。

西红柿

宜吃蔬菜

『别名』番茄、六月柿、洋柿子
『热量』19千卡/100克
『升糖值』38
『每日适用量』100克

宜

降糖原理

西红柿含有大量的钾，能促进血中钠盐的排出，有降压、消肿的作用，对糖尿病并发高血压、肾病有良好的辅助治疗作用。

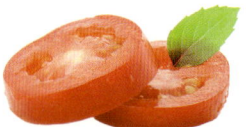

■ 食疗作用

西红柿含有丰富的抗氧化剂，可防止自由基对皮肤的破坏，具有明显的美白、祛斑和护肤的的功效。长期食用，可抵抗辐射带来的损害。西红柿不仅营养丰富，且具有较强的清热解毒、抑制病变等功效，能防癌和辅助治疗癌症。

■ 降糖吃法

糖尿病患者可以生食或榨汁食用西红柿，当坚持生食西红柿半月后，即可有效改善糖尿病的并发症——牙周炎的症状。

■ 搭配宜忌

✅ 西红柿+苹果=增进体力、防贫血

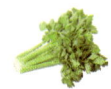
✅ 西红柿+芹菜=健胃消食、降血压

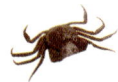
❌ 西红柿+河蟹=引起腹泻

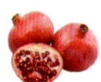
❌ 西红柿+石榴=影响营养的吸收

营养成分表（每100克）

营养成分	含量
蛋白质	0.9克
脂肪	0.2克
糖类	4克
纤维素	0.5克
维生素C	19毫克
胡萝卜素	550微克
钙	10毫克
锌	0.13毫克
镁	9毫克
铁	0.4毫克

■ 温馨提示

食用西红柿应注意以下几点：脾胃虚寒及月经期间的妇女不宜生吃；不宜吃未成熟的青色西红柿，因其含有有毒的龙葵碱；不宜空腹吃，因其所含的某种化学物质与胃酸结合易形成不溶于水的块状物，食之往往易引起腹痛；烹调时应避免长时间高温加热；烧煮时可稍加些醋。

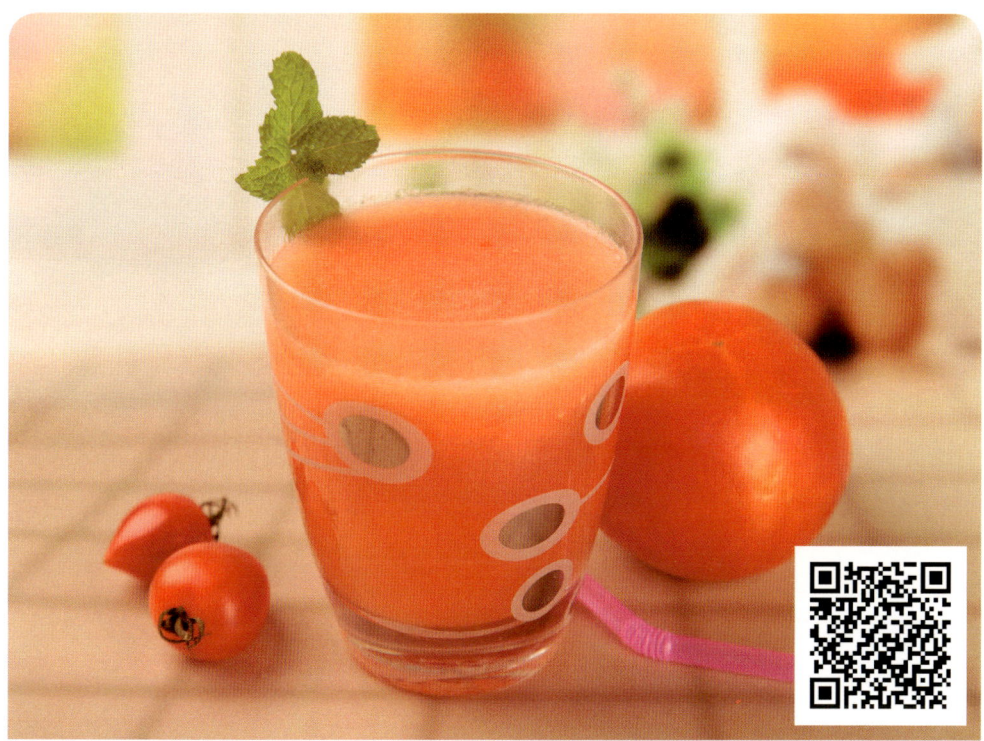

降糖食谱 西红柿汁

● 原料：西红柿130克

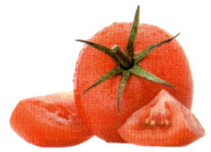

● 制作：

① 开水锅中放入洗净的西红柿，关火后烫至表皮皱裂，捞出西红柿，浸在凉开水中。
② 待凉后剥去表皮，再把果肉切小块。
③ 取备好的榨汁机，倒入切好的西红柿，注入适量纯净水，盖好盖子。
④ 选择"榨汁"功能，再选择"开始"按键，榨出西红柿汁。
⑤ 断电后倒出西红柿汁，装入杯中即成。

 专家点评　西红柿含有维生素C、类黄酮及多种矿物质，具有降低毛细血管的通透性、预防血管硬化等功效，糖尿病患者食用本品可预防心血管疾病。

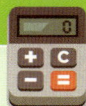 **能量计算器**
总热量约24.7千卡　蛋白质1.2克
脂肪0.3克　糖类5.2克

西红柿食疗方荟萃 关注"掌厨"——万道美食轻松学，百病消除保健康
更多**西红柿**食疗方可在"掌厨"中找到
西红柿炖鲫鱼、洋葱拌西红柿、西红柿青椒炒茄子、西红柿菠菜汁、西红柿苹果汁、鸡蛋西红柿粥、西红柿生鱼豆腐汤、西红柿芹菜莴笋汁、芦笋西红柿鲜奶汁、西红柿炒包菜等。

掌厨　全球最大的视频厨房

山药

宜吃蔬菜

『别名』野山药、怀山药、山蓣
『热量』56千卡/100克
『升糖值』51
『每日适用量』60克

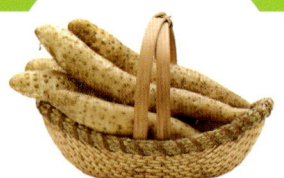

降糖原理 山药中丰富的黏液蛋白,能抑制餐后血糖急剧上升,同时还能防止胰岛素分泌过盛,有效控制血糖水平。

■■ 食疗作用

山药性平、味甘,入脾、肺、肾三经,山药有补肺益气、健脾补虚、固肾益精、益心安神、强志增智、滋润血脉、宁嗽定喘的功效,长期食用山药还可降低胆固醇,防止糖尿病并发冠心病、高胆固醇血症等。山药含有的膳食纤维,还可使机体产生饱腹感,有助于减肥瘦身。

■■ 降糖吃法

山药热量低,含脂肪少,糖尿病患者可将山药代替主食来食用,山药既可以单独食用,又可磨成山药粉搭配面粉制成山药馒头、山药饼等,但注意不可多食。

营养成分表(每100克)

营养成分	含量
蛋白质	1.9克
脂肪	0.2克
糖类	12.4克
纤维素	0.8克
维生素C	5毫克
胡萝卜素	20微克
钙	16毫克
锌	0.27毫克
镁	20毫克
铁	0.3毫克

■■ 搭配宜忌

 ✓ 山药+南瓜=调节血糖、排出毒素

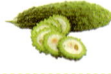 ✓ 山药+苦瓜=减肥排毒

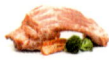 ✓ 山药+排骨=增强免疫力

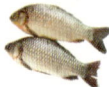 ✗ 山药+鲫鱼=引起腹痛、恶心

■■ 温馨提示

选购的时候,大小一样的山药,较重的较好;同一品种的须毛越多的越好,须毛越多含山药多糖更多,营养也更好;最后再看横切面,山药的横切面肉质应呈雪白色,这说明是新鲜的,若呈黄色似铁锈的切勿购买。皮肤接触山药会引起发痒,处理山药时应避免皮肤直接接触。

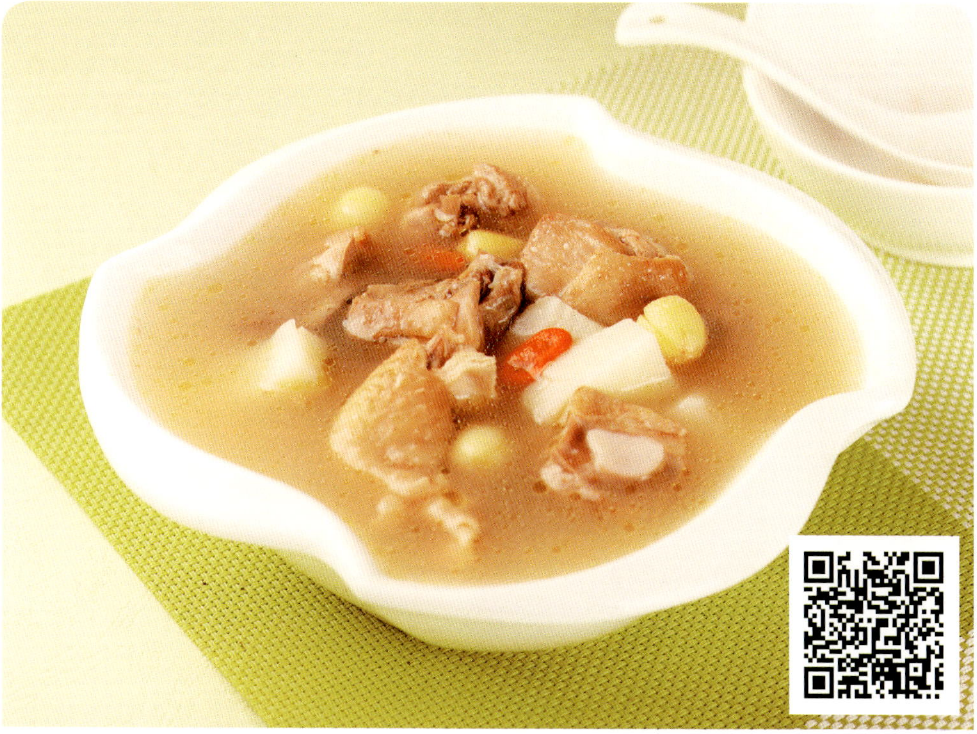

白芍山药鸡汤

降糖食谱

- **原料**：白芍12克，水发莲子50克，枸杞10克，山药100克，鸡肉400克
- **调料**：料酒8毫升，盐、鸡粉各2克

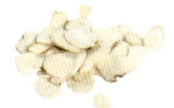 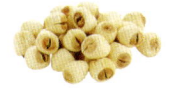

- **制作**：
① 山药切丁；开水锅中，倒入洗净的鸡肉，搅散，煮沸，氽去血水，捞出，沥干。
② 砂锅注入清水烧开，倒入洗好的白芍、莲子、枸杞、山药丁，倒入氽过水的鸡块。
③ 淋入适量料酒，搅匀，用小火煮40分钟，至鸡块熟透；放入少许盐、鸡粉。
④ 搅拌片刻，至入味；盛出煮好的鸡汤，装碗即可。

专家点评：白芍是常见中药材，具有多种功效成分，能养血柔肝、缓中止痛、敛阴收汗。山药含有的黏液蛋白，可有效控制餐后血糖，有助于维持血糖稳定。

能量计算器
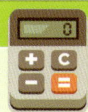
总热量约785.8千卡　蛋白质89.5克
脂肪21.4克　糖类62.4克

山药食疗方荟萃 关注"掌厨"——万道美食轻松学，百病消除保健康
更多山药食疗方可在"掌厨"中找到
芦笋山药豆浆、燕麦枸杞山药豆浆、猪血山药汤、山药枸杞薏米粥、芝麻山药饭、双菇山药汤、苦瓜冬菇山药排骨汤等。

掌厨　全球最大的视频厨房

魔芋

宜吃蔬菜

『别名』蒟蒻、蒻头、鬼芋
『热量』37千卡/100克
『升糖值』17
『每日适用量』80克

宜

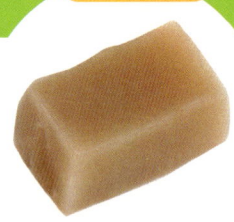

降糖原理

魔芋是高水分、高膳食纤维、低热量的食物，其含有的葡甘露聚糖能延缓葡萄糖的吸收，使血糖值保持在相对稳定的水平。

■■ 食疗作用

魔芋性温、味辛，有推动血行、防止瘀肿的作用。魔芋不仅味道鲜美，口感宜人，而且有减肥瘦身、治病抗癌的功效。魔芋所含的黏液蛋白能减少体内胆固醇的积累，预防动脉粥样硬化和防治心脑血管疾病，常被称为"胃肠清道夫"和"血液净化剂"。

■■ 降糖吃法

魔芋与动物性食物搭配食用，可以有效补充患者所需的营养，魔芋与鸭肉同食，对糖尿病患者有较好的食疗作用。

■■ 搭配宜忌

营养成分表（每100克）

营养成分	含量
蛋白质	0.1克
脂肪	0.1克
糖类	3.3克
纤维素	3克
烟酸	6毫克
维生素B_2	0.03毫克
钙	68毫克
锌	3毫克
镁	26毫克
铁	0.6毫克

 ✓ 魔芋+苹果=促进肠道蠕动

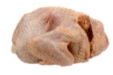 ✓ 魔芋+鸡肉=温中补气、补虚去损

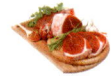 ✓ 魔芋+猪肉=滋补营养

 ✗ 魔芋+竹笋=引起腹痛

■■ 温馨提示

食用魔芋需注意以下两点：①生的魔芋有毒，必须煎煮三小时以上才能食用；②魔芋不易消化，每次食用量不宜过多。此外，若不能食用鲜魔芋，可选择食用魔芋制品，如魔芋挂面、魔芋面包、魔芋肉片、果汁魔芋丝、魔芋粉丝、魔芋豆腐等。

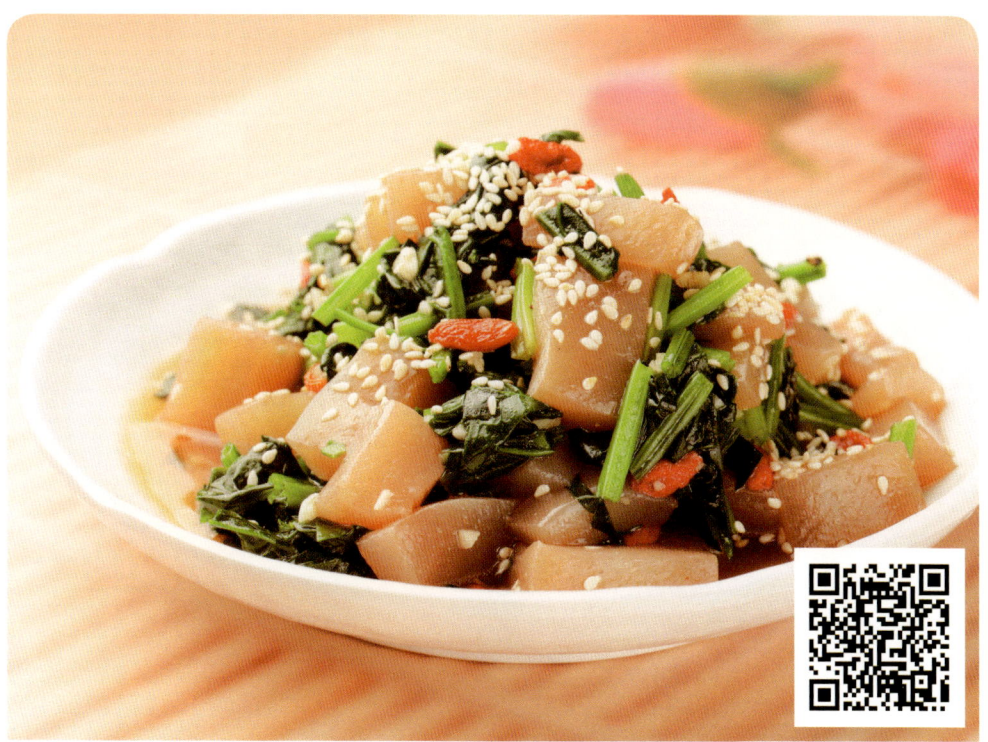

菠菜拌魔芋
降糖食谱

- **原料：** 魔芋200克，菠菜180克，枸杞15克，熟芝麻、蒜末各少许

- **调料：** 盐3克，鸡粉2克，生抽5毫升，芝麻油、食用油各适量

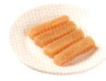 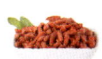

专家点评 魔芋具有低热量、低脂肪和高纤维素的特点，能延缓人体对葡萄糖的吸收，抑制餐后血糖上升，搭配菠菜同食，还有助于降血压、降血脂。

● 制作：

① 魔芋切小方块，菠菜去根部，再切成段。

② 开水锅中，加入少许盐、鸡粉，倒入魔芋块，搅拌，煮至熟软后捞出，沥干待用。

③ 沸水锅中注入少许食用油，倒入切好的菠菜，搅匀，煮至断生后捞出，沥干。

④ 碗中倒入煮熟的魔芋块，放入菠菜、枸杞，撒上蒜末；淋入生抽，加鸡粉、盐，倒入芝麻油。

⑤ 搅拌，盛出拌好的食材，撒上熟芝麻即成。

能量计算器

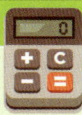

总热量约155.9千卡　蛋白质16.0克
脂肪1.0克　糖类175.3克

魔芋食疗方荟萃 关注"掌厨"——万道美食轻松学，百病消除保健康

更多**魔芋**食疗方可在"掌厨"中找到

魔芋烧肉片、海蜇拌魔芋丝、清炒魔芋丝、芥菜魔芋汤、香菇魔芋汤、酸辣魔芋等。

芦荟

宜吃蔬菜

『别名』卢会、奴会、劳伟
『热量』47千卡/100克
『每日适用量』15克

降糖原理

芦荟中含有丰富的矿物质——铬，其具有类似胰岛素的作用，可以调节血糖代谢，且芦荟多糖还对改善糖尿病的症状有利。

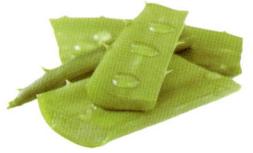

■ 食疗作用

芦荟有增强胃肠功能的作用，食欲不振、消化不良者可以多食，以改善胃肠功能，增强体质。芦荟中的黏多糖类物质，能提高机体免疫力。芦荟还有抗衰老、抗过敏、强心的作用，有利于老年人健康。

■ 降糖吃法

糖尿病患者可将芦荟炒食或煲汤，如芦荟蔬菜汤，此汤营养全面、搭配适宜，最适合没有食欲及病后的患者饮用，以增强患者体力，帮助患者康复。

■ 搭配宜忌

营养成分表（每100克）

营养成分	含量
蛋白质	2.02克
脂肪	0.12克
纤维素	0.26克
糖类	8.11克
维生素E	0.29毫克
维生素B_2	0.01毫克
烟酸	3.14毫克
磷	32毫克
钙	24.8毫克
镁	20毫克

 ✓ 芦荟+鸡肉=营养丰富

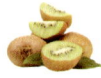 ✓ 芦荟+猕猴桃=健胃清热

 ✓ 芦荟+苹果=健脾解毒

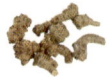 ✗ 芦荟+三七=经期有崩漏危险

■ 温馨提示

芦荟带皮食用略带苦味，应去掉绿皮，用水煮3～5分钟即可去除苦味。芦荟性寒，吃多了会造成上吐下泻。勿长期服用芦荟，服用时绝不可过量，同时，幼童和孕妇应禁绝服用芦荟，以避免引发不良后果。芦荟放置于冰箱冷藏，大约可以保存一星期。

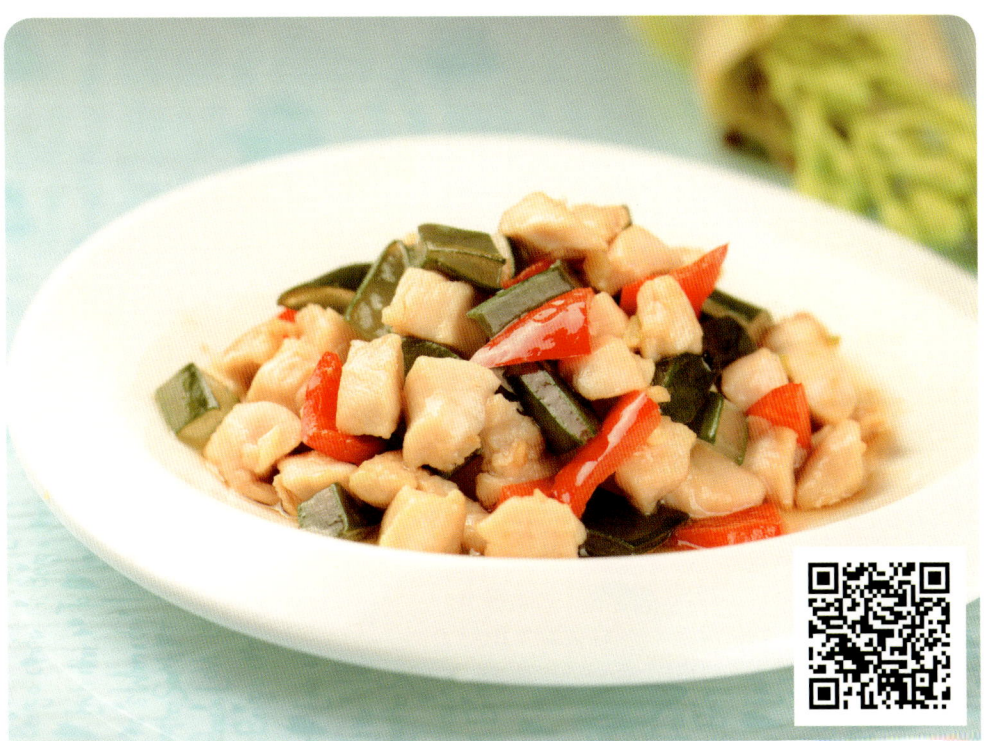

芦荟炒鸡丁

 降糖食谱

- **原料**：芦荟70克，鸡胸肉100克，红椒12克，姜末、蒜末、葱末各少许

- **调料**：盐、鸡粉各2克，料酒2毫升，水淀粉3毫升，食用油适量

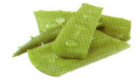 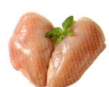 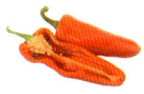

- **制作**：

①芦荟叶去刺，切小块，红椒切小块，鸡胸肉切丁；鸡肉丁装碗中，放入调料，腌渍入味。

②热锅注油，烧至四成热，倒入鸡肉丁，搅散，滑油至变色，捞出，沥干油。

③锅底留油，倒入姜、蒜、葱，爆香；倒入芦荟、红椒；倒入鸡肉丁，炒匀。

④淋入适量料酒，再加入鸡粉、盐，炒匀，倒入少许水淀粉，快速炒匀，装盘即可。

专家点评：鸡肉含有氨基酸、维生素、矿物质等成分，体虚的糖尿病患者可以在保持每日摄取食物总热量不超标的情况下，适量食用本品。

能量计算器

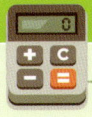

总热量约189.2千卡　蛋白质21.5克
脂肪6.5克　糖类16.6克

芦荟食疗方荟萃 关注"掌厨"——万道美食轻松学，百病消除保健康

更多芦荟食疗方可在"掌厨"中找到

芦荟醋饮、芦荟炒玉米粒、芦荟猪骨汤、海蜇芦荟大米粥、芦荟酸奶等。

掌厨　全球最大的视频厨房

忌吃蔬菜

甜菜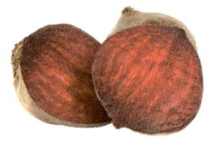

■ 不宜吃的原因

1.甜菜是中GI食物，血糖生成指数为64，为了不引起血糖水平大起大落，对血管以及其他身体器官造成损害，糖尿病病人不宜食用升糖指数较高的食物。
2.甜菜所含的糖类很容易被人类吸收，糖尿病患者食用后易引起血糖指数加速上升，不利于糖尿病病人对病情的控制，且会加剧相关症状。
3.甜菜是高钾食物，不利于糖尿病并发肾病患者恢复健康。

甜菜营养成分表（每100克）

营养成分	含量	正常范围
热量（千卡）	19	≤100
蛋白质（克）	1.8	≤3
脂肪（克）	0.1	≤1
糖类（克）	4	≤10
膳食纤维（克）	1.3	≤1
磷（毫克）	40	≤20
钙（毫克）	117	≤30
钾（毫克）	547	≤150
镁（毫克）	72	≤10
铁（毫克）	3.3	≤1

香菜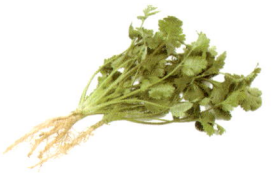

■ 不宜吃的原因

1.香菜味辛散，多食或久食，会耗气、损精神，引发或加重气虚。香菜是发物，过量食用后容易引起宿疾，不利于糖尿病患者病情的控制。
2.香菜含挥发油、维生素C、苹果酸钾等成分，其能增进食欲，对普通人有益，但是对糖尿病患者而言，开胃会诱发其摄入更多的食物，导致餐后血糖上升，影响血糖的稳定。
3.对糖尿病伴有视力模糊或眼部不适的病人来说，长期食用香菜会导致其眼底出血。

香菜营养成分表（每100克）

营养成分	含量	正常范围
热量（千卡）	31	≤100
蛋白质（克）	1.8	≤3
脂肪（克）	0.4	≤1
糖类（克）	6.2	≤10
膳食纤维（克）	1.2	≤1
磷（毫克）	49	≤20
钙（毫克）	101	≤30
钾（毫克）	272	≤150
镁（毫克）	33	≤10
铁（毫克）	2.9	≤1

香椿

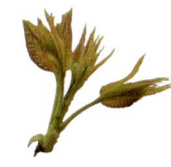

■■ 不宜吃的原因

1.香椿有助阳的作用，非常适合阳虚的人食用，但是对于糖尿病这样阴虚、燥热的患者，食用香椿后只会加重肝火，对病情不利。
2.尽管香椿有润肤明目的功效，但多食可能会导致青光眼等眼病的发生，因此，糖尿病并发眼病的患者应少吃香椿，以免加重病情，不利于症状的缓解。
3.香椿的钾、磷含量都较高，食用较多会增加肾脏的负担，糖尿病并发肾病的患者应少食。

香椿营养成分表（每100克）

营养成分	含量	正常范围
热量（千卡）	47	≤100
蛋白质（克）	1.7	≤3
脂肪（克）	0.4	≤1
糖类（克）	10.9	≤10
膳食纤维（克）	1.8	≤1
磷（毫克）	147	≤20
钙（毫克）	96	≤30
钾（毫克）	172	≤150
镁（毫克）	36	≤10
铁（毫克）	3.9	≤1

菱角

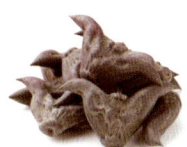

■■ 不宜吃的原因

1.菱角含有大量的淀粉，淀粉进入人体后会迅速转变为葡萄糖，食用菱角后会引起患者的血糖升高，有研究显示，每多吃三颗菱角，就要少吃一口饭，即三颗菱角的淀粉含量相当于一口饭，所以糖尿病患者不宜食用。
2.糖尿病合并肾病的患者，出现高钾血症时，严重的情况下还会诱发心律不齐或肝昏迷等。因此，应限制钾的摄入量，而菱角中的钾含量较高，糖尿病并发肾病的患者不宜食用。

菱角营养成分表（每100克）

营养成分	含量	正常范围
热量（千卡）	98	≤100
蛋白质（克）	4.5	≤3
脂肪（克）	0.1	≤1
糖类（克）	21.4	≤10
膳食纤维（克）	1.7	≤1
磷（毫克）	93	≤20
钙（毫克）	7	≤30
钾（毫克）	437	≤150
镁（毫克）	49	≤10
铁（毫克）	0.6	≤1

韭菜

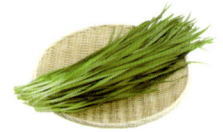

■ 不宜吃的原因

1.韭菜性温，有温肾助阳的作用，阴虚内热体质的患者不宜食用，而糖尿病及高血压患者多属阴虚体质，食用补阳食材后会加剧病情。
2.食用韭菜会昏目，有眼疾症状的糖尿病患者不建议食用，否则会加重病情。
3.韭菜属高钾食物，每100克韭菜中含钾247毫克，食用后会影响其他营养元素的吸收，甚至加重肾脏负担，诱发肾脏疾病，因此，糖尿病并发肾病或高钾血症患者应远离韭菜。

韭菜营养成分表（每100克）

营养成分	含量	正常范围
热量（千卡）	26	≤100
蛋白质（克）	2.4	≤3
脂肪（克）	0.4	≤1
糖类（克）	4.6	≤10
膳食纤维（克）	1.4	≤1
磷（毫克）	38	≤20
钙（毫克）	42	≤30
钾（毫克）	247	≤150
镁（毫克）	25	≤10
铁（毫克）	1.6	≤1

土豆

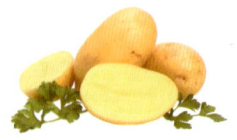

■ 不宜吃的原因

1.土豆的淀粉含量较高，糖尿病患者不宜多食。因为淀粉进入消化系统后会迅速转变为葡萄糖，葡萄糖通过血液循环进入血液，从而升高血糖。
2.土豆的升糖指数为62，属于中等血糖生成指数食物，应慎食。
3.土豆还含有较高的钾，尽管其能降低钠、钾的比例，有预防高血压的作用。但是食用钾含量较高的食材，会增加肾脏的负担，诱发高钾血症，尤其不适合糖尿病并发肾病的患者食用。

土豆营养成分表（每100克）

营养成分	含量	正常范围
热量（千卡）	76	≤100
蛋白质（克）	2	≤3
脂肪（克）	0.2	≤1
糖类（克）	17.2	≤10
膳食纤维（克）	0.7	≤1
磷（毫克）	40	≤20
钙（毫克）	8	≤30
钾（毫克）	342	≤150
镁（毫克）	23	≤10
铁（毫克）	0.8	≤1

红薯

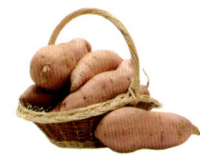

■ 不宜吃的原因

1.红薯中淀粉和糖的含量都较高，而糖尿病患者不适合食用淀粉和糖分含量较高的食物，因为淀粉进入人体后会转化为葡萄糖，与红薯本来的糖分一起促使血糖升高，导致血糖发生较大波动，影响糖尿病患者的治疗，以及相关症状的改善。
2.红薯含有"气化酶"，食用较多可能会出现烧心、肚胀排气等现象，不推荐患者食用红薯，以免加重患者的病情，并诱发胃肠道疾病。

红薯营养成分表（每100克）

营养成分	含量	正常范围
热量（千卡）	99	≤100
蛋白质（克）	1.1	≤3
脂肪（克）	0.2	≤1
糖类（克）	24.7	≤10
膳食纤维（克）	1.6	≤1
磷（毫克）	39	≤20
钙（毫克）	23	≤30
钾（毫克）	130	≤150
镁（毫克）	12	≤10
铁（毫克）	0.5	≤1

莲藕

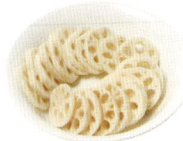

■ 不宜吃的原因

1.莲藕性寒、凉，脾胃功能虚弱的糖尿病患者食用，容易引起腹泻等不良症状。建议有溃疡、胀气的糖尿病患者不要多食，以免更加消瘦。
2.莲藕是含淀粉较高的蔬菜，淀粉进入体内后会转化为葡萄糖，进而导致血糖升高，不利于血糖的稳定，加重病情，影响糖尿病的治疗。
3.莲藕含钾丰富，食用莲藕较多不仅会影响其他营养物质的吸收，且会加重肾脏负担，诱发高血钾症，糖尿病合并肾病患者应慎食。

莲藕营养成分表（每100克）

营养成分	含量	正常范围
热量（千卡）	70	≤100
蛋白质（克）	1.9	≤3
脂肪（克）	0.2	≤1
糖类（克）	16.4	≤10
膳食纤维（克）	1.2	≤1
磷（毫克）	58	≤20
钙（毫克）	39	≤30
钾（毫克）	243	≤150
镁（毫克）	19	≤10
铁（毫克）	1.4	≤1

酸菜

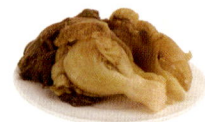

■ 不宜吃的原因

1. 酸菜是大白菜的腌制品，加工过程中使用了较多的食盐，会诱发糖尿病并发高血压。其次，酸菜不是新鲜蔬菜，其较多的维生素和矿物质大多被破坏，不但不会给患者提供较多的营养，还会影响糖尿病的治疗，如维生素C具有促进胰岛素分泌的功效，当其被破坏后，则会阻碍糖的代谢。
2. 酸菜含有亚硝酸盐，食用较多会出现恶心呕吐、头痛头晕、皮肤和嘴唇青紫色等中毒症状，从而加重糖尿病患者的病情。

酸菜营养成分表（每100克）

营养成分	含量	正常范围
热量（千卡）	5	≤100
蛋白质（克）	0.7	≤3
脂肪（克）	0.2	≤1
糖类（克）	2.6	≤10
膳食纤维（克）	0.5	≤1
磷（毫克）	38	≤20
钙（毫克）	48	≤30
钾（毫克）	116	≤150
镁（毫克）	21	≤10
铁（毫克）	1.6	≤1

芋头

■ 不宜吃的原因

1. 芋头的淀粉和糖分含量均较高，每100克芋头中含有69.6克的淀粉，糖尿病患者多食易使血糖升高，因此应慎食。
2. 芋头含有黏性多糖类物质，极易被消化和吸收，而引起血糖快速上升，使血糖更加难以控制，从而加剧病情，影响疾病的治疗。
3. 芋头的含钾量高，糖尿病并发高钾血症患者食用会增加肾脏的排钾负担，加重肾脏疾病，所以，糖尿病患者应尽量避免食用芋头。

芋头营养成分表（每100克）

营养成分	含量	正常范围
热量（千卡）	79	≤100
蛋白质（克）	12.2	≤3
脂肪（克）	0.2	≤1
糖类（克）	18.1	≤10
膳食纤维（克）	1	≤1
磷（毫克）	55	≤20
钙（毫克）	36	≤30
钾（毫克）	378	≤150
镁（毫克）	23	≤10
铁（毫克）	1	≤1

雪里蕻

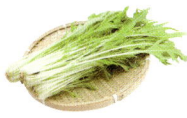

◼ 不宜吃的原因

1.雪里蕻性温，久食则易积温成热，糖尿病患者多属阴虚火旺之体质，故不宜多食。
2.雪里蕻常被腌制成咸菜，含盐量较高，会影响体内渗透压平衡，进一步影响血液循环，糖尿病患者食用后可能会诱发高血压等心脑血管病。
3.雪里蕻含钾丰富，长期食用会加重肾脏负担，诱发肾脏疾病，而糖尿病合并肾病的患者食用雪里蕻过多则会加重病情，影响患者的治疗。

雪里蕻营养成分表（每100克）

营养成分	含量	正常范围
热量（千卡）	24	≤100
蛋白质（克）	2	≤3
脂肪（克）	0.4	≤1
糖类（克）	4.7	≤10
膳食纤维（克）	1.6	≤1
维生素C（毫克）	31	≤18
钙（毫克）	230	≤30
钾（毫克）	369	≤150
镁（毫克）	40	≤10
铁（毫克）	5.5	≤1

荷兰豆

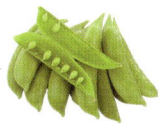

◼ 不宜吃的原因

1.荷兰豆是营养丰富的食材，但由于其豆粒含有产气因子，食用过多会引起腹胀，甚至影响其他食物的消化，阻碍糖尿病病人对营养物质的吸收，所以不宜食用，尤其是胃肠功能本身较弱的糖尿病患者，更不宜食用。
2.荷兰豆含有大量的钾，肾病伴有高钾血症的糖尿病患者食用后，会加重肾脏负担，严重者还会诱发肾衰等病症，不利于糖尿病患者的治疗。

荷兰豆营养成分表（每100克）

营养成分	含量	正常范围
热量（千卡）	17	≤100
蛋白质（克）	3	≤3
脂肪（克）	0.3	≤1
糖类（克）	8.1	≤10
膳食纤维（克）	7.6	≤1
磷（毫克）	—	≤20
钙（毫克）	—	≤30
钾（毫克）	—	≤150
镁（毫克）	—	≤10
铁（微克）	—	≤1

豌豆

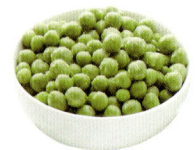

■ 不宜吃的原因

1. 豌豆中含有大量的淀粉，食用后会代谢产生葡萄糖，较多的葡萄糖进入血液，则会导致血糖升高，糖尿病患者应尽量少食。
2. 豌豆含钾和磷较为丰富，人体摄入过多的钾会加重肾脏负担，导致肾功能异常，诱发肾脏疾病，糖尿病合并肾病患者尤其应慎食。
3. 日常饮食中，常将豌豆加工成膨化食品，其经过油炸后热量和脂肪含量都较高，糖尿病患者食用后不利于总热量的控制，影响治疗效果。

豌豆营养成分表（每100克）

营养成分	含量	正常范围
热量（千卡）	313	≤100
蛋白质（克）	20.3	≤3
脂肪（克）	1.1	≤1
糖类（克）	21.2	≤10
膳食纤维（克）	10.4	≤1
磷（毫克）	259	≤20
钙（毫克）	97	≤30
钾（毫克）	823	≤150
镁（毫克）	118	≤10
铁（毫克）	4.9	≤1

百合

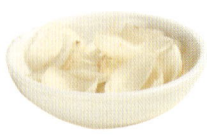

■ 不宜吃的原因

1. 百合中的淀粉含量较高，机体摄入后会转变为葡萄糖，葡萄糖进入血液为人体提供能量，当葡萄糖过量时，就会引起血糖升高。
2. 百合有干百合和新鲜百合之分，干百合产生的热量要比鲜百合高，糖尿病患者不宜食用热量较高的食物，因此，糖尿病患者应忌食干百合。
3. 百合的含钾量较高，每100克中含钾510毫克，糖尿病患者摄入较多会加重肾脏负担，尤其是糖尿病合并肾病患者应特别注意。

百合营养成分表（每100克）

营养成分	含量	正常范围
热量（千卡）	162	≤100
蛋白质（克）	3.2	≤3
脂肪（克）	0.1	≤1
糖类（克）	38.8	≤10
膳食纤维（克）	1.7	≤1
磷（毫克）	61	≤20
钙（毫克）	11	≤30
钾（毫克）	510	≤150
镁（毫克）	43	≤10
铁（毫克）	1	≤1

蚕豆

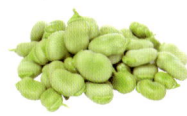

■ **不宜吃的原因**

1.蚕豆是含淀粉较高的食材,糖尿病患者不可过多食用,否则会妨碍血糖的控制,不利于病情的恢复,因此,糖尿病患者应限制蚕豆的摄入。

2.蚕豆中钾、磷含量都较高,食用过多会加重肾脏负担,阻碍营养物质的吸收和毒素的排泄,对于本来就消瘦的糖尿病患者而言,食用蚕豆则会加重"三多一少"的症状。与此同时,食用蚕豆对钾、磷代谢障碍的糖尿病合并肾病患者则更加不利。

蚕豆营养成分表(每100克)

营养成分	含量	正常范围
热量(千卡)	335	≤100
蛋白质(克)	21.6	≤3
脂肪(克)	1	≤1
糖类(克)	61.5	≤10
膳食纤维(克)	1.7	≤1
磷(毫克)	418	≤20
钙(毫克)	31	≤30
钾(毫克)	1117	≤150
镁(毫克)	57	≤10
铁(毫克)	8.2	≤1

竹笋

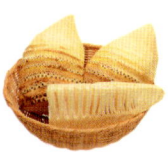

■ **不宜吃的原因**

1.竹笋中含有难溶性的草酸,食用过多易诱发哮喘、过敏性鼻炎和皮炎等。竹笋中的草酸还易与食物中的钙结合,形成草酸钙,进而诱发尿道炎,加重患者的病情。

2.竹笋含有较多的粗纤维,糖尿病患者食用后不易消化,对有胃肠疾病或消化不良的糖尿病患者而言,食用后会影响其对营养物质的吸收。

3.竹笋中钾含量较高,每100克中含钾389毫克,糖尿病合并肾病患者不宜食用。

竹笋营养成分表(每100克)

营养成分	含量	正常范围
热量(千卡)	19	≤100
蛋白质(克)	2.6	≤3
脂肪(克)	0.2	≤1
糖类(克)	3.6	≤10
膳食纤维(克)	1.8	≤1
磷(毫克)	64	≤20
钙(毫克)	9	≤30
钾(毫克)	389	≤150
镁(毫克)	1	≤10
铁(毫克)	0.5	≤1

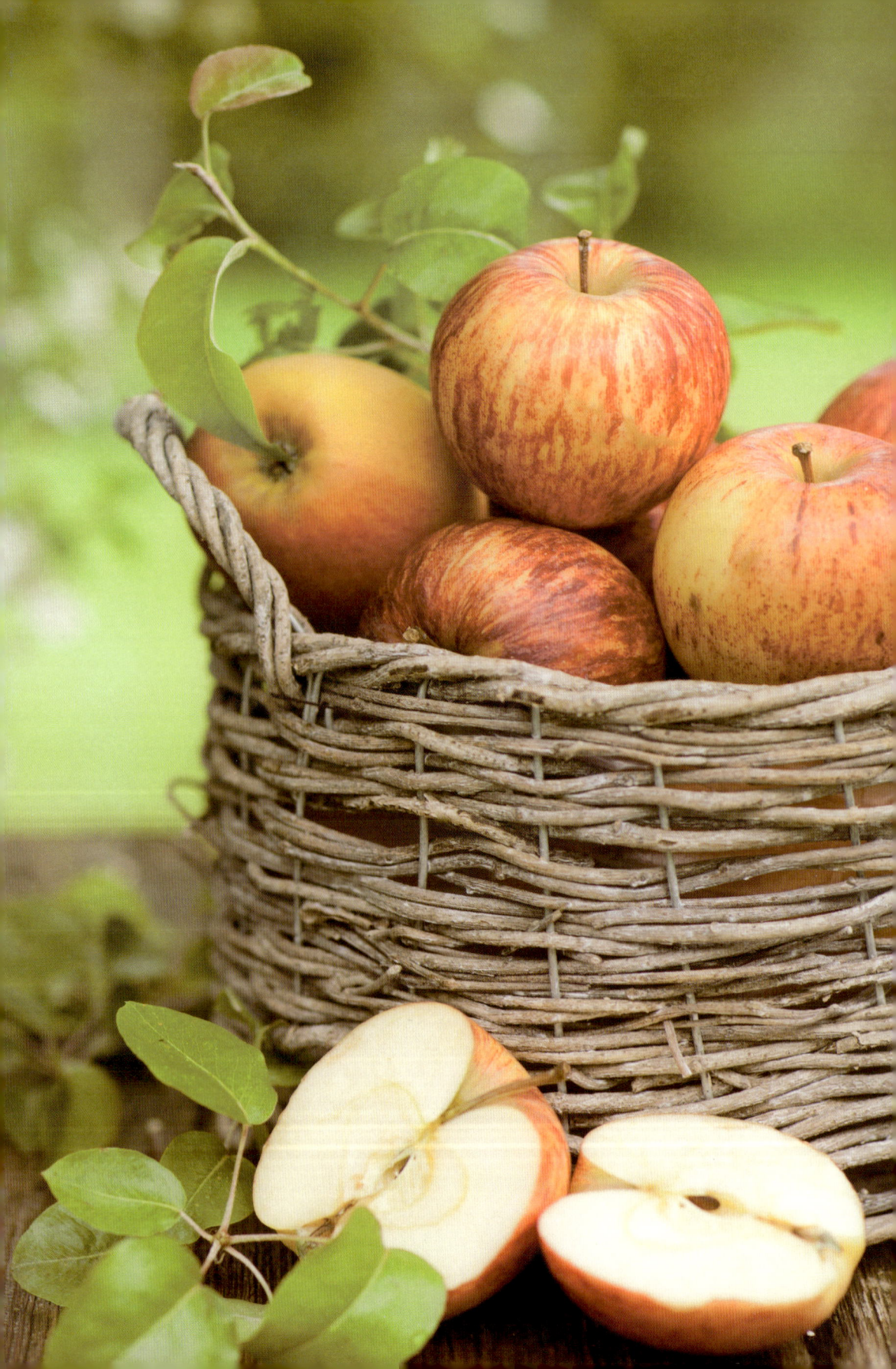

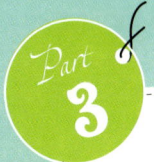

Part 3 糖尿病病人怎么吃水果？

　　水果以其品种多样、美味可口、营养丰富的特点，受到大众的喜爱，而且很多水果还能起到降血糖、降血脂的作用。因此，糖尿病病人在血糖值稳定、把握好所吃水果的种类和数量、控制好每日摄入总热量的情况下，完全可以享受水果所带来的味觉体验。那么糖尿病病人应该如何挑选合适的水果呢？

　　本章精选22种适合糖尿病病人食用的低糖水果，从分析每种水果的降糖功效入手，列出相应的热量、升糖值及每日摄入量等数据，根据其特点推荐具体的降糖食谱，并利用"关注'掌厨'"栏目给读者提供多种食疗方案。同时，介绍糖尿病病人忌食的12种水果，让读者避免因误食而造成血糖波动、加重病情。

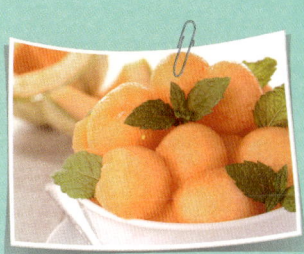
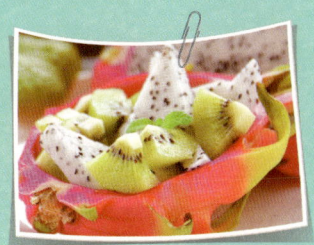
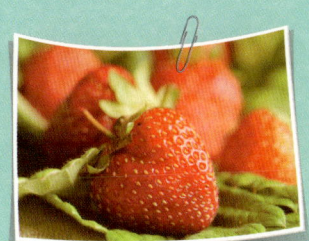

宜吃水果

苹果

宜吃水果

『别名』平安果、智慧果、超凡子、天然子、苹婆
『热量』52千卡/100克
『升糖值』36
『每日适用量』120克

宜

降糖原理

苹果含有的铬能提高糖尿病病人对胰岛素的敏感性；苹果酸能稳定血糖；可溶性纤维可调节机体血糖水平，防止血糖骤升骤降。

食疗作用

苹果富含多种维生素和矿物质，还含有多酚及黄酮类天然抗氧化物质，常吃有润肺、健胃、生津、止渴、止泻、醒酒和抗氧化的作用，可以有效减少肠道内胆固醇的堆积，缩短排便时间，减少直肠癌的发生概率，预防铅中毒。

降糖吃法

苹果生吃时应细嚼慢咽，防止食用苹果后血糖升高；苹果皮中的黄酮类物质含量较果肉中高，吃的时候不削皮，对预防糖尿病并发心血管疾病更有益。

搭配宜忌

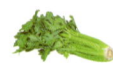
✓ 苹果+芹菜=降血压、软化血管

✓ 苹果+银耳=润肺止咳、护心脏

✗ 苹果+胡萝卜=降低营养价值

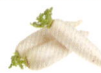
✗ 苹果+白萝卜=破坏维生素

营养成分表（每100克）

营养成分	含量
蛋白质	0.2克
脂肪	0.2克
糖类	13.5克
纤维素	1.2克
维生素C	4毫克
胡萝卜素	20微克
钙	4毫克
磷	12毫克
镁	4毫克
钾	119毫克

温馨提示

食用苹果时应注意：饭后不宜马上吃苹果，否则不利于消化，容易出现胀气等不适症状；苹果宜现切现吃，切开后久放的苹果不但会氧化变色，还会造成营养流失；苹果中的苹果酸能腐蚀牙齿，吃完苹果后最好漱漱口。保存苹果，宜用保鲜袋装好，放入冰箱。

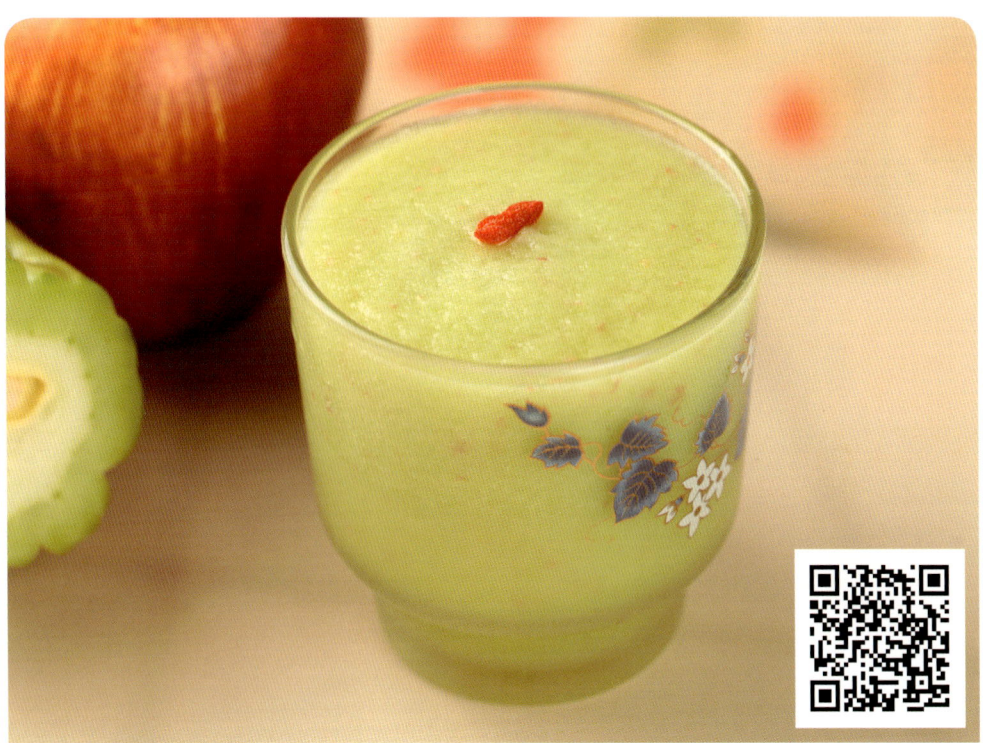

降糖食谱 苦瓜苹果汁

- **原料**：苹果180克，苦瓜120克
- **调料**：食粉少许

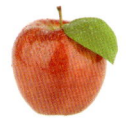 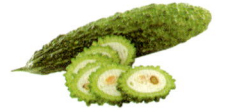

● 制作：
① 锅中注入适量清水烧开，放入少许食粉，倒入苦瓜，煮约半分钟。
② 将焯煮好的食材捞出，沥干，切成丁。
③ 苹果去果核，果肉切小块，取榨汁机，选择搅拌刀座组合，倒入切好的食材。
④ 注入少许矿泉水，盖上盖；通电后选择"榨汁"功能，使食材榨出汁水。
⑤ 断电后倒出苦瓜苹果汁，装入杯中即成。

专家点评：苹果能提高机体对胰岛素的敏感性，稳定血糖；苦瓜含有的抗氧化物质可以强化毛细血管、促进血液循环。本品对预防糖尿病合并高血压有益。

能量计算器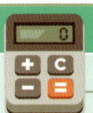
总热量约116.4千卡　蛋白质1.6克
脂肪0.5克　糖类30.2克

苹果食疗方荟萃 关注"掌厨"——万道美食轻松学，百病消除保健康

更多**苹果**食疗方可在"掌厨"中找到

清香苹果豆浆、苹果橘子汁、苹果柠豆浆、苹果樱桃汁、黄瓜苹果酸奶汁、苹果牛奶粥、西蓝花芹菜苹果汁、桃子苹果汁、苹果绿茶、黄瓜苹果汁等。

掌厨　全球最大的视频厨房

桃子

宜吃水果

『别名』佛桃、水蜜桃
『热量』48千卡/100克
『升糖值』28
『每日适用量』200克

降糖原理

桃子中富含的膳食纤维及果胶能刺激胃肠蠕动，吸收胃肠水分，减缓人体对热量的吸收，防止餐后血糖迅速上升。

食疗作用

桃子性味平和，含有多种维生素、果酸以及钙、磷、铁等矿物质，尤其是铁的含量较高，有补益气血、养阴生津的功效，是缺铁性贫血病人的理想辅助食材。此外，桃子还有抗凝血作用，能使血压下降，可用于糖尿病合并高血压患者的辅助治疗。

降糖吃法

桃子鲜食或者榨汁饮用，均具有较好的生津、润肠的作用，能缓解糖尿病患者多饮的症状；但糖尿病患者血糖过高的时候，不宜过量食用桃子。

营养成分表（每100克）

营养成分	含量
蛋白质	0.9克
脂肪	0.1克
糖类	12.2克
纤维素	1.3克
维生素C	7毫克
维生素E	1.54毫克
钙	6毫克
铁	0.8毫克
镁	7毫克
锌	0.34毫克

搭配宜忌

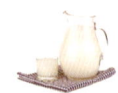 ✓ 桃子+牛奶=滋养皮肤

 ✓ 桃子+胡萝卜=降糖、降压

 ✓ 桃子+山药=促进胰岛素分泌

 ✗ 桃子+白酒=头晕、呕吐

温馨提示

桃子在食用前，要将桃毛洗净，以免刺入皮肤，引起皮疹，或吸入呼吸道，引起咳嗽、咽喉刺痒等症。桃子在清洗的时候，可在清水中放入少许食用碱，再将桃子放入其中浸泡约3分钟，搅动几下，桃毛便会自动上浮，就可轻易去除桃毛。挑选桃子用手摸，表面毛茸茸、有刺痛感的是没有被浇过水的。

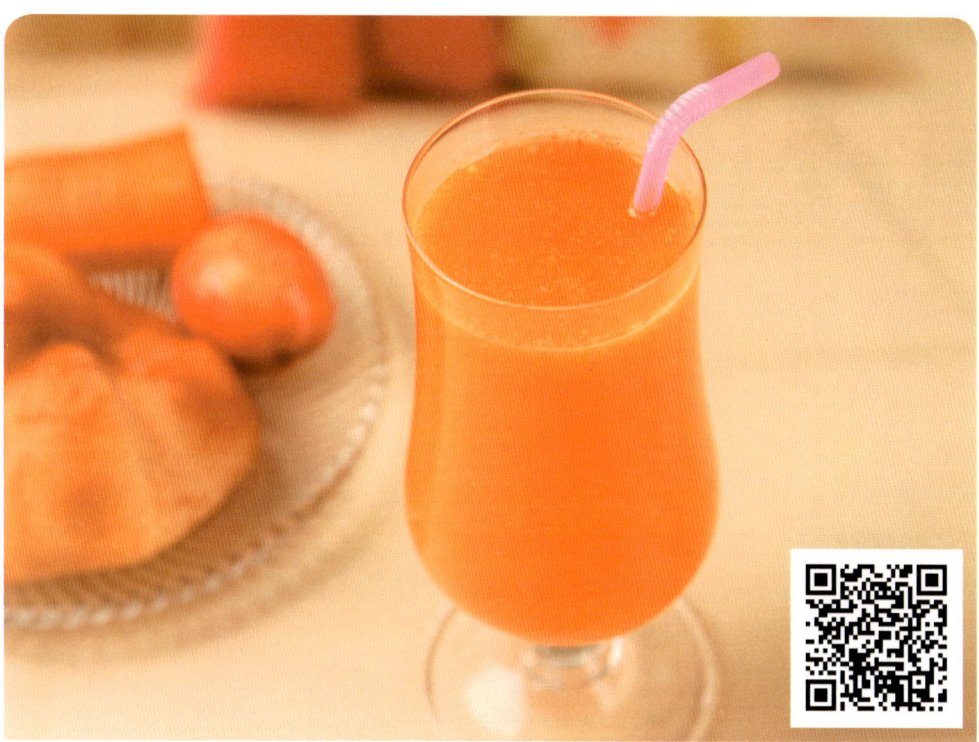

桃子胡萝卜汁
（降糖食谱）

● 原料：桃子120克，胡萝卜85克

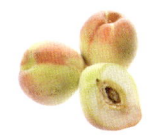 

● 制作：
① 洗净的桃子去头尾，取果肉，改切小块。
② 洗好去皮的胡萝卜切条形，改切成丁。
③ 取榨汁机，选择搅拌刀座组合，倒入切好的桃子、胡萝卜。
④ 加入适量矿泉水；盖上盖，选择"榨汁"功能，榨取汁水。
⑤ 断电后揭开盖，倒出果汁。
⑥ 撇去浮沫，即可食用。

专家点评 桃子富含膳食纤维，能够促进胃肠蠕动，减缓餐后血糖上升，胡萝卜有益肝明目、增强免疫力等功效，本品对防治糖尿病并发眼病十分有益。

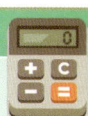 **能量计算器**
总热量约89.1千卡　蛋白质1.9克
脂肪0.3克　糖类22.1克

桃子食疗方荟萃 关注"掌厨"——万道美食轻松学，百病消除保健康
更多桃子食疗方可在"掌厨"中找到
桃子苹果汁、水蜜桃茶、西瓜黄桃苹果汁等。

掌厨｜全球最大的视频厨房

桑葚

宜吃水果

『别名』桑实、乌椹、文武实、黑椹
『热量』49千卡/100克
『每日适用量』20克

 宜

 **降糖原理**

桑葚中的花青素，可清除体内的自由基，保护胰岛β细胞；其中的芦丁能保护毛细血管壁，防治糖尿病病人视网膜出血。

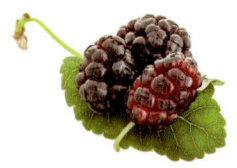

食疗作用

桑葚营养十分全面，含有的脂肪酸具有分解脂肪、调节血脂、防止血管硬化的作用；含有的鞣酸、苹果酸等营养物质，能帮助脂肪、蛋白质及淀粉消化，起到健脾胃、助消化的功效，可用于治疗糖尿病导致的胃肠疾病。

降糖吃法

桑葚搭配粗粮煮粥，或者搭配降糖食材炖汤对降低膳食的升糖值非常有效，有利于控制糖尿病患者的血糖值；此外，桑葚多汁，鲜食或榨汁亦可。

营养成分表（每100克）

营养成分	含量
蛋白质	1.7克
脂肪	0.4克
糖类	13.8克
纤维素	3.3克
维生素A	5微克
维生素E	9.87毫克
硒	5.65毫克
铁	0.4毫克
磷	33毫克
钾	32毫克

搭配宜忌

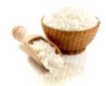 ✓ 桑葚+大米=补肝益肾、消疲劳

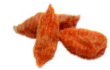 ✓ 桑葚+枸杞=乌发明目、护肤

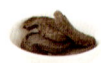 ✓ 桑葚+首乌=治疗须发早白

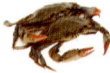 ✗ 桑葚+螃蟹=降低营养价值

温馨提示

烹饪桑葚时忌用铁器，因为桑葚分解的酸性物质，会跟铁发生化学反应而产生毒性。桑葚食用时应注意：儿童不宜多吃桑葚，因为桑葚内含有较多的胰蛋白酶（蛋白酶的一种）抑制物——鞣酸，会影响人体对铁、钙、锌等物质的吸收。

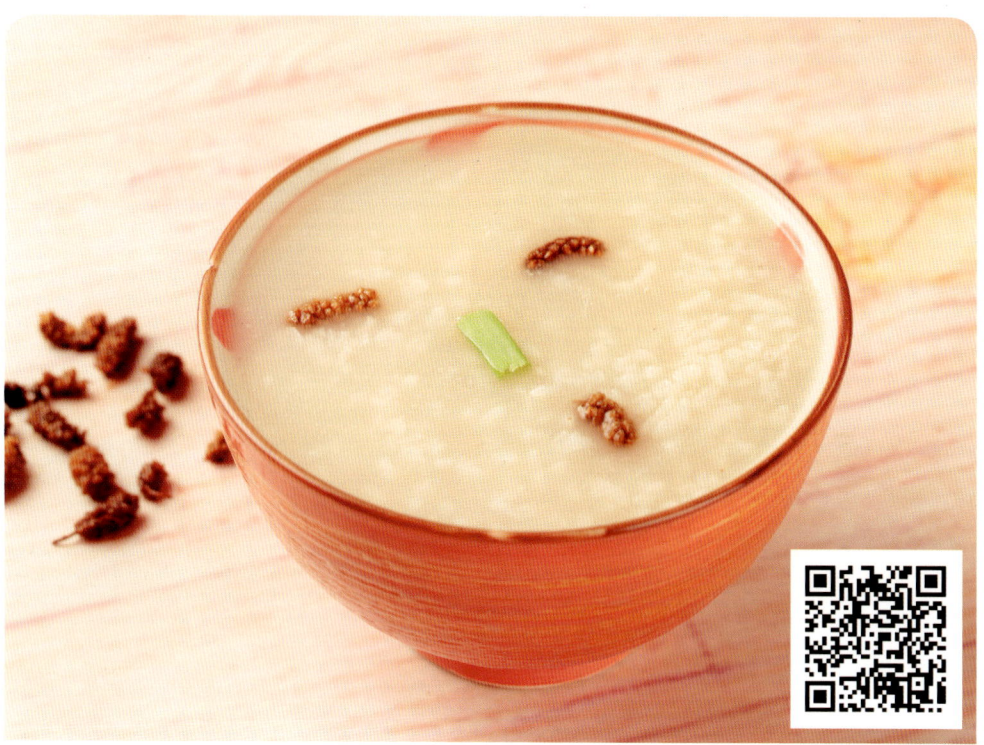

降糖食谱 桑葚粥

● **原料**：桑葚干6克，水发大米150克

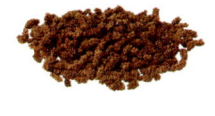 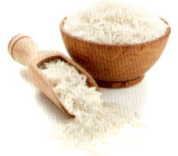

专家点评 桑葚含有胡萝卜素及多种维生素等营养成分，能有效地扩充人体的血容量，具有补而不腻的特点，比较适合糖尿病合并高血压的患者食用。

● **制作**：

① 砂锅中注水烧开，放入洗净的桑葚干。
② 盖上盖，用大火煮15分钟，至其析出营养成分。
③ 倒入洗净的大米，搅散。
④ 盖上盖，烧开后用小火续煮30分钟，至食材熟透。
⑤ 揭开盖，把煮好的桑葚粥盛出，装入碗中即可。

能量计算器
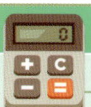
总热量约533.3千卡　蛋白质12.4克
脂肪1.6克　糖类120.1克

桑葚食疗方荟萃 关注"掌厨"——万道美食轻松学，百病消除保健康
更多桑葚食疗方可在"掌厨"中找到
桑葚黑豆黑米粥、草莓桑葚奶昔、陈皮桑葚枸杞茶、桑葚黑芝麻糊、桑葚薏米炖乳鸽、桑葚莲子银耳汤、桑葚牛骨汤等。

掌厨　全球最大的视频厨房

番石榴

宜吃水果

『别名』芭乐、鸡屎果、喇叭番石榴
『热量』41千卡/100克
『每日适用量』200克

 宜

降糖原理　番石榴含有铬，有助于改善糖尿病病人的葡萄糖耐量，增加机体对胰岛素的敏感性；含有的番石榴多糖还有利于控制血糖。

■ 食疗作用

番石榴营养丰富而全面，能够补充人体缺失的或容易流失的营养成分，且其纤维素含量高，能有效地清理肠道，预防由肠道引起的各种疾病。此外，番石榴还具有防止细胞遭受破坏而导致癌变的作用，可避免动脉粥样硬化。

■ 降糖吃法

糖尿病患者，在每日三餐后饮用1杯番石榴汁；或取番石榴干果50克，苦瓜1个，煎水服用，每天喝1～2次，都对改善糖尿病症状有较好的效果。

■ 搭配宜忌

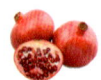 ✓ 番石榴+石榴=降脂、降糖

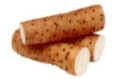 ✓ 番石榴+山药=降糖、止泻

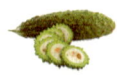 ✓ 番石榴+苦瓜=降低血糖

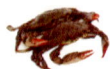 ✗ 番石榴+螃蟹=使肠胃不适

营养成分表（每100克）

营养成分	含量
蛋白质	1.1克
脂肪	0.4克
糖类	14.2克
纤维素	5.9克
维生素C	68毫克
维生素B_2	0.05毫克
钙	13毫克
磷	16毫克
镁	10毫克
钾	235毫克

■ 温馨提示

番石榴一般人群均可食用，特别适合生长发育期的儿童，但是番石榴具有收敛止泻的作用，有习惯性便秘或有内热的人不宜过量食用。在选购番石榴的时候要注意，果皮呈深绿色的尚未成熟，口感又硬又涩，而成熟的番石榴果皮呈浅黄色。

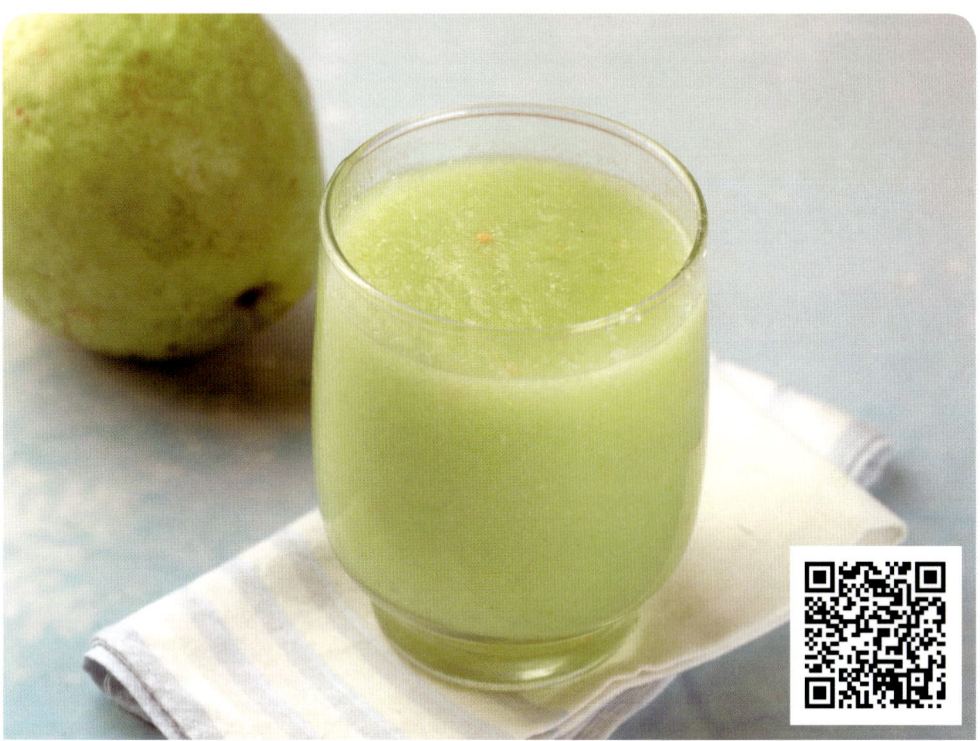

番石榴西芹汁

[降糖食谱]

● 原料：番石榴150克，西芹100克

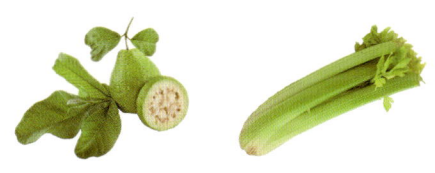

● 制作：
① 洗净的西芹切成段。
② 番石榴对半切开，切小块，备用。
③ 锅中注水烧开，放入西芹，焯煮片刻。
④ 将西芹捞出，沥干水分，待用。
⑤ 取榨汁机，选择搅拌刀座组合，将西芹、番石榴倒入榨汁机，倒入适量矿泉水。
⑥ 盖上盖，选择"榨汁"功能，榨取汁水；把榨好的果蔬汁倒入玻璃杯中即可。

[专家点评] 西芹能增加血管壁的韧性，增强其抗压性；番石榴能够提升机体对胰岛素的敏感性，能稳定血糖。故本品适合糖尿病并发高血压患者食用。

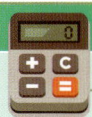 **能量计算器**
总热量约73.5千卡　蛋白质2.3克
脂肪0.7克　糖类26.1克

番石榴食疗方荟萃 关注"掌厨"——万道美食轻松学，百病消除保健康
更多**番石榴**食疗方可在"掌厨"中找到
番石榴水果沙拉、番石榴汁、番石榴排骨汤、番石榴西米露等。

掌厨｜全球最大的视频厨房

石榴

宜吃水果

『别名』甜石榴、安石榴、海榴
『热量』63千卡/100克
『每日适用量』30克

 宜

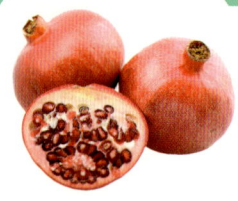

降糖原理

石榴中含有的铬，在体内参与糖代谢，且能提升糖尿病病人体内的葡萄糖容量，有助于糖尿病病人调节血糖，有效维持血糖稳定。

食疗作用

石榴具有生津止渴、涩肠止泻、杀虫止痢的功效，其含有石榴酸等多种有机酸，能帮助人体肠胃消化吸收，增强食欲。石榴还有明显的收敛、抑制细菌、抗病毒的作用；石榴所含的维生素C和胡萝卜素都是强抗氧化剂，可防止细胞癌变。

降糖吃法

石榴可生食或者榨汁食用，因为石榴汁中含有能够减缓免疫细胞吸收低密度胆固醇速度的有效物质，故能够预防糖尿病并发高血压。

搭配宜忌

 ✓ 石榴+山楂=治疗痢疾

 ✓ 石榴+苹果=可治小儿腹泻

 ✗ 石榴+土豆=易引起食物中毒

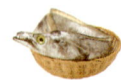 ✗ 石榴+带鱼=会导致腹泻、腹痛

营养成分表（每100克）

营养成分	含量
蛋白质	1.4克
脂肪	0.2克
糖类	18.7克
纤维素	4.8克
维生素C	9毫克
维生素E	4.9毫克
钙	9毫克
铁	0.3毫克
镁	16毫克
锰	0.17毫克

温馨提示

石榴吃完后可将石榴皮留下，晒干，泡茶饮，对涩肠止泻有很好的作用。石榴皮还可用于驱除绦虫，但是在利用石榴皮驱虫时，只能使用硫酸镁等盐类泻剂，不可用蓖麻油，以免中毒。此外，大便秘结、急性盆腔炎、尿道炎以及感冒患者不宜食用石榴。

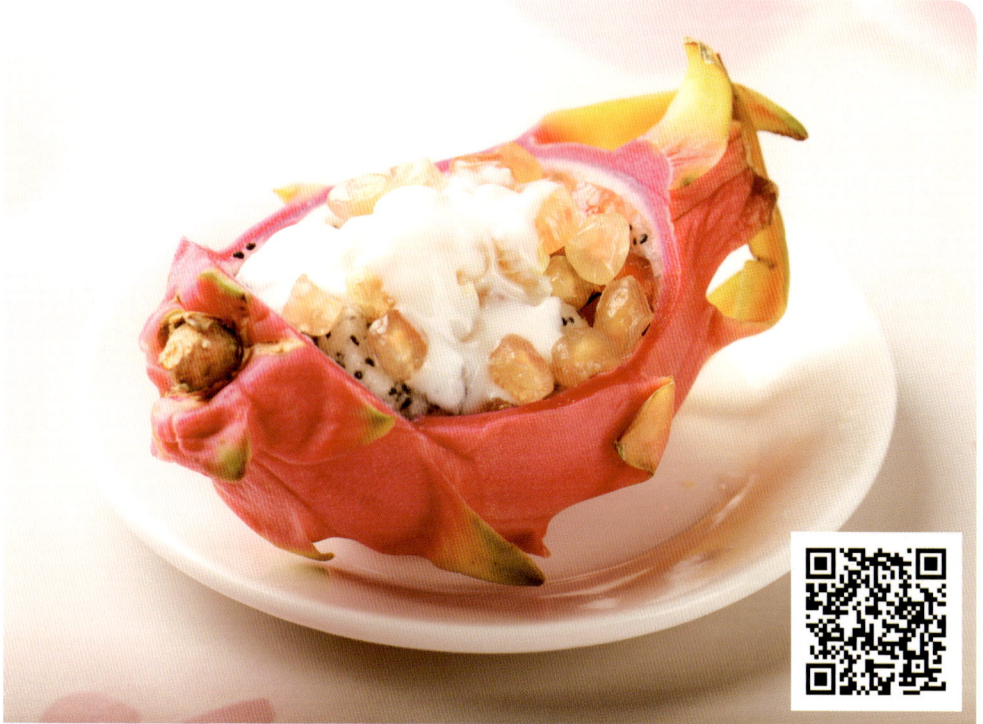

石榴火龙果盅

●原料：石榴200克，火龙果300克，酸奶120毫升

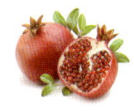 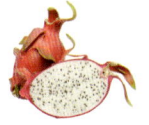 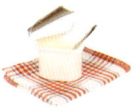

专家点评 火龙果营养价值高，含有丰富的维生素，与具有能提升机体葡萄糖容量和维持血糖稳定的石榴同食，不仅能够保护肾脏，而且美味可口。

●制作：
① 将洗干净的火龙果平放，沿三分之一处剖开，备用。
② 用小勺将剖开的火龙果中的果肉取出，制成火龙果盅。
③ 将备好的石榴剖开，取出石榴果肉。
④ 把火龙果的果肉和石榴的果肉放入火龙果盅内，静置一会儿。
⑤ 倒入备好的酸奶即成。

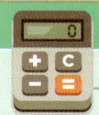 **能量计算器**
总热量约365.4千卡　蛋白质9.1克
脂肪4.2克　糖类88.5克

石榴食疗方荟萃 关注"掌厨"——万道美食轻松学，百病消除保健康
更多石榴食疗方可在"掌厨"中找到
石榴汁、石榴银耳莲子羹等。

樱桃

宜吃水果

『别名』含桃、荆桃、车厘子
『热量』46千卡／100克
『升糖值』22
『每日适用量』30克

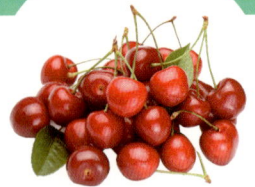

降糖原理

樱桃中含有丰富的花青素。花青素能促进人体内的胰岛素合成，增加体内胰岛素的含量，进而起到降低血糖的功效。

食疗作用

樱桃含铁极其丰富，居各种水果之首，能够有效预防缺铁性贫血；它含有的丰富花青素及维生素E等营养成分，是很有效的抗氧化剂，可以促进血液循环，且有助于尿酸的排泄，能缓解糖尿病并发痛风、关节炎所引起的不适。

降糖吃法

樱桃生食或榨汁，都能很好地保存其降糖成分，起到降糖作用；将其与大米一起煮粥，同样能够起到降糖、补铁补血的作用。

搭配宜忌

✅ 樱桃+银耳=补虚强身、养颜

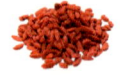
✅ 樱桃+枸杞=补肝益气

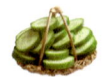
❌ 樱桃+黄瓜=破坏维生素C

❌ 樱桃+猪肚=引起消化不良

营养成分表（每100克）

营养成分	含量
蛋白质	1.1克
脂肪	0.2克
糖类	10.2克
纤维素	0.3克
维生素C	10毫克
维生素A	35微克
维生素E	2.22毫克
铁	0.4毫克
镁	12毫克
钙	11毫克

温馨提示

樱桃性温热，热性病及虚热咳嗽者，如便秘、痔疮、喉咙肿痛的人不宜食用，高血压患者也不宜食用。樱桃不易保存，最好用保鲜袋装盛，放在冰箱冷藏室内，不能将洗后的樱桃再放入冰箱，否则很容易坏掉。

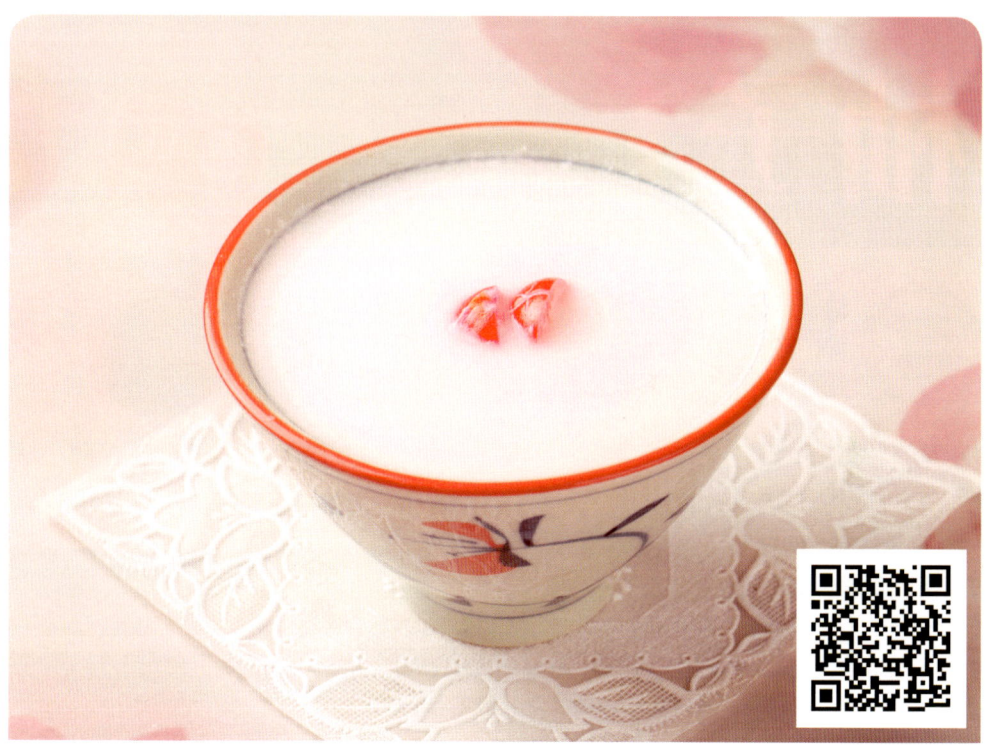

樱桃鲜奶

●**原料：** 樱桃90克，脱脂牛奶250毫升

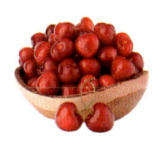 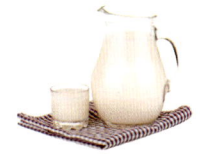

> **专家点评** 樱桃所含的花青素，能促进体内胰岛素合成，增加人体内胰岛素含量，起到降血糖的作用，搭配牛奶食用，还能预防糖尿病并发骨质疏松。

●**制作：**
① 将清洗干净的樱桃摘去蒂，去核，将果肉切成粒，待用。
② 砂锅中注入适量的清水烧开，倒入备好的脱脂牛奶。
③ 取一个干净的勺子，将牛奶搅拌均匀，煮至沸腾。
④ 倒入切好的樱桃，拌匀，略煮片刻。
⑤ 把煮好的樱桃牛奶盛出，装入碗中即可。

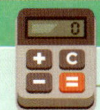 **能量计算器**
总热量约174.5千卡　蛋白质9.5克
脂肪0.9克　糖类32.4克

樱桃食疗方荟萃 关注"掌厨"——万道美食轻松学，百病消除保健康
更多樱桃食疗方可在"掌厨"中找到
樱桃牛奶酸露、樱桃豆腐、苹果樱桃汁、樱桃果冻、草莓樱桃苹果煎饼、猕猴桃樱桃粥等。

橙子

宜吃水果

『别名』黄果、香橙、蟹橙、金球
『热量』47千卡/100克
『升糖值』43
『每日适用量』135克

宜

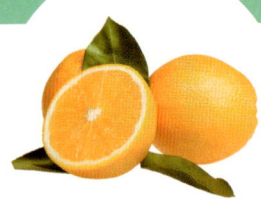

降糖原理

橙子含糖量低，常食有助于糖尿病患者增强免疫力，且有生津止渴的功效，对缓解糖尿病患者的口渴症状有益。

食疗作用

橙子含有大量维生素C和胡萝卜素，可以抑制致癌物质的形成，能软化和保护血管，促进血液循环，降低胆固醇和血脂；且与富含维生素C的食物同食，对减少皮肤黑色素沉积十分有益，多吃有助于恢复皮肤弹性，防止过敏反应的发生，是美容佳品。

降糖吃法

橙子可鲜食也可榨汁。糖尿病患者将橙子榨汁食用，其酸甜可口的味道，能刺激唾液分泌，起到生津止渴的作用，糖尿病患者可适当食用以缓解消渴症状。

搭配宜忌

 ✅ 橙子+橘子=提高免疫力

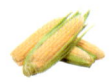 ✅ 橙子+玉米=促进维生素吸收

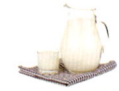 ❌ 橙子+牛奶=影响消化

 ❌ 橙子+黄瓜=破坏维生素C

营养成分表（每100克）

营养成分	含量
蛋白质	0.8克
脂肪	0.2克
糖类	11.1克
纤维素	0.6克
维生素C	33毫克
维生素B_1	0.05毫克
维生素B_2	0.04毫克
磷	22毫克
镁	14毫克
钾	159毫克

温馨提示

橙子榨汁后应立即饮用，否则空气中的氧会使其维生素C的含量迅速降低。新鲜橙子最好在饭后20～30分钟食用，饭前或空腹时不宜食用，因为橙子所含的有机酸会刺激胃黏膜，对胃不利。吃橙子前后1小时内不要喝牛奶，因为牛奶中的蛋白质遇到果酸会凝固，影响消化吸收。

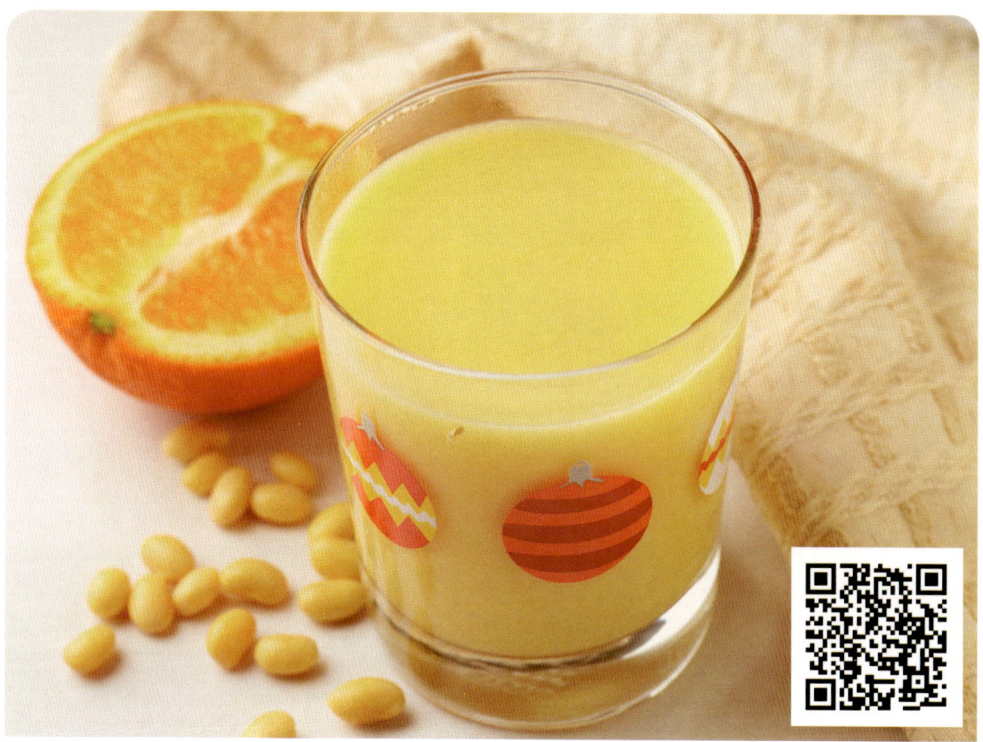

香橙豆浆

降糖食谱

● 原料：水发黄豆40克，橙子30克

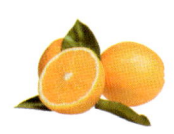 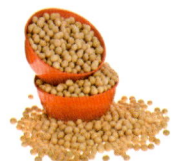

● 制作：
① 橙子去蒂，切成瓣，再切块，备用。
② 浸泡好的黄豆倒入碗中，注清水洗干净。
③ 将黄豆、橙子倒入豆浆机，加水至水位线。
④ 盖上豆浆机机头，选择"五谷"程序，再选择"开始"键，开始打浆。
⑤ 待豆浆机运转约15分钟，即成豆浆。
⑥ 断电，把煮好的豆浆倒入备好的杯中即可饮用。

专家点评 橙子具有降血脂、生津止渴、开胃消食等功效，不但能够缓解糖尿病病人气虚津伤、内热口渴的症状，还能预防糖尿病并发心脑血管疾病。

能量计算器
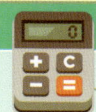
总热量约157.7千卡　蛋白质14.2克
脂肪6.5克　糖类17.0克

橙子食疗方荟萃 关注"掌厨"——万道美食轻松学，百病消除保健康
更多橙子食疗方可在"掌厨"中找到
橙汁冬瓜条、橙香山药丁、杨桃甜橙汁、西红柿冬瓜橙汁、苹果柳橙稀粥、胡萝卜西红柿橙汁、橙香萝卜丝、橙汁鸡片、菠萝橙汁、胡萝卜橙汁等。

掌厨　全球最大的视频厨房

橘子

宜吃水果

『别名』桔子、福橘、蜜桔、大红袍、黄橘
『热量』51千卡/100克
『升糖值』43
『每日适用量』150克

宜

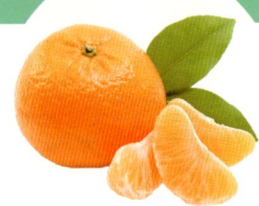

 降糖原理

橘子能止渴、润肺、开胃理气，对于消化不良、口渴咽干等症有一定效果，故橘子能够有效缓解糖尿病引起的口渴症状。

■■ 食疗作用

橘子全身皆是宝，橘皮可入药，能够理气化痰、止渴除燥。橘络中含有一种名为芦丁的营养素，能保持血管弹性和密度，预防脑出血及视网膜出血等。橘肉具有开胃理气、止咳润肺的作用，对治疗急慢性支气管炎、津液不足、消化不良等有一定效果。

■■ 降糖吃法

橘子的升糖指数低，榨汁饮用可使血糖升高速度变缓。吃橘子时，不要将橘瓣外的白色筋络撕去，其能预防高血压患者发生脑出血及糖尿病患者发生视网膜出血等症。

■■ 搭配宜忌

营养成分表（每100克）

营养成分	含量
蛋白质	0.7克
脂肪	0.2克
糖类	11.9克
纤维素	0.4克
维生素C	28毫克
胡萝卜素	890微克
钙	24毫克
磷	18毫克
镁	14毫克
钾	128毫克

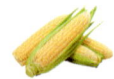 ✅ 橘子+玉米=促进维生素吸收

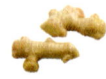 ✅ 橘子+生姜=缓解感冒症状

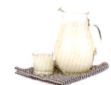 ❌ 橘子+牛奶=影响蛋白质吸收

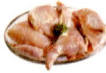 ❌ 橘子+兔肉=腹泻，损害肠胃

■■ 温馨提示

食用橘子时应该注意：吃橘子前后1小时内不要喝牛奶，因为牛奶中的蛋白质遇到果酸会凝固，这样会影响机体对蛋白质的消化吸收；饭前或空腹时不宜食用橘子。选购橘子的时候，橘子底部捏起来感觉软软的，多为甜橘子，捏起来硬硬的，一般皮较厚，吃起来多半较酸。

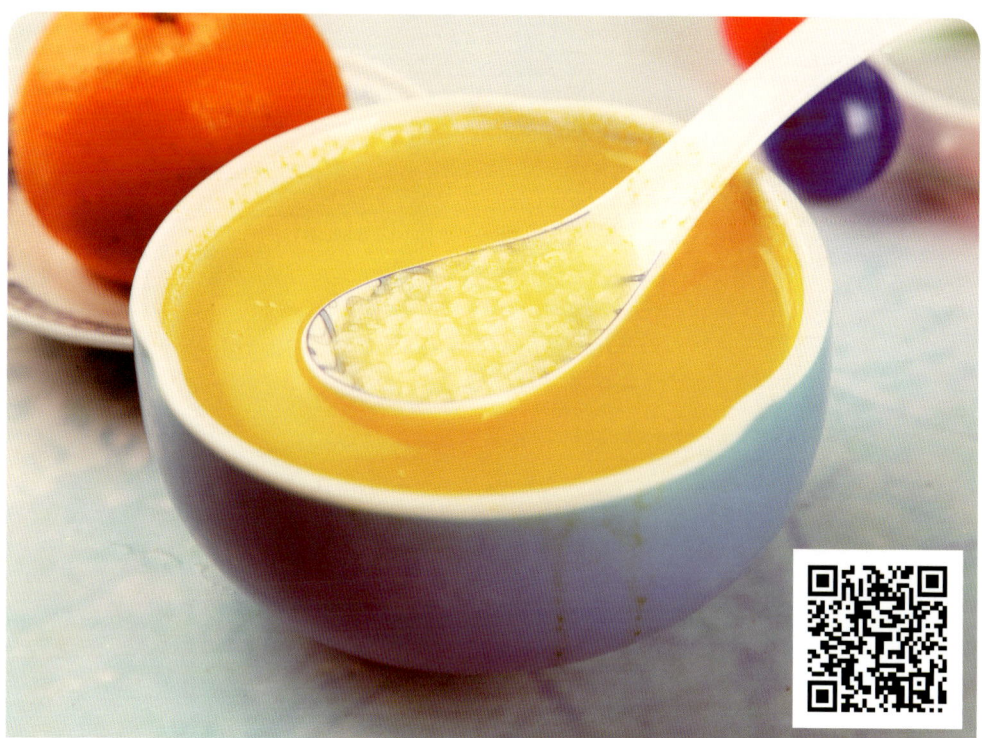

橘子稀粥

●原料： 水发米碎90克，橘子果肉60克

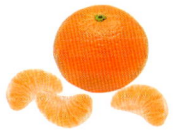

●制作：

① 取榨汁机，选择搅拌刀座组合，放入备好的橘子果肉。

② 注入温开水，通电后选择"榨汁"功能，榨取果汁后滤出，备用。

③ 砂锅中注水烧开，倒入米碎，搅拌均匀。

④ 盖上盖，烧开后用小火煮20分钟至熟透。

⑤ 倒入橘子汁，用大火煮约2分钟至沸腾。

⑥ 续搅一会儿，关火后盛出橘子稀粥即可。

专家点评： 橘子含有蛋白质、柠檬酸、枸橼酸、果胶、纤维素及矿物质，具有开胃理气、止渴、润肺等功效，能缓解糖尿病患者烦热燥渴的症状。

能量计算器

总热量约337.2千卡　蛋白质7.1克

脂肪0.8克　糖类76.2克

橘子食疗方荟萃 关注"掌厨"——万道美食轻松学，百病消除保健康

更多橘子食疗方可在"掌厨"中找到

橘柚豆浆、苹果橘子汁、橘汁米糊、芹菜胡萝卜柑橘汁、柑橘山楂饮、橘柚汁、甜橘草莓饮等。

柠檬

宜吃水果

『别名』柠果、洋柠檬、益母果
『热量』35千卡／100克
『每日适用量』10克

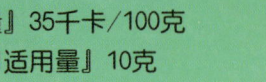

降糖原理

柠檬含糖量低，且有生津止渴的作用，能够缓解糖尿病病人口渴的症状。此外，柠檬还有预防白内障等糖尿病并发症的作用。

食疗作用

柠檬富含维生素C和维生素P，能增强血管弹性和韧性，可防治高血压和心肌梗死、动脉硬化等糖尿病并发的心脑血管疾病，且其中的维生素C还对人体发挥着天然抗生素的作用，具有抗菌消炎、增强人体免疫力等多种功效。

降糖吃法

柠檬一般不直接食用，因为太酸。在烹饪粥、馒头等升糖指数较高的食物时，可以将30~50毫升的柠檬汁加入粥或面粉中，长期食用降糖效果更佳。

搭配宜忌

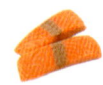
✓ 柠檬+三文鱼=利于营养吸收

✓ 柠檬+香菇=活血化瘀

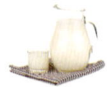
✗ 柠檬+牛奶=影响蛋白质吸收

✗ 柠檬+山楂=影响消化功能

营养成分表（每100克）

营养成分	含量
蛋白质	1.1克
脂肪	1.2克
糖类	6.2克
纤维素	1.3克
维生素C	22毫克
维生素E	1.14毫克
钙	101毫克
锌	0.65毫克
镁	37毫克
铁	0.8毫克

温馨提示

选购柠檬的时候，首先要看颜色，黄绿混合的，不是自然成熟的；其次要捏捏它，一般比较结实的就是比较酸的，而较软的就会没那么酸，但是不新鲜；最后看形状，一般来说，整体形状较圆的没那么酸，但汁较多，而较尖的也较酸，但汁较少。

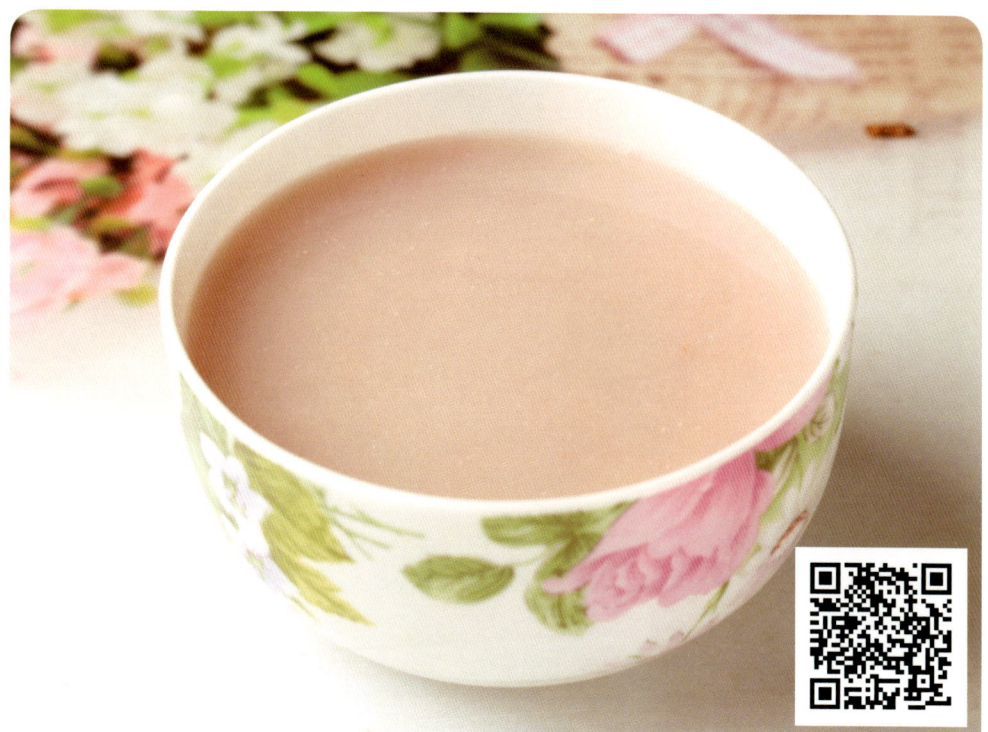

柠檬薏米豆浆
<small>降糖食谱</small>

● **原料**：薏米15克，水发红豆50克，柠檬少许

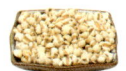 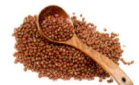 

● **制作**：
① 将薏米放入碗中，倒入已浸泡4小时的红豆，注入清水，搓洗干净，滤出。
② 将红豆、薏米、柠檬倒入豆浆机中，注入清水，至水位线即可。
③ 盖上盖，选择"五谷"程序，开始打浆。
④ 待豆浆机运转约15分钟，即成豆浆。
⑤ 把煮好的豆浆倒入滤网，滤取豆浆。
⑥ 将滤好的豆浆倒入杯中即可。

专家点评：薏米有改善食欲、养肾等功效，对肾病患者有益；柠檬含有的某些物质，能够预防白内障，故本品对防治糖尿病并发肾病及眼病有作用。

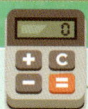 **能量计算器**
总热量约208.1千卡　蛋白质12.0克
脂肪0.8克　糖类42.4克

柠檬食疗方荟萃 关注"掌厨"——万道美食轻松学，百病消除保健康
更多柠檬食疗方可在"掌厨"中找到
柠檬银耳浸苦瓜、茉莉花柠檬茶、鲜薄荷柠檬茶、柠檬姜茶、柠檬芹菜莴笋汁、香煎柠檬鱼块、OL柠檬红茶、紫苏柠檬汁、金橘柠檬苦瓜汁等。

掌厨｜全球最大的视频厨房

木瓜

宜吃水果

『别名』海棠、木梨、木李
『热量』27千卡/100克
『升糖值』30
『每日适用量』100克

宜

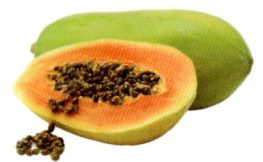

降糖原理 木瓜富含维生素C，能有效保护胰岛细胞；其含有活性物质齐墩果酸，能软化血管、预防动脉硬化，可防治糖尿病并发血管疾病。

■ 食疗作用

木瓜含有多种营养素，尤其是维生素A的含量特别高，是润肤、美颜、通便的圣品，且热量极低，对肥胖者大有益处。木瓜中还含有抗炎化合物，对预防各种癌症、骨质疏松症、关节炎和浮肿都十分有利。

■ 降糖吃法

木瓜搭配其他食材，如山楂、瘦肉、大米一起煮汤，具有消积食、散瘀血、降血糖的功效，糖尿病患者常吃，可以防治便秘、心血管疾病等各种并发症。

■ 搭配宜忌

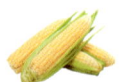 ✓ 木瓜+玉米=可防治消化不良

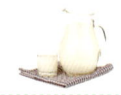 ✓ 木瓜+牛奶=养颜美容

 ✗ 木瓜+虾=易产生毒素

 ✗ 木瓜+油炸食品=腹泻、腹痛

营养成分表（每100克）

营养成分	含量
蛋白质	0.4克
脂肪	0.1克
糖类	7克
纤维素	0.8克
维生素C	43毫克
维生素E	0.3毫克
钙	17毫克
锌	0.25毫克
镁	9毫克
锰	0.05毫克

■ 温馨提示

木瓜中含有番木瓜碱，对人体有轻微毒性，所以食用不宜过量，尤其是过敏体质者不宜食用。木瓜忌用铁、铅器皿盛装，否则木瓜颜色易发黑。孕妇不宜食用木瓜，食用后易引起子宫收缩性腹痛，对胎儿造成不利的影响。木瓜要现买现吃，不宜冷藏。

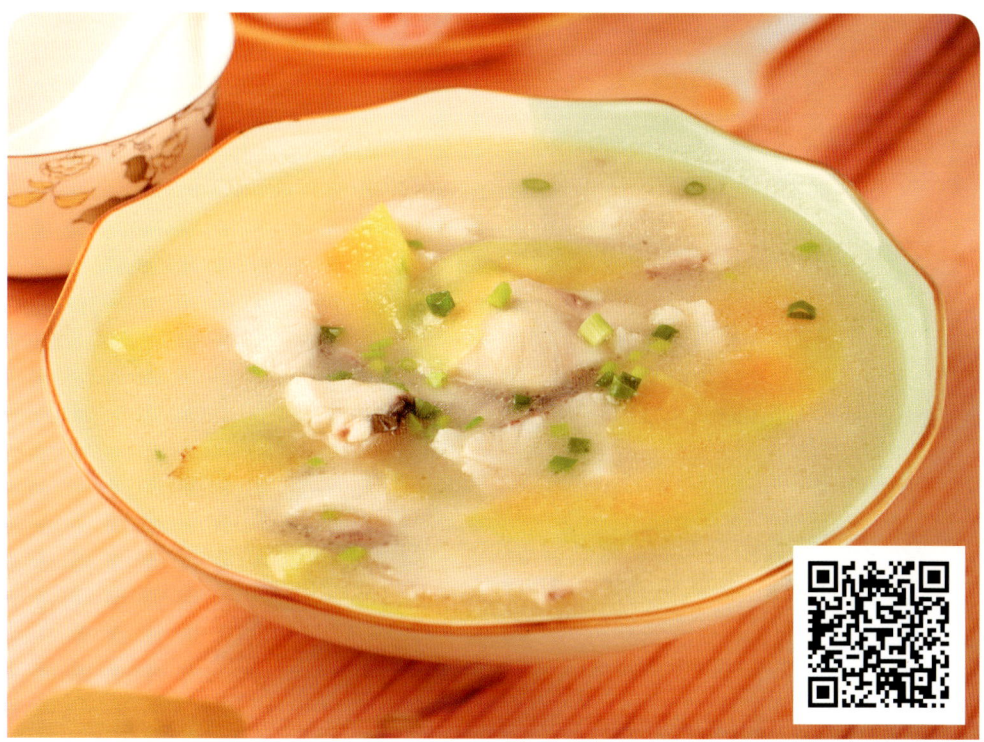

降糖食谱 木瓜草鱼汤

● **原料**：草鱼肉300克，木瓜230克，姜片、葱花各少许

● **调料**：盐3克，鸡粉3克，水淀粉6毫升，炼乳、胡椒粉、食用油各适量

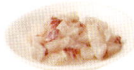 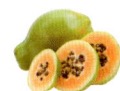

 专家点评 木瓜含番木瓜碱、维生素等，对消化不良、腹泻有改善作用；草鱼含不饱和脂肪酸，对血液循环有利，本品是心血管病人的食疗佳品。

● **制作**：

① 去皮木瓜切片，草鱼肉切片；鱼片装碗中，加入盐、鸡粉、胡椒粉，拌匀。

② 倒入水淀粉，拌匀，倒入食用油，腌渍10分钟，至其入味。

③ 用油起锅，倒入姜片、木瓜，炒匀；倒入清水煮沸；加入炼乳，煮至入味；加盐、鸡粉、胡椒粉，倒入鱼片，煮至沸。

④ 关火后盛出，装入碗中，撒入葱花即可。

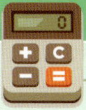 **能量计算器**
总热量约401.1千卡　蛋白质50.7克
脂肪15.8克　糖类16.1克

木瓜食疗方荟萃 关注"掌厨"——万道美食轻松学，百病消除保健康

更多**木瓜**食疗方可在"掌厨"中找到

木瓜豆浆、木瓜牛奶饮、青木瓜煲鲢鱼、牛奶木瓜汁、百部杏仁炖木瓜、菠萝木瓜汁、木瓜银耳豆浆、黄豆木瓜银耳猪骨汤、木瓜银耳薏米汤、木瓜生鱼粥等。

掌厨 全球最大的视频厨房

西瓜

宜吃水果

『别名』寒瓜、夏瓜
『热量』25千卡/100克
『升糖值』72
『每日适用量』50克

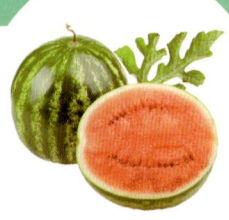

降糖原理 西瓜富含的酶类及有机酸等营养成分，有防止血糖过快升高的作用；西瓜能生津止渴，对口渴多饮的糖尿病病人有益。

■ 食疗作用

西瓜味美多汁，含有人体所需的多种营养成分，尤其是维生素A的含量高，具有清热解暑、泻火除烦、降血压等作用，对贫血、咽喉干燥、唇裂以及对膀胱炎、肝腹水、肾炎均有一定的食疗功效。

■ 降糖吃法

西瓜留皮，将西瓜皮削去外层绿皮，切成丝，与鸡蛋液搅拌后用植物油热炒，具有滋阴润燥的功效，适于阴虚内燥、热病烦躁、小便短赤及高血压、糖尿病患者食用。

■ 搭配宜忌

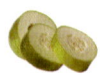
✓ 西瓜+冬瓜=消暑热、解烦渴

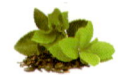
✓ 西瓜+绿茶=提神醒脑

✗ 西瓜+海虾=呕吐、腹泻

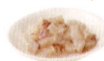
✗ 西瓜+鱼肉=降低锌的吸收

营养成分表（每100克）

营养成分	含量
蛋白质	0.6克
脂肪	0.1克
糖类	5.8克
纤维素	0.3克
维生素C	6毫克
维生素E	0.1毫克
钙	8毫克
铁	0.3毫克
镁	8毫克
锌	0.1毫克

■ 温馨提示

西瓜本身性寒，冷藏会增加它的凉性。如果贪吃冰镇过的西瓜，会让胃肠道等消化器官受到刺激，容易出现收缩痉挛，引发胃痛，特别是高血压、冠心病和动脉硬化者食之，会增加病症急性发作的风险。所以，西瓜最好不要冰镇食用。

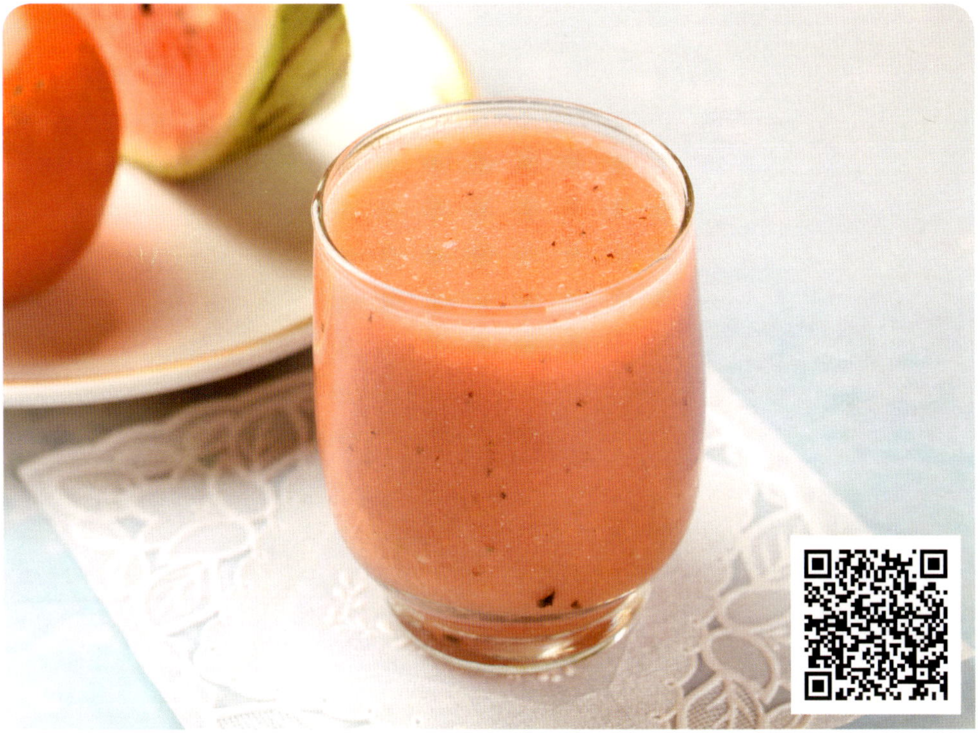

爽口西瓜西红柿汁

降糖食谱

● **原料：** 西红柿120克，西瓜300克

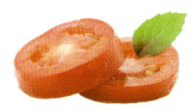 

● **制作：**

① 将西红柿洗好去蒂，对半切开，再切成小块，装盘备用。
② 取榨汁器，选择搅拌刀座组合，倒入洗好的西红柿。
③ 加入切好的西瓜；倒入少许矿泉水。
④ 盖上榨汁器，选择"搅拌"功能，榨取西瓜西红柿汁。
⑤ 把榨好的西瓜西红柿汁倒入杯中即可。

专家点评　西瓜有生津止渴的作用，能缓解糖尿病病人烦热口渴的症状；西红柿含番茄红素，可降胆固醇、降血压，对预防糖尿病并发症有用。

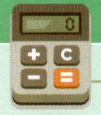

能量计算器
总热量约112.8千卡　蛋白质2.93克
脂肪0.65克　糖类25.5克

西瓜食疗方荟萃 关注"掌厨"——万道美食轻松学，百病消除保健康

更多**西瓜**食疗方可在"掌厨"中找到

清凉西瓜豆浆、西瓜绿豆粥、西瓜汁、西瓜黄桃苹果汁、西瓜柠檬爽、火龙果西瓜汁、什锦西瓜盏、西瓜猕猴桃汁、西瓜玉米粥等。

掌厨　全球最大的视频厨房

杨桃

宜吃水果

『别名』五敛子、阳桃、洋桃、三廉子
『热量』29千卡/100克
『每日适用量』50克

 宜

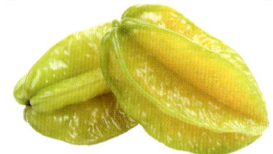

降糖原理　杨桃是典型的低热量食物，可有效降低血糖。同时，其含水量多，可除烦解渴，缓解糖尿病病人口干、口渴的症状。

食疗作用

杨桃能减少机体对脂肪的吸收，有降低血脂、胆固醇的作用，对高血压、动脉硬化等心血管疾病有预防作用。杨桃含有大量的挥发性成分、类胡萝卜素化合物，可消除咽喉炎症及口腔溃疡，防治风火牙痛、咳嗽等。此外，杨桃还有解酒的作用。

降糖吃法

中医认为，生食杨桃具有清热解毒、生津解渴的功效，对有水肿困扰的糖尿病患者十分有利，所以在日常饮食中，可以在食谱中加入一个交换份的量，辅助控制血糖。

搭配宜忌

 ✓ 杨桃+柚子=清热解渴

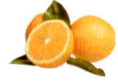 ✓ 杨桃+橙子=滋阴润肺

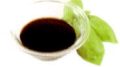 ✓ 杨桃+醋=消食化积

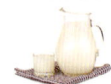 ✗ 杨桃+牛奶=影响蛋白质吸收

营养成分表（每100克）

营养成分	含量
蛋白质	0.6克
脂肪	0.2克
糖类	7.4克
纤维素	1.2克
维生素C	7毫克
维生素B_2	0.02毫克
钙	4毫克
锌	0.39毫克
镁	10毫克
钾	128毫克

温馨提示

杨桃，性微寒，多食易致脾胃湿寒，便溏泄泻，有碍食欲及消化吸收，所以，无论榨汁还是鲜食都不要冰镇或加冰，以免加重其寒性，而且不可以空腹吃杨桃。杨桃鲜食，只需清洗干净，用刀薄薄地削掉五(或六)个硬边，然后切成薄薄的五角星形状，即可食用。

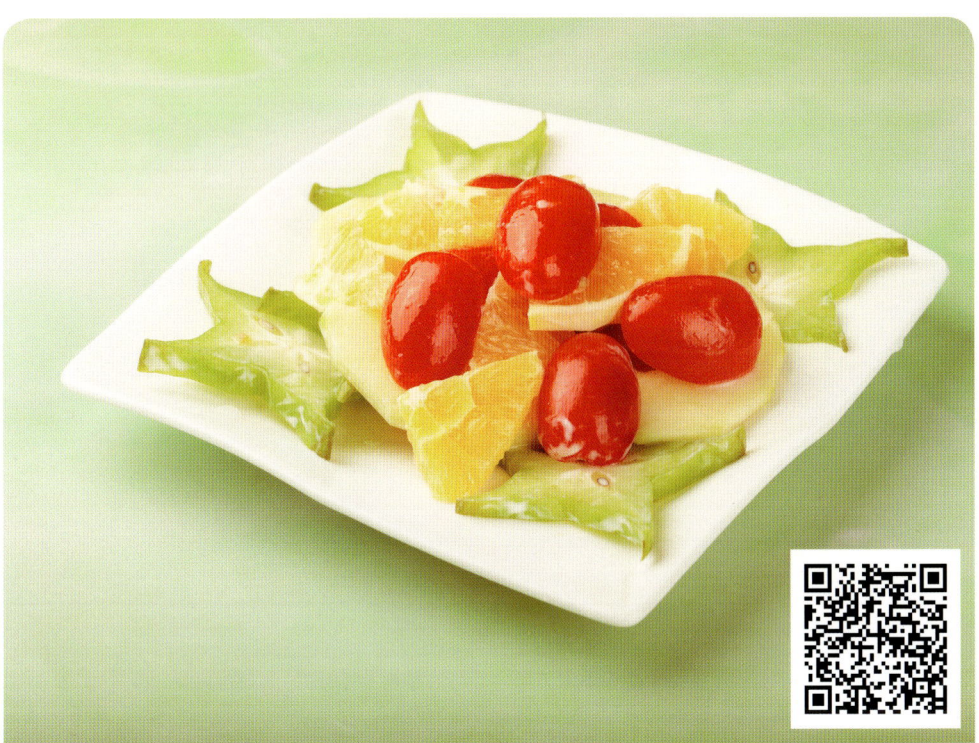

杨桃甜橙木瓜沙拉

●**原料**：木瓜200克，杨桃、橙子各100克，圣女果90克，柠檬60克

●**调料**：酸奶适量

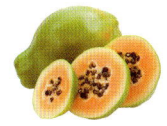 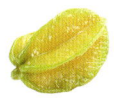

●**制作**：

① 杨桃切片，木瓜切成片，橙子取出果肉，切成片，柠檬切片，圣女果切开。
② 取一个大碗，倒入木瓜、橙肉、杨桃。
③ 放入切好的圣女果，加入适量酸奶。
④ 快速搅拌一会儿，至食材混合均匀。
⑤ 另取一个干净的盘子，盛出拌好的食材，摆放好。
⑥ 再取柠檬片，挤出汁水，滴在盘中即成。

专家点评：杨桃能缓解糖尿病病人口渴的症状；木瓜有预防高血压的作用，是高血压病患者的佳品。本品对防治糖尿病并发心脑血管疾病有作用。

能量计算器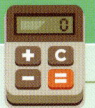

总热量约170.8千卡　蛋白质3.8克
脂肪1.5克　糖类41.4克

杨桃食疗方荟萃 关注"掌厨"——万道美食轻松学，百病消除保健康
更多**杨桃**食疗方可在"掌厨"中找到
杨桃炒牛肉、杨桃炖牛腱、杨桃甜橙汁等。

菠萝

宜吃水果

『别名』凤梨、番梨、露兜子
『热量』41千卡/100克
『升糖值』66
『每日适用量』100克

 宜

降糖原理

菠萝富含的膳食纤维及果胶，能调节胰岛素分泌，减缓血糖急速上升，降低血糖水平，减少糖尿病病人对胰岛素药物的依赖性。

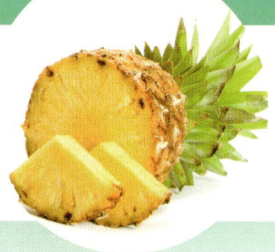

■■ 食疗作用

菠萝性平，味甘、微酸，具有清暑解渴、消食止泻、补脾胃、固元气、益气血的功效；其含有的菠萝元酶能够分解蛋白质，改善局部血液循环，稀释血脂，对糖尿病合并高脂血症有一定作用。此外，菠萝还具有去油腻、帮助消化以及预防便秘等功效。

■■ 降糖吃法

菠萝除可去皮直接食用外，还可以榨汁，以凉开水调服，代茶饮，对口干、口渴、排尿混浊的糖尿病患者很有疗效。

■■ 搭配宜忌

 ✓ 菠萝+淡盐水=下火、预防过敏

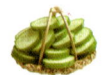 ✓ 菠萝+黄瓜=清热生津、减肥

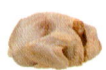 ✓ 菠萝+鸡肉=补虚填精、益气

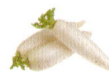 ✗ 菠萝+萝卜=引起甲状腺肿大

营养成分表（每100克）

营养成分	含量
蛋白质	0.5克
脂肪	0.1克
糖类	10.8克
纤维素	1.3克
维生素C	18毫克
维生素B_2	0.02毫克
锰	1.04毫克
铁	0.6毫克
镁	8毫克
锌	0.14毫克

■■ 温馨提示

食用菠萝应注意：食用之前，可先泡在盐水里，去掉酸味、减少其刺激作用，这样吃起来更甜，也不会有麻痹刺痛的感觉；菠萝不能和鸡蛋一起食用，鸡蛋中的蛋白质与菠萝中的果酸结合，易使蛋白质凝固，影响消化；部分人群对菠萝过敏，应慎食。

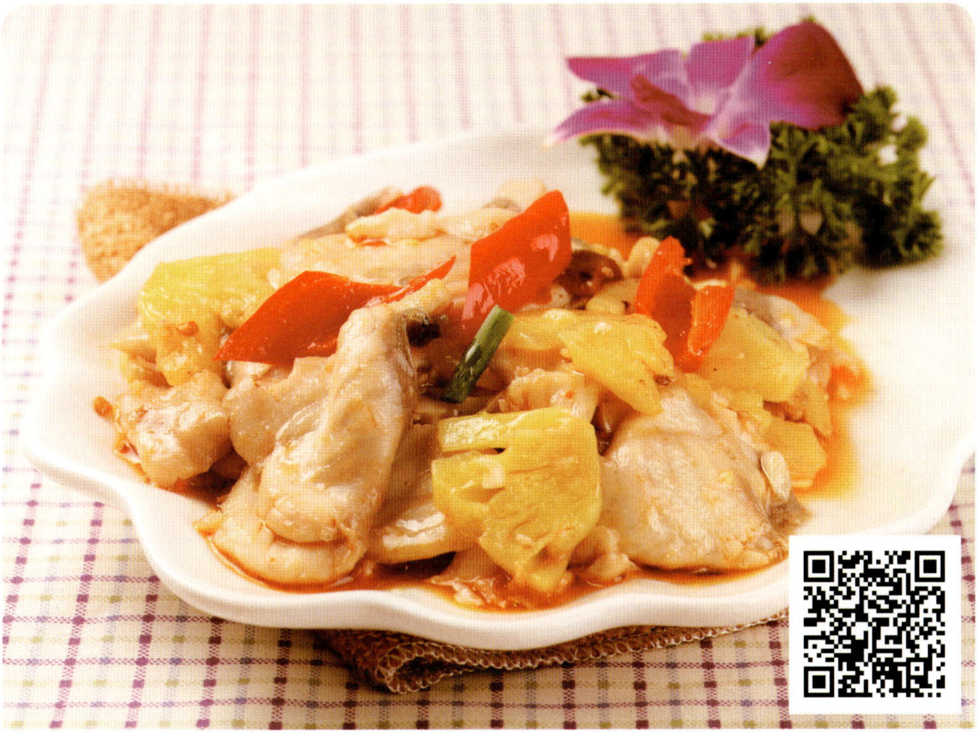

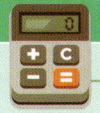

菠萝炒鱼片

- **原料**：菠萝肉75克，草鱼肉150克，红椒25克，姜片、蒜末、葱段各少许

- **调料**：豆瓣酱7克，盐2克，鸡粉2克，料酒4毫升，水淀粉、食用油各适量

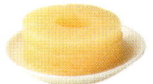 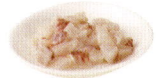

专家点评　菠萝具有解暑止渴、消食止泻的作用，有助于排出体内多余的脂肪，草鱼含有的不饱和脂肪酸，对心血管病十分有益，适合糖尿病病人食用。

● 制作：

① 菠萝切成片，红椒切小块，草鱼肉切成片。
② 鱼片放碗中，加入盐、鸡粉、水淀粉，拌匀，再注入食用油，腌渍约10分钟至入味。
③ 热锅注油，烧五成热，放鱼片，滑油至断生。
④ 用油起锅，放入姜片、蒜末、葱段，大火爆香，倒入红椒块、菠萝肉，快速炒匀。
⑤ 倒入鱼片、盐、鸡粉、豆瓣酱、料酒、水淀粉，中火翻炒至入味；关火盛出，即成。

能量计算器

总热量约253.3千卡　　蛋白质29.0克
脂肪10.9克　　糖类21.3克

菠萝食疗方荟萃　关注"掌厨"——万道美食轻松学，百病消除保健康

更多**菠萝**食疗方可在"掌厨"中找到

菠萝苦瓜鸡块汤、猕猴桃菠萝苹果汁、西蓝花菠萝汁、冬瓜菠萝汁、菠萝炒鸭丁、菠萝蒸饭、菠萝蛋皮炒软饭、菠萝牛肉片等。

火龙果

宜吃水果

『别名』仙蜜果、红龙果
『热量』51千卡/100克
『每日适用量』150克

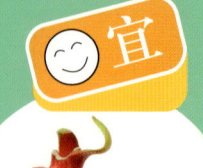 宜

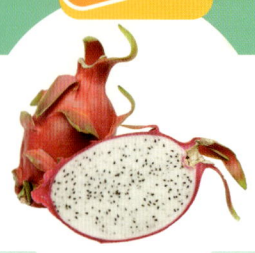

降糖原理

火龙果含有的花青素,是一种强有力的抗氧化物,能够有效控制血糖浓度,常食能够维持血糖稳定,是糖尿病病人的理想食物。

■■ 食疗作用

火龙果是一种低热量的水果,富含水溶性膳食纤维,具有减肥、降低胆固醇、预防便秘等功效;其含有的植物性蛋白是具黏性和胶质性的物质,能保护胃壁,对重金属中毒有解毒的作用;其含铁量也高,可预防贫血。

■■ 降糖吃法

火龙果热量低,生吃可以增加饱腹感,防止每日摄入食物的总热量过高;与胡萝卜一起榨汁饮用,能够缓解老年糖尿病的各种症状。

■■ 搭配宜忌

营养成分表(每100克)

营养成分	含量
蛋白质	1.1克
脂肪	0.2克
糖类	13.3克
纤维素	1.6克
维生素C	3毫克
维生素B_2	0.02毫克
钙	6.3毫克
磷	35毫克
镁	30毫克
铁	0.3毫克

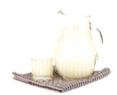 ✓ 火龙果+牛奶=增强免疫力

 ✓ 火龙果+山药=降低胆固醇

 ✗ 火龙果+南瓜=破坏维生素C

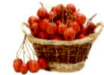 ✗ 火龙果+山楂=腹痛、腹胀

■■ 温馨提示

火龙果食用时应注意:火龙果不宜与山楂同食;体质虚冷、月经期间的女性,有脸色苍白、经常腹泻等症状的寒性体质者不宜多食火龙果。在选购火龙果的时候,表面红色部位越红越好,绿色的部分越绿也就越新鲜。

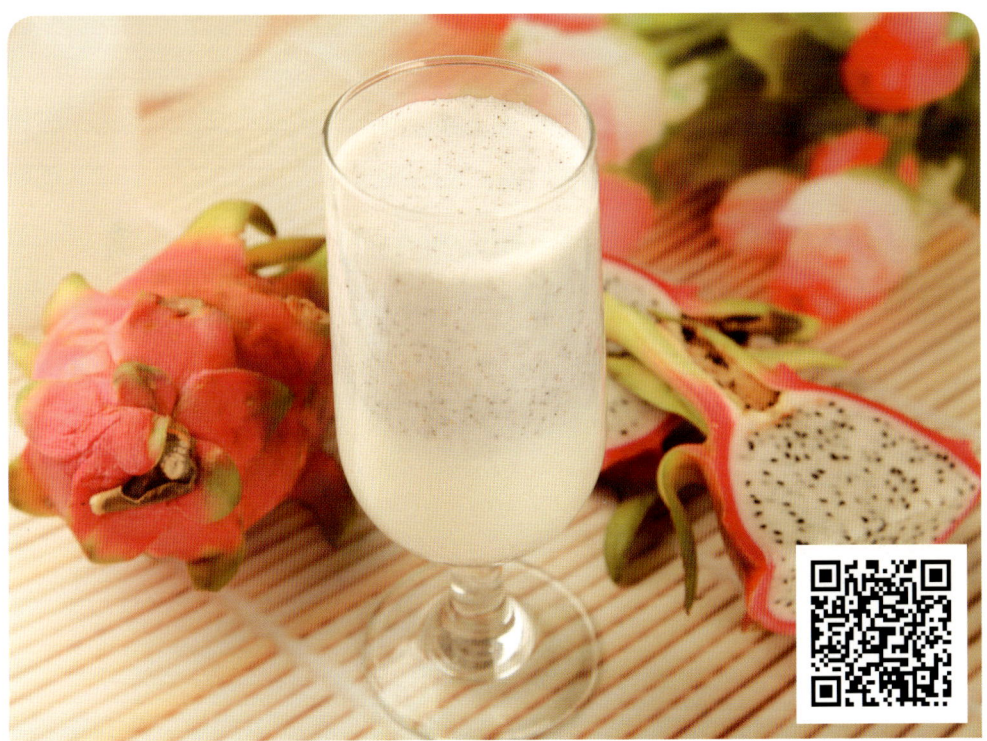

降糖食谱 火龙果牛奶

●原料：火龙果肉135克，牛奶120毫升

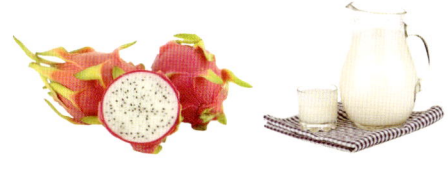

●制作：

① 将备好的火龙果洗净，对半切开，去皮，果肉切成小块。

② 取榨汁机，选择搅拌刀座组合，倒入火龙果果肉块。

③ 倒入备好的纯牛奶，盖好榨汁机盖子。

④ 选择"榨汁"功能，选择"开始"按键，榨取果汁。

⑤ 把榨好的果汁倒入玻璃杯即可。

 专家点评 火龙果含有膳食纤维、花青素及钙、磷、铁等营养成分，搭配牛奶食用，具有降血糖、增强血管弹性、美白、排毒、预防骨质疏松等功效。

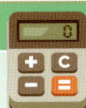 **能量计算器**

总热量约133.7千卡　蛋白质5.1克

脂肪4.1克　糖类22.0克

火龙果食疗方荟萃 关注"掌厨"——万道美食轻松学，百病消除保健康

更多火龙果食疗方可在"掌厨"中找到

火龙果菠萝果盘、火龙果酸奶、火龙果豆浆、火龙果西瓜汁、火龙果杂果茶、石榴火龙果盅等。

掌厨 全球最大的视频厨房

猕猴桃

宜吃水果

『别名』狐狸桃、洋桃、藤梨
『热量』56千卡/100克
『升糖值』52
『每日适用量』100克

宜

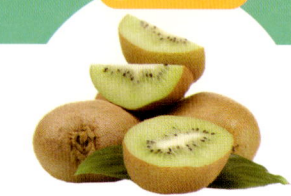

降糖原理

猕猴桃中的肌醇是天然糖醇类物质，能调节糖代谢，对降低血糖有益；富含维生素C，有助于增强糖尿病病人的抗病能力。

■ 食疗作用

猕猴桃是营养丰富的食物，其含有的谷胱甘肽，有利于抑制人体正常细胞的癌变；含有的维生素B，对口腔溃疡有天然的药效作用；丰富的膳食纤维，可快速清除体内堆积的有害代谢产物，对防治便秘及结肠癌十分有效。

■ 降糖吃法

猕猴桃的升糖指数比较低，与银耳等一起煮汤，具有防止血糖升高、润肺生津、滋阴养胃的作用，对糖尿病引起的烦热、消渴、食欲不振十分有效。

■ 搭配宜忌

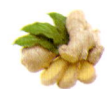 ✓ 猕猴桃+生姜=清热和胃

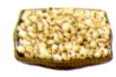 ✓ 猕猴桃+薏米=抑制癌细胞

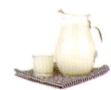 ✗ 猕猴桃+牛奶=腹胀、腹痛

 ✗ 猕猴桃+黄瓜=破坏维生素C

营养成分表（每100克）

营养成分	含量
蛋白质	0.8克
脂肪	0.6克
糖类	14.5克
纤维素	2.6克
维生素C	62毫克
维生素E	2.4毫克
钙	27毫克
锌	0.57毫克
镁	12毫克
钾	138毫克

■ 温馨提示

吃烧烤后，可食用一颗猕猴桃，因为烧烤食物下肚后会在体内进行硝化反应，产生致癌物。猕猴桃中富含的维生素C作为一种抗氧化剂，能够有效抑制这种硝化反应，防止细胞癌变。在食用前，若猕猴桃很硬，可将其与苹果放在一起，这样就会使猕猴桃更快变软。

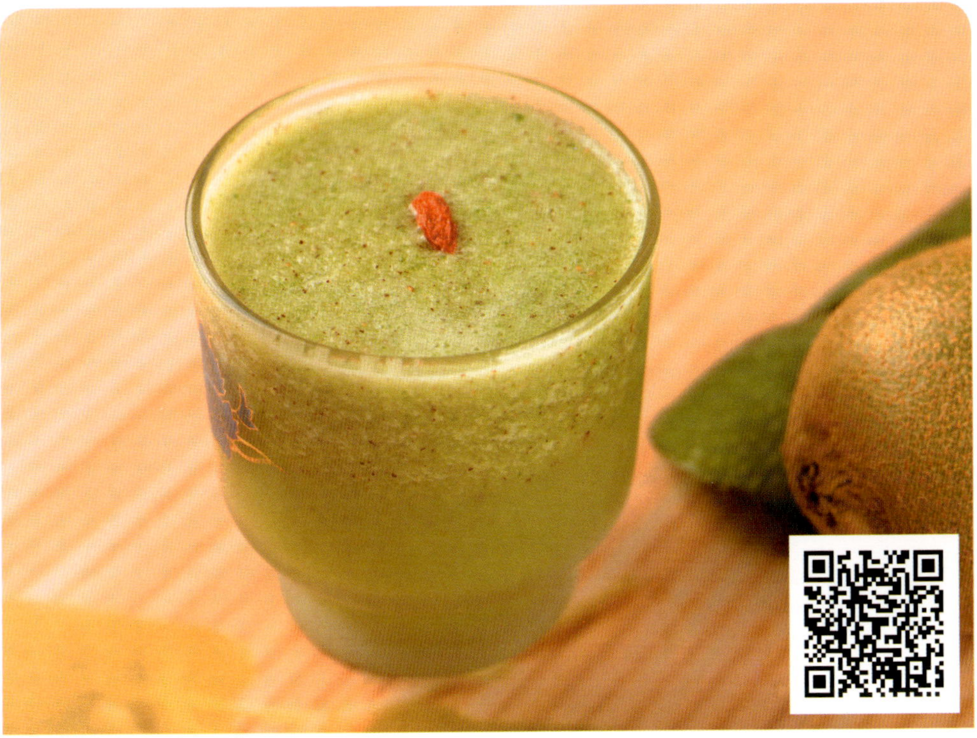

芦荟猕猴桃汁

降糖食谱

● **原料：** 芦荟100克，猕猴桃100克

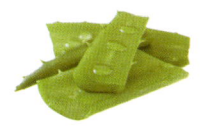
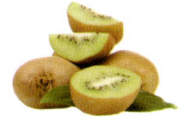

● **制作：**

① 洗净的猕猴桃去皮，切成瓣，再切小块。

② 洗好的芦荟切去两侧的叶刺，去皮，切成小块。

③ 取榨汁机，选择"搅拌"刀座组合，将猕猴桃、芦荟倒入搅拌杯中。

④ 倒入适量矿泉水。

⑤ 盖上盖，选择"榨汁"功能，榨取果汁。

⑥ 揭开盖，将榨好的果汁倒入杯中即可。

专家点评： 猕猴桃不含胆固醇，有降血压的功效；芦荟中的黏多糖类物质，有很好的扶正祛邪作用，对糖尿病并发高脂血症患者十分有益。

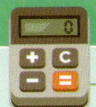

能量计算器

总热量约100千卡　蛋白质1.2克

脂肪0.7克　糖类25.6克

猕猴桃食疗方荟萃 关注"掌厨"——万道美食轻松学，百病消除保健康

更多**猕猴桃**食疗方可在"掌厨"中找到

猕猴桃菠萝苹果汁、猕猴桃汁、猕猴桃泥、猕猴桃西蓝花青苹果汁、猕猴桃银耳羹、黄瓜猕猴桃汁、葡萄柚猕猴桃沙拉、猕猴桃菠萝汁、双果猕猴桃沙拉等。

掌厨 | 全球最大的视频厨房

圣女果

宜吃水果

『别名』樱桃番茄、小西红柿
『热量』22千卡/100克
『每日适用量』50克

 宜

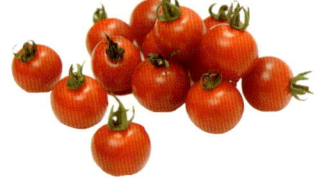

降糖原理

圣女果有生津止渴、健胃消食、清热解毒、凉血平肝和增进食欲的功效，能缓解肺胃燥热的糖尿病患者口渴多饮的症状。

■ 食疗作用

圣女果中含有的谷胱甘肽和番茄红素等营养物质，对促进生长发育、增强人体免疫力、延缓衰老十分有效，且其中的番茄红素可保护人体不受香烟和汽车废气中致癌毒素的侵害；所含的苹果酸或柠檬酸，有助于胃液对脂肪及蛋白质的消化。

■ 降糖吃法

圣女果可生食也可熟食，糖尿病患者宜用圣女果与大米一起煮粥，食后能生津止渴、健胃消食，缓解糖尿病患者内热伤津、口渴、食欲不振等症。

■ 搭配宜忌

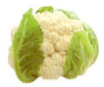 ✅ 圣女果+花菜=降血脂、降血压

 ✅ 圣女果+包菜=促进血液循环

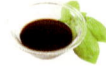 ✅ 圣女果+醋=促进营养吸收

 ❌ 圣女果+红薯=呕吐、腹痛、腹泻

营养成分表（每100克）

营养成分	含量
蛋白质	0.6克
脂肪	0.1克
糖类	3.2克
纤维素	0.8克
维生素C	8毫克
维生素E	1.31毫克
钙	15毫克
磷	21毫克
镁	9毫克
钾	163毫克

■ 温馨提示

圣女果在清洗的时候，最好使用清水，或者盐水冲洗。绝对不要将圣女果放在水中浸泡过长时间，否则圣女果内的维生素会悉数流失，使营养价值降低，而且溶解于水的农药有可能会反渗入圣女果中。挑选圣女果的时候，应选果实较硬、颜色周正的，而软的、颜色暗淡的说明已不新鲜。

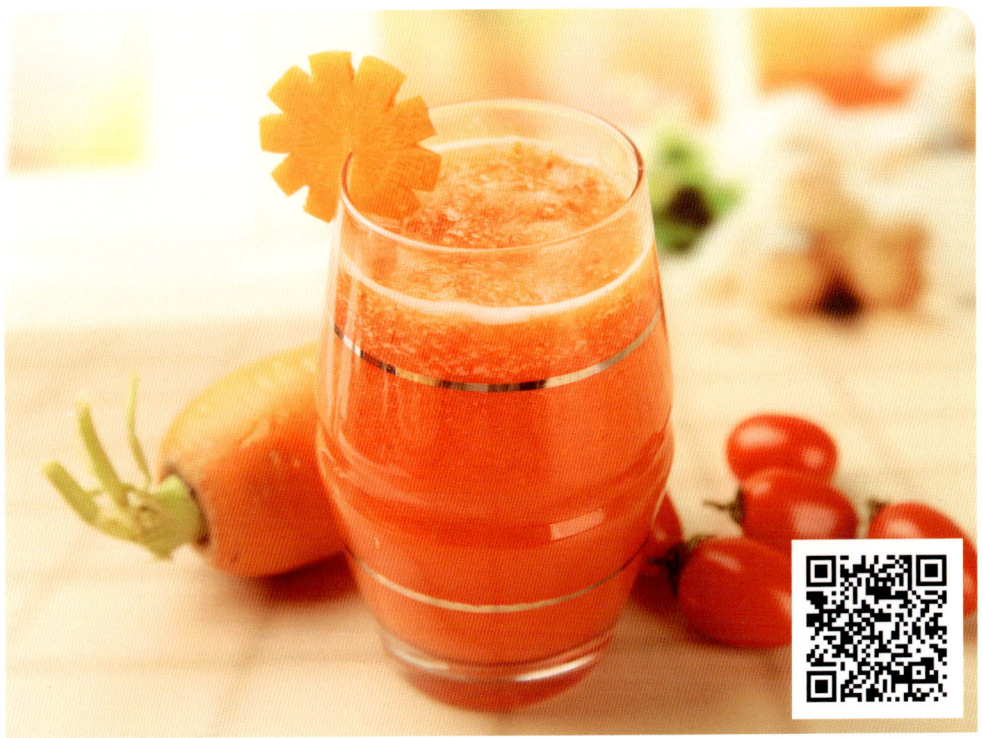

圣女果胡萝卜汁

 降糖食谱

● **原料：** 圣女果120克，胡萝卜75克

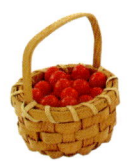 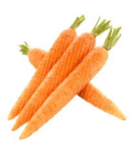

● **制作：**
① 去皮洗净的胡萝卜切丁块。
② 洗净的圣女果对半切开。
③ 取备好的榨汁机，选择搅拌刀座组合，倒入切好的胡萝卜和圣女果。
④ 注入适量纯净水，盖上盖子，选择"榨汁"功能。
⑤ 再选择"开始"键，榨出汁水。
⑥ 断电后倒出汁水，装入杯中即成。

专家点评 圣女果含果胶、番茄红素等营养成分，具有生津止渴、清热解毒等功效；胡萝卜具有清肝明目的功效。两者搭配对预防糖尿病并发眼病有利。

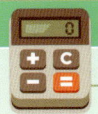 **能量计算器**
总热量约54.2千卡　蛋白质2.0克
脂肪0.4克　糖类13.6克

圣女果食疗方荟萃 关注"掌厨"——万道美食轻松学，百病消除保健康
更多**圣女果**食疗方可在"掌厨"中找到
凉拌圣女果、双米圣女果、酸梅圣女果、酸奶味泡圣女果、甜橙味泡圣女果等。

掌厨 ｜ 全球最大的视频厨房

草莓

宜吃水果

『别名』洋莓果、红莓
『热量』30千卡/100克
『升糖值』29
『每日适用量』150克

宜

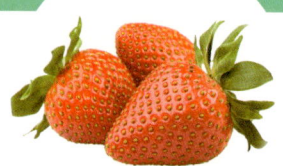

降糖原理

草莓中含有丰富的维生素及矿物质，且热量低，有辅助降血糖的作用，可防止餐后血糖值迅速上升，且不会增加胰腺负担。

■ 食疗作用

草莓含有丰富的维生素C，可以预防坏血病及各类心脑血管疾病；其中含有的果胶及纤维素，可促进胃肠蠕动，改善糖尿病患者的便秘症状，预防痔疮、肠癌的发生。一般人群均可食用草莓，尤其是风热咳嗽、咽喉肿痛、声音嘶哑者可适当多食。

■ 降糖吃法

草莓生食、榨汁，或者与麦片一起熬粥，都具有降压、降脂、降糖的功效，可以作为糖尿病患者的早餐或者加餐食物。

■ 搭配宜忌

 ✓ 草莓+脱脂牛奶=促进维生素吸收

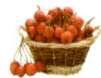 ✓ 草莓+山楂=润肺、消食减肥

 ✗ 草莓+胡萝卜=破坏维生素C

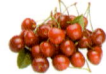 ✗ 草莓+樱桃=容易上火

营养成分表（每100克）

营养成分	含量
蛋白质	1克
脂肪	0.2克
糖类	7.1克
纤维素	1.1克
维生素C	47毫克
维生素E	0.7毫克
钙	18毫克
铁	1.8毫克
镁	12毫克
锌	0.14毫克

■ 温馨提示

挑选草莓的时候，要注意以下几点：首先，要挑选色泽鲜亮、有光泽、结实、手感较硬的；其次，忌买过大的、形状奇怪的草莓；最后，挑选表面光亮、有细小绒毛的草莓。此外，草莓的表面粗糙，不易洗净，可先用淡盐水浸泡十五分钟，既易清洗又可杀菌。

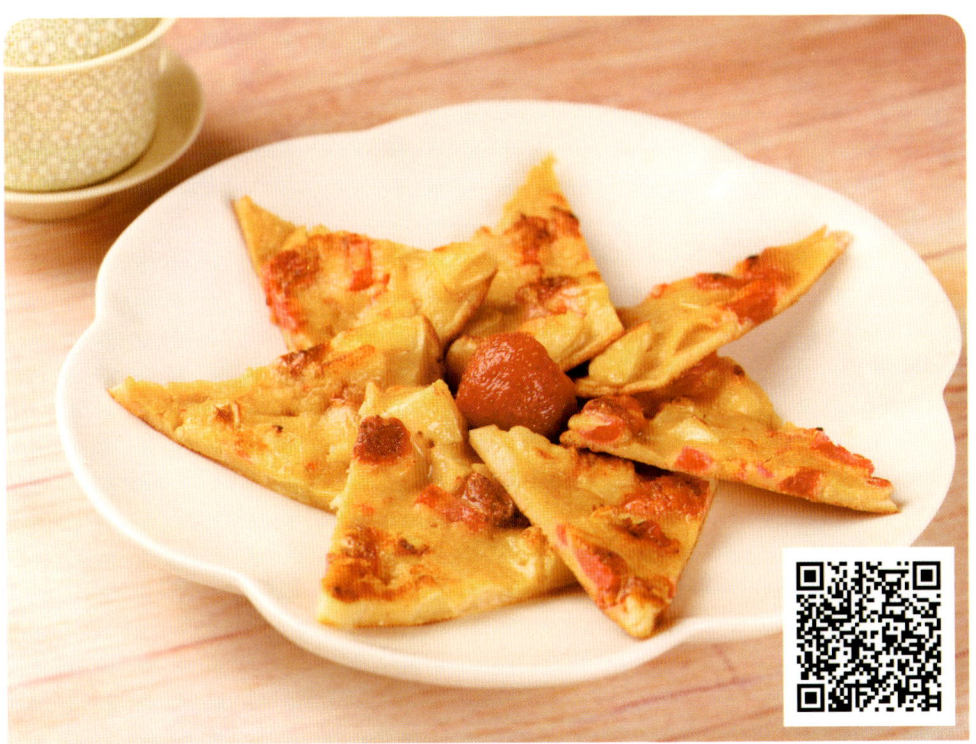

 降糖食谱 草莓樱桃苹果煎饼

● 原料：草莓80克，樱桃60克，苹果90克，鸡蛋1个，玉米粉、面粉各60克

● 调料：橄榄油5毫升

● 制作：
① 草莓切小块，樱桃切碎，苹果切成小块。
② 鸡蛋取蛋清装碗中，将面粉倒入碗中，加入玉米粉，倒入蛋清，搅匀。
③ 加入清水，搅拌，放入水果，拌匀。
④ 煎锅中注入橄榄油烧热，倒入水果面糊，摊成饼状，用小火煎至成形，散出焦香味。
⑤ 翻面，煎至焦黄色，关火后，盛出，将饼切小块，装入盘中即可。

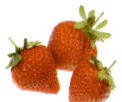 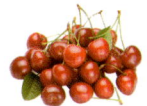 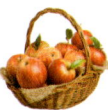

专家点评 草莓富含的维生素和矿物质，有辅助降血糖的作用，而且草莓热量低，糖尿病病人食用，不会增加胰腺的负担，与苹果同食，还能调节肠胃功能。

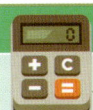 **能量计算器**
总热量约581.4千卡　蛋白质19.9克
脂肪7.7克　糖类114.6克

草莓食疗方荟萃 关注"掌厨"——万道美食轻松学，百病消除保健康
更多草莓食疗方可在"掌厨"中找到
草莓桑葚奶昔、草莓豆浆、酸奶草莓、草莓苹果汁、草莓酸奶昔、甜橘草莓饮等。

 掌厨 全球最大的视频厨房

蓝莓

宜吃水果

『别名』蓝梅、笃斯、笃柿、嘟嗜、都柿、甸果、笃斯越桔
『热量』57千卡/100克
『每日适用量』10~20克

宜

降糖原理　蓝莓中的花青素和多种维生素，可促进视网膜细胞中视紫质的再生，对糖尿病引起的视网膜病变有良好的辅助治疗作用。

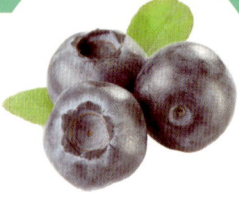

■■ 食疗作用

蓝莓中含有的黄酮类物质，有降血压、软化血管、防止动脉硬化、降血糖、减少胆固醇堆积等功效；蓝莓中的花色苷有很强的抗氧化性，可抗自由基、延缓衰老、防止细胞的退行性改变，且对抑制血小板聚集，预防大脑病变等病症具有一定的效果。

■■ 降糖吃法

蓝莓可生食，也可以搭配山药一起食用。因为山药能够预防心脑血管疾病，搭配降糖的蓝莓可以预防糖尿病并发心脑血管疾病。

■■ 搭配宜忌

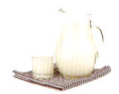
✓ 蓝莓+脱脂牛奶=强筋健骨

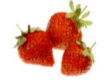
✓ 蓝莓+草莓=美容养颜、补血

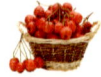
✓ 蓝莓+山楂=降压、消食健胃

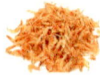
✗ 蓝莓+虾皮=影响钙吸收

营养成分表（每100克）

营养成分	含量
蛋白质	0.74克
脂肪	0.33克
糖类	14.49克
纤维素	0.25克
维生素C	4毫克
铁	0.2毫克
钙	8毫克
磷	9毫克
钾	70毫克
锌	0.26毫克

■■ 温馨提示

蓝莓选购的时候，并不是大个的就是成熟的，而是要看蓝莓的颜色，成熟蓝莓的颜色应该在深紫色和蓝黑色之间，而红色的是没有成熟的。蓝莓果实为浆果型，耐贮性强，在18°C~26°C常温条件下，用小食盒包装鲜果，可保存2周。

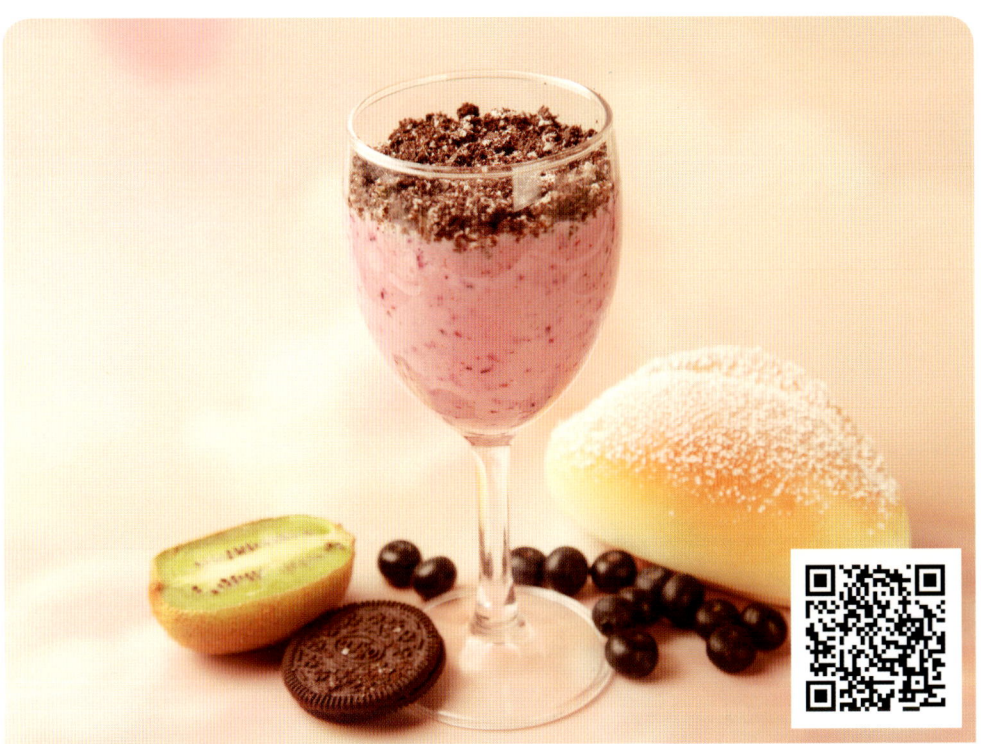

蓝莓猕猴桃奶昔
（降糖食谱）

● **原料**：猕猴桃60克，蓝莓40克，酸奶、奥利奥饼干碎各适量

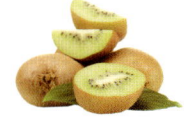 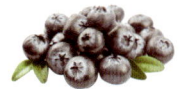

● **制作**：
① 将洗净的猕猴桃去除表皮，对半切开，再切成小块。
② 备一碗清水，放入蓝莓，清洗干净，捞出。
③ 取榨汁机，选择搅拌刀座组合，倒入猕猴桃、蓝莓，注入适量的酸奶。
④ 盖上盖子，选择"榨汁"功能，榨取汁水。
⑤ 断电后揭开盖子，将榨好的果汁倒入杯子。
⑥ 将备好的奥利奥饼干碎撒在奶昔上即可。

专家点评：蓝莓含有维生素、花青素等营养成分，具有增进视力、增强免疫力等功效；搭配猕猴桃食用，对稳定血糖，预防并发眼病十分有效。

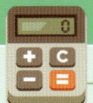 **能量计算器**
总热量约56.4千卡　蛋白质0.8克
脂肪0.5克　糖类14.5克

蓝莓食疗方荟萃 关注"掌厨"——万道美食轻松学，百病消除保健康
更多**蓝莓**食疗方可在"掌厨"中找到
蓝莓果蔬沙拉、蓝莓山药泥、蓝莓鲜果沙拉、蓝莓豆腐等。

掌厨　全球最大的视频厨房

无花果

宜吃水果

『别名』奶浆果、天生子、蜜果
『热量』59千卡/100克
『每日适用量』150克

宜

**降糖原理**

无花果虽有甜味，但是它属高纤维食品，富含酸类及酶类物质，对糖尿病病人有益，能为糖尿病患者消除疲劳、提高免疫力。

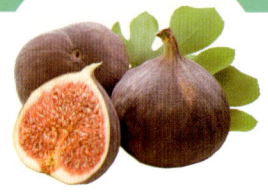

食疗作用

无花果有健胃清肠、消肿解毒的功效，能用于食欲不振、脘腹胀痛、痔疮便秘等症，有助于缓解糖尿病患者并发便秘。无花果含有的蛋白质分解酶、脂酶、淀粉酶和氧化酶等酶类，能够分解脂肪的成分，从而减少脂肪在血管中沉积，稳定血压。

降糖吃法

无花果和冬瓜、海带一起煮汤食用，能够起到利湿消肿、降糖益肾的作用，对糖尿病并发肾病早期的治疗有辅助作用。无花果制成果脯食用，有降糖的作用。

搭配宜忌

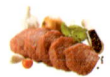 ✓ 无花果+牛肉=缓解便秘、美容

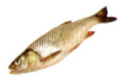 ✓ 无花果+草鱼=清热、健体

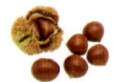 ✓ 无花果+栗子=强筋骨、消疲劳

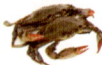 ✗ 无花果+螃蟹=腹泻、损伤肠胃

营养成分表（每100克）

营养成分	含量
蛋白质	1.5克
脂肪	0.1克
糖类	16克
纤维素	3克
维生素C	2毫克
胡萝卜素	30微克
钙	67毫克
磷	18毫克
镁	17毫克
钾	212毫克

温馨提示

挑选无花果时，应注意以下几点：首先是要挑大个的，同大中较重的，这样的果子果肉饱满，水分多；其次尽量挑选颜色较深的，这样的果实成熟得较好，更甜；再次，可以轻捏果实表面，挑选较为柔软的。同时，脂肪肝、脑血管意外、腹泻患者不适宜食用无花果。

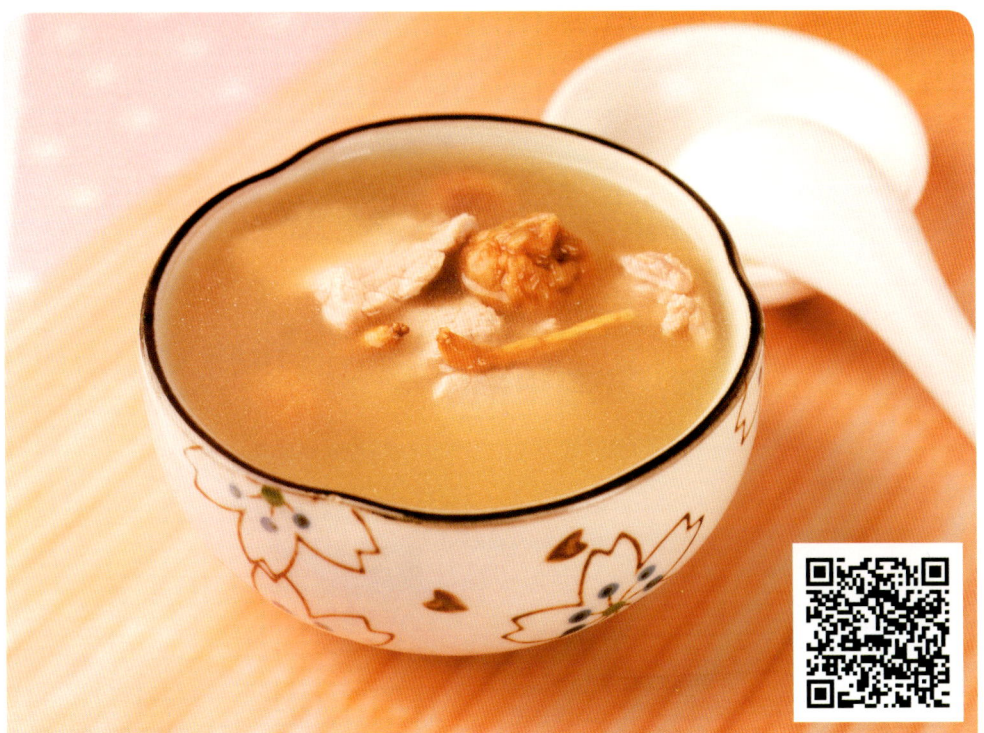

太子参无花果炖瘦肉

降糖食谱

- **原料**：猪瘦肉200克，无花果35克，太子参10克
- **调料**：盐、鸡粉各2克，料酒5毫升

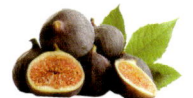 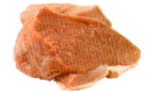

- **制作**：
① 将洗净的猪瘦肉切片，备用。
② 砂锅中注入适量清水烧开；放入无花果、太子参，倒入切好的瘦肉。
③ 搅拌匀，再淋入少许料酒提味；煮沸后用小火煮约30分钟，至食材熟透。
④ 揭盖，加入少许盐、鸡粉调味。
⑤ 掠去浮沫，转中火拌煮至汤汁入味。
⑥ 关火后盛出煮好的汤，装入碗中即成。

专家点评：太子参能益气生津，对糖尿病气虚津伤、内热口渴等症有益；无花果纤维含量高，有润肠通便、滋养肌肤的作用。本品适合糖尿病患者食用。

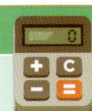 **能量计算器**
总热量约306.7千卡　蛋白质41.1克
脂肪12.4克　糖类8.6克

无花果食疗方荟萃 关注"掌厨"——万道美食轻松学，百病消除保健康

更多**无花果**食疗方可在"掌厨"中找到

杏仁无花果瘦肉汤、绿豆海带无花果豆浆、佛手瓜无花果瘦肉汤、葛根无花果排骨汤、菌菇无花果炖乌鸡、无花果茶树菇鸭汤、花果牛肉汤等。

掌厨 全球最大的视频厨房

荔枝

宜吃水果

『别名』妃子笑、丹荔
『热量』70千卡/100克
『每日适用量』50克

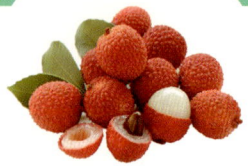

降糖原理

荔枝中的果胶,有调节胰岛素分泌的作用,能有效控制血糖上升。此外,其含有的苹果酸,能稳定血糖,预防老年糖尿病。

食疗作用

荔枝富含铁元素及维生素C,铁元素能提高血红蛋白的含量,使人面色红润,而维生素C能使皮肤细腻富有弹性。此外,荔枝还有止呃逆、补脑健身、开胃益脾、促进食欲之功效,是顽固性呃逆及泄泻者的食疗佳品。

降糖吃法

鲜荔枝可以生食或榨汁,搭配其他有降糖作用的水果或蔬菜食用,能够缓解糖尿病患者体虚体弱的情况,故可适当食用。

搭配宜忌

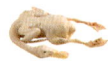 ✓ 荔枝+鸭肉=益气、补血生津

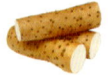 ✓ 荔枝+山药=补肾、止渴固涩

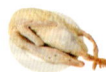 ✗ 荔枝+鹅肉=脸上长斑

 ✗ 荔枝+胡萝卜=破坏维生素C

营养成分表(每100克)

营养成分	含量
蛋白质	0.9克
脂肪	0.2克
糖类	16.6克
纤维素	0.5克
维生素C	41毫克
维生素B_1	0.1毫克
钙	2毫克
磷	24毫克
镁	12毫克
钾	151毫克

温馨提示

荔枝果肉乳白,软清多汁,味甜微酸,若是颜色发黄、汁液溢出、有酸腐味的,不要食用,否则,会引起中毒。在挑选荔枝的时候,可以用手轻捏,好荔枝的手感发紧而且有弹性。荔枝在储存的时候,可以在上面喷点水。

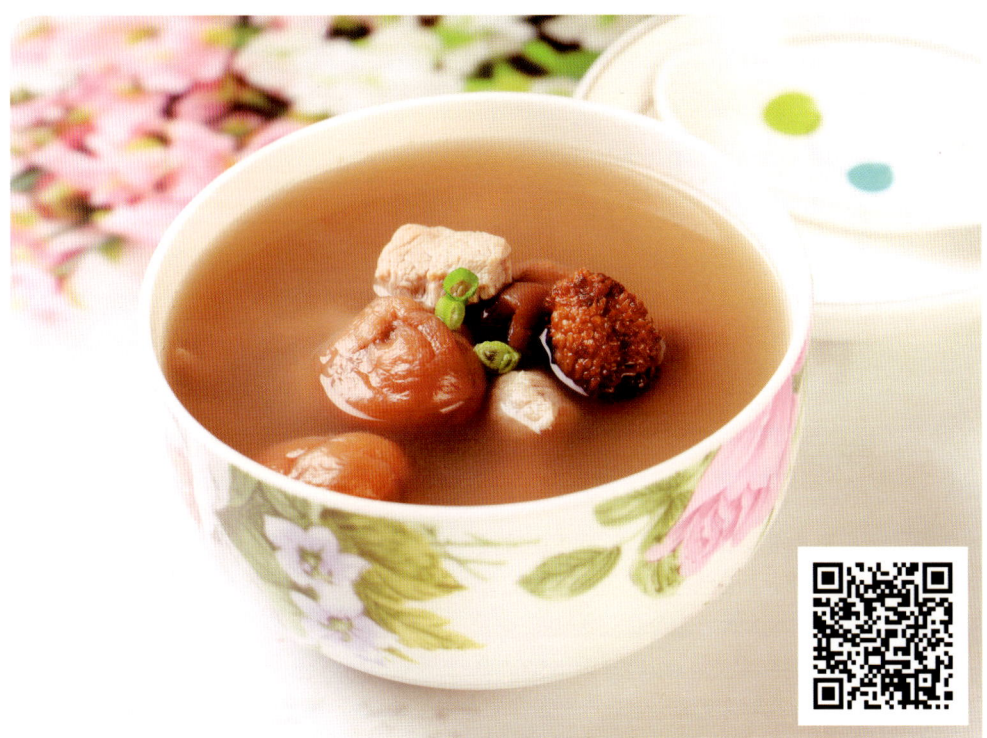

荔枝砂仁瘦肉汤
降糖食谱

- ●原料：猪瘦肉180克，荔枝肉25克，砂仁少许
- ●调料：盐2克，料酒少许

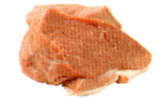 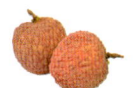

专家点评 荔枝含有多种维生素、果胶，能调节胰岛素分泌、增强免疫力，搭配砂仁和猪瘦肉，有很好的消食化积的作用，能预防糖尿病并发便秘。

●制作：
① 洗净的猪瘦肉切片，再切条形，改切成丁，备用。
② 砂锅中注入适量清水烧开，倒入备好的荔枝肉、砂仁，放入切好的瘦肉。
③ 淋入少许料酒，搅拌均匀；盖上盖，烧开后用小火煮约40分钟至食材熟透。
④ 揭盖，放入少许盐，拌匀调味。
⑤ 关火后盛出煮好的汤料，装入碗中即可。

 能量计算器

| 总热量约336.7千卡 | 蛋白质37.6克 |
| 脂肪11.5克 | 糖类21.7克 |

荔枝食疗方荟萃 关注"掌厨"——万道美食轻松学，百病消除保健康
更多荔枝食疗方可在"掌厨"中找到
荔枝鸭片、荔枝炒虾仁、荔枝凤尾虾等。

掌厨 | 全球最大的视频厨房

山楂

宜吃水果

『别名』山里红、酸楂
『热量』95千卡／100克
『每日适用量』40克

宜

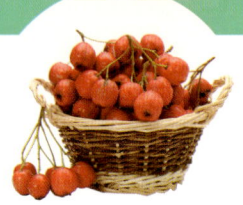

降糖原理 山楂中的钙、维生素C及黄酮类物质，可降低血糖、血脂；其中含有的山楂酸，可对抗肾上腺素、葡萄糖引起的血糖升高。

食疗作用

山楂具有消食化积、理气散瘀、收敛止泻、杀菌等功效；其所含大量维生素和酸类物质，可促进胃液分泌，增加胃消化酶，从而帮助消化。山楂还有活血化瘀的功效，有助于消除局部瘀血，对跌打损伤也有辅助作用。

降糖吃法

山楂除了生食之外，还可用于调味，其富含解脂酶，炖肉时放点山楂，既可解油腻，又保证了菜品的营养，并有助于糖尿病患者体内胆固醇的排出。

搭配宜忌

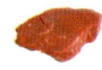 ✅ 山楂+牛肉=促进铁吸收

 ✅ 山楂+芹菜=补血、消食、通便

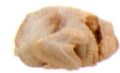 ✅ 山楂+鸡肉=促进蛋白质的吸收

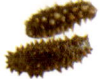 ❌ 山楂+海鲜=便秘、腹痛、恶心

营养成分表（每100克）

营养成分	含量
蛋白质	0.5克
脂肪	0.6克
糖类	25.1克
纤维素	3.1克
维生素C	53毫克
维生素E	7.32毫克
钙	52毫克
磷	24毫克
镁	19毫克
钾	299毫克

温馨提示

山楂不可食用太多，尤其是正处在牙齿更替期的儿童，贪食山楂或者山楂制品，会对牙齿生长不利。食用山楂后要注意及时漱口，以保护牙齿。山楂对子宫有收缩作用，孕早期不宜多吃，否则会刺激子宫收缩，甚至导致流产。

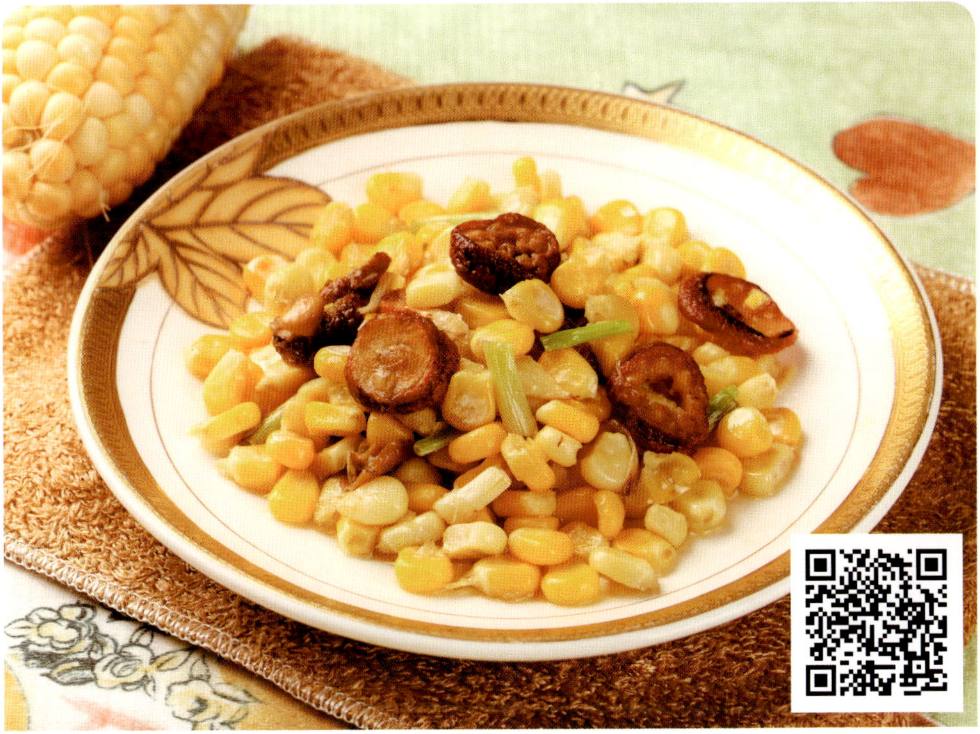

 山楂玉米粒

- ●原料：鲜玉米粒100克，水发山楂20克，姜片、葱段各少许

- ●调料：盐3克，鸡粉2克，水淀粉、食用油各适量

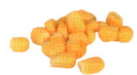 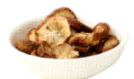

●制作：
① 锅中注水烧开，加盐、玉米粒，焯煮1分钟。
② 放入泡发洗好的山楂，焯煮片刻。
③ 捞出焯煮好的食材，沥干。
④ 另起锅，注入食用油，烧热后下入姜片、葱段，炒香。
⑤ 倒入焯煮好的玉米和山楂，快速拌炒匀。
⑥ 加盐、鸡粉，炒匀，倒水淀粉，拌炒入味；关火，盛出炒好的菜肴即成。

专家点评 山楂含有山楂酸、果胶等营养成分，能健脾养胃、提高糖尿病病人的免疫力，从而预防腹泻等疾病，搭配玉米食用，还能起到降压、降脂的作用。

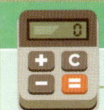 **能量计算器**
总热量约125千卡　蛋白质4.1克
脂肪1.3克　糖类27.2克

山楂食疗方荟萃 关注"掌厨"——万道美食轻松学，百病消除保健康
更多山楂食疗方可在"掌厨"中找到
山楂陈皮麦芽茶、山楂鱼块、山楂黑豆瘦肉汤、菠菜山楂粥、菊花山楂绿茶、茯苓山楂炒肉丁、玉米须山楂茶、陈皮山楂豆浆、荞麦山楂豆浆等。

忌吃水果

柿子

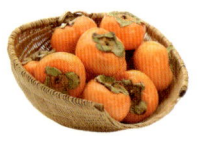

不宜吃的原因

1. 柿子含糖量较一般水果要高1~2倍，并且主要是葡萄糖、蔗糖、果糖等，特别是柿饼所含的糖分更高，食用后很容易被胃肠道吸收，引起血糖升高，不适合糖尿病病人食用。
2. 柿子中含有较多的鞣酸，且柿子有收敛的作用，遇到胃酸会形成结石，既不能被消化，又不能排出，会伤害糖尿病病人的胃组织。
3. 柿子中含有大量的单宁酸，单宁酸会影响身体对铁的吸收，不宜多吃。

柿子营养成分表（每100克）

营养成分	含量	正常范围
热量（千卡）	71	≤55
蛋白质（克）	0.4	≤0.7
脂肪（克）	0.1	≤0.6
糖类（克）	18.5	≤13.7
膳食纤维（克）	1.4	≤1
维生素C（毫克）	30	≤9
钙（毫克）	9	≤20
钾（毫克）	151	≤100
镁（毫克）	19	≤14
锌（毫克）	0.08	≤0.2

甘蔗

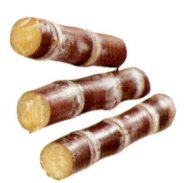

不宜吃的原因

1. 甘蔗含糖量高，达到了16%，是制糖的主要原料，且主要为蔗糖、果糖和葡萄糖，容易被人体吸收，食用后会导致糖尿病患者的血糖迅速上升，加重病情。
2. 甘蔗为寒性水果，多食会造成腹泻，对肠胃不适的糖尿病患者尤为不利。
3. 甘蔗若生虫或者被真菌感染出现酒糟味时，更不宜食用，否则会引起呕吐、昏迷等中毒现象。

甘蔗营养成分表（每100克）

营养成分	含量	正常范围
热量（千卡）	64.5	≤55
蛋白质（克）	0.4	≤0.7
脂肪（克）	0.1	≤0.6
糖类（克）	16	≤13.7
膳食纤维（克）	0.6	≤1
维生素C（毫克）	2	≤9
钙（毫克）	14	≤20
钾（毫克）	95	≤100
镁（毫克）	4	≤14
锌（毫克）	1	≤0.2

香蕉

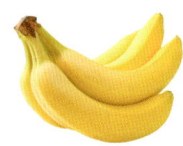

不宜吃的原因

1.香蕉含有的糖分均为单糖类的葡萄糖及果糖，单糖在肠道中吸收速度最快，糖尿病患者食用后，会使血糖值快速上升，不利于血糖稳定。
2.糖尿病病人并发肾病时，肾脏排钾的能力受到影响而下降，在合并有高钾血症的时候，要禁食含钾量非常高的香蕉。
3.糖尿病患者往往会因为代谢紊乱而并发胃肠道疾病，在胃酸过多或者消化不良、腹泻的情况下，不宜食用香蕉。

香蕉营养成分表（每100克）

营养成分	含量	正常范围
热量（千卡）	91	≤55
蛋白质（克）	1.4	≤0.7
脂肪（克）	0.2	≤0.6
糖类（克）	22	≤13.7
膳食纤维（克）	1.2	≤1
维生素C（毫克）	30	≤9
钙（毫克）	7	≤20
钾（毫克）	256	≤100
镁（毫克）	43	≤14
锰（毫克）	0.65	≤0.2

甜瓜

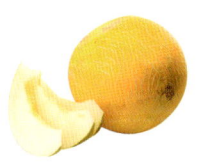

不宜吃的原因

1.甜瓜性寒凉，助泻利便作用显著，但糖尿病患者自身的抗病能力较弱，多食易导致腹泻，尤其是肠胃不适的糖尿病患者更应该禁食。
2.甜瓜血糖生成值较高，糖尿病患者食用后容易使血糖迅速上升。
3.甜瓜含钾量较高，对于并发肾病的糖尿病患者而言，其高钾含量会导致肾脏负担加重，尤其是在合并有高钾血症的时候，患者更不宜食用含钾高的食物。

甜瓜营养成分表（每100克）

营养成分	含量	正常范围
热量（千卡）	26	≤55
蛋白质（克）	0.4	≤0.7
脂肪（克）	0.1	≤0.6
糖类（克）	6.2	≤13.7
膳食纤维（克）	0.4	≤1
维生素C（毫克）	15	≤9
胡萝卜素（微克）	30	≤65
钾（毫克）	139	≤100
镁（毫克）	11	≤14
钠（毫克）	8.8	≤2

葡萄

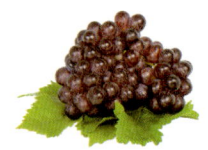

■ 不宜吃的原因

1.葡萄含糖量高，且以葡萄糖为主，糖尿病患者的胰岛素分泌异常，会使葡萄糖在体内的利用率减少，糖尿病患者食用后，血糖会迅速上升。
2.葡萄中含有大量的钾元素，糖尿病肾病患者在合并有高钾血症的时候，排钾能力受限，不容易将体内多余的钾盐排出体外，故不宜食用。
3.糖尿病又称"消渴症"，患者易发生烦热口渴的症状，而多食葡萄易生内热，故糖尿病病人食用后会加重烦热口渴的症状。

葡萄营养成分表（每100克）

营养成分	含量	正常范围
热量（千卡）	43	≤55
蛋白质（克）	0.5	≤0.7
脂肪（克）	0.2	≤0.6
糖类（克）	10.3	≤13.7
膳食纤维（克）	0.4	≤1
维生素C（毫克）	25	≤9
钙（毫克）	5	≤20
钾（毫克）	104	≤100
镁（毫克）	8	≤14
锌（毫克）	0.18	≤0.2

桂圆

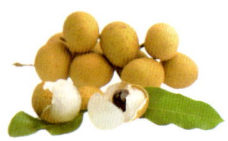

■ 不宜吃的原因

1.桂圆肉属于含糖量高的食物，醛糖含量为12.38%~22.55%，还原糖含量为3.85%~10.16%，故糖尿病患者不宜食用。
2.中医理论中，糖尿病为阴津亏耗、燥热偏盛的疾病，而桂圆肉性质温热，易助热上火，加重糖尿病患者阴虚火旺的症状。
3.桂圆属升糖值高的食物，容易使糖尿病病人血糖快速上升；桂圆的含钾量高，合并有肾病的糖尿病患者尤其不宜食用。

桂圆营养成分表（每100克）

营养成分	含量	正常范围
热量（千卡）	71	≤55
蛋白质（克）	1.2	≤0.7
脂肪（克）	0.1	≤0.6
糖类（克）	16.6	≤13.7
膳食纤维（克）	0.4	≤1
维生素C（毫克）	43	≤9
钙（毫克）	6	≤20
钾（毫克）	248	≤100
镁（毫克）	10	≤14
锰（毫克）	0.07	≤0.2

哈密瓜

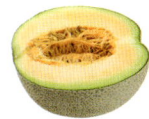

■ **不宜吃的原因**

1.哈密瓜含糖量高，且血糖生成指数高，糖尿病患者食用后，极易被机体吸收，快速升高血糖，不利于患者对血糖的控制。
2.哈密瓜性寒凉，合并有肠胃疾病的糖尿病患者，在有腹泻、腹痛、消化不良等症状时，不宜食用，否则会加重病情。
3.哈密瓜是含钾高的水果，合并有肾病的糖尿病患者本身就存在钾、磷代谢障碍，易发生高钾血症，故糖尿病肾病并发患者应慎重食用。

哈密瓜营养成分表（每100克）

营养成分	含量	正常范围
热量（千卡）	34	≤55
蛋白质（克）	0.5	≤0.7
脂肪（克）	0.1	≤0.6
糖类（克）	7.9	≤13.7
膳食纤维（克）	0.2	≤1
维生素C（毫克）	12	≤9
钙（毫克）	4	≤20
钾（毫克）	190	≤100
镁（毫克）	19	≤14
钠（毫克）	26.7	≤2

杨梅

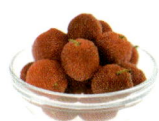

■ **不宜吃的原因**

1.中医认为，杨梅多食易上火，而糖尿病病人最主要的病机就是阴津亏耗、燥热偏盛，所以阴虚内热的糖尿病病人不宜食用，否则会加重病情。
2.杨梅富含果酸，会对食物中的蛋白质起凝固作用，影响消化吸收；杨梅还对胃黏膜有刺激作用，会刺激胃酸分泌，造成胃酸过多，故合并有肠胃疾病的糖尿病病人不宜多食，尤其不宜空腹食用。
3.杨梅含钾量高，合并有肾病的糖尿病病人禁食。

杨梅营养成分表（每100克）

营养成分	含量	正常范围
热量（千卡）	28	≤55
蛋白质（克）	0.8	≤0.7
脂肪（克）	0.2	≤0.6
糖类（克）	6.7	≤13.7
膳食纤维（克）	1	≤1
维生素C（毫克）	9	≤9
钙（毫克）	14	≤20
钾（毫克）	149	≤100
镁（毫克）	10	≤14
锌（毫克）	0.14	≤0.2

榴莲

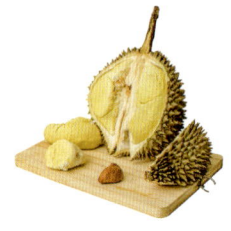

■ 不宜吃的原因

1. 榴莲含热量及糖分都较高，糖尿病、肥胖、高血压患者都不宜多吃，尤其是控糖效果不好的糖尿病患者，更应该禁食。
2. 肠胃如果无法完全吸收榴莲中的营养时，会助热上火，故有肠胃病的糖尿病患者应禁食。
3. 榴莲为高钾水果，每100克榴莲中含261毫克钾，对糖尿病并发肾病患者的病情控制不利。
4. 榴莲也是升糖值非常高的食物，食用后会控制不利使血糖迅速上升。

榴莲营养成分表（每100克）

营养成分	含量	正常范围
热量（千卡）	147	≤55
蛋白质（克）	2.6	≤0.7
脂肪（克）	3.3	≤0.6
糖类（克）	28.3	≤13.7
膳食纤维（克）	1.7	≤1
维生素C（毫克）	2.8	≤9
钙（毫克）	4	≤20
钾（毫克）	261	≤100
镁（毫克）	27	≤14
钠（毫克）	2.9	≤2

芒果

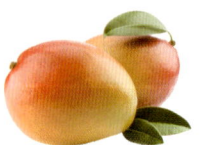

■ 不宜吃的原因

1. 芒果血糖生成指数高，容易使血糖快速升高，糖尿病患者多食不宜控制血糖。
2. 芒果属于凉性食物，对于糖尿病并发腹泻等胃肠道疾病的患者不利，不宜食用。
3. 芒果属于高钾食物，对于并发有高血钾的肾病患者来说，食用芒果会增加其代谢负担，故糖尿病肾病患者不宜食用。
4. 芒果属于发物之一，多食易诱发各种旧疾，糖尿病并发皮肤瘙痒的患者不宜食用。

芒果营养成分表（每100克）

营养成分	含量	正常范围
热量（千卡）	32	≤55
蛋白质（克）	0.6	≤0.7
脂肪（克）	0.2	≤0.6
糖类（克）	8.3	≤13.7
膳食纤维（克）	1.3	≤1
维生素C（毫克）	23	≤9
磷（毫克）	11	≤20
钾（毫克）	138	≤100
镁（毫克）	14	≤14
锰（毫克）	0.2	≤0.2

山竹

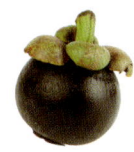

■ 不宜吃的原因

1. 中医认为，山竹果肉性寒，具有降燥、清凉解热的作用，食用后容易引起腹泻。所以，肠胃虚寒或伴有腹泻的糖尿病患者不宜食用。
2. 山竹含糖量较高，每100克中含有糖分18克，糖尿病患者食用后，会使血糖值迅速上升，从而影响糖尿病患者的血糖稳定。
3. 山竹果肉性凉，食用过多易刺激消化道，引发腹泻；山竹富含纤维素，在肠胃中会吸水膨胀，过多食用也会引起腹胀。

山竹营养成分表（每100克）

营养成分	含量	正常范围
热量（千卡）	69	≤55
蛋白质（克）	0.4	≤0.7
脂肪（克）	0.2	≤0.6
糖类（克）	18	≤13.7
膳食纤维（克）	1.5	≤1
维生素C（毫克）	1.2	≤9
钙（毫克）	11	≤20
钾（毫克）	48	≤100
镁（毫克）	19	≤14
锰（毫克）	0.1	≤0.2

红枣

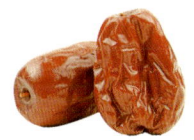

■ 不宜吃的原因

1. 红枣含糖量很高，尤其是晒干后的干枣，其含糖量能够达到60%以上，且红枣味道甘甜，易增进食欲，所以糖尿病患者要慎食。
2. 红枣含有的纤维素较高，一次摄入过多会刺激肠胃，导致肠胃不适，肠胃功能较弱的糖尿病患者食用后，易引起并发症。
3. 红枣是含钾量较高的食物，对并发有高钾血症的糖尿病合并肾病患者来说，会加重肾脏代谢负担，不利于病情的控制。

红枣营养成分表（每100克）

营养成分	含量	正常范围
热量（千卡）	122	≤55
蛋白质（克）	1.1	≤0.7
脂肪（克）	0.3	≤0.6
糖类（克）	30.5	≤13.7
膳食纤维（克）	1.9	≤1
维生素C（毫克）	243	≤9
钙（毫克）	22	≤20
钾（毫克）	375	≤100
镁（毫克）	25	≤14
锌（毫克）	1.52	≤0.2

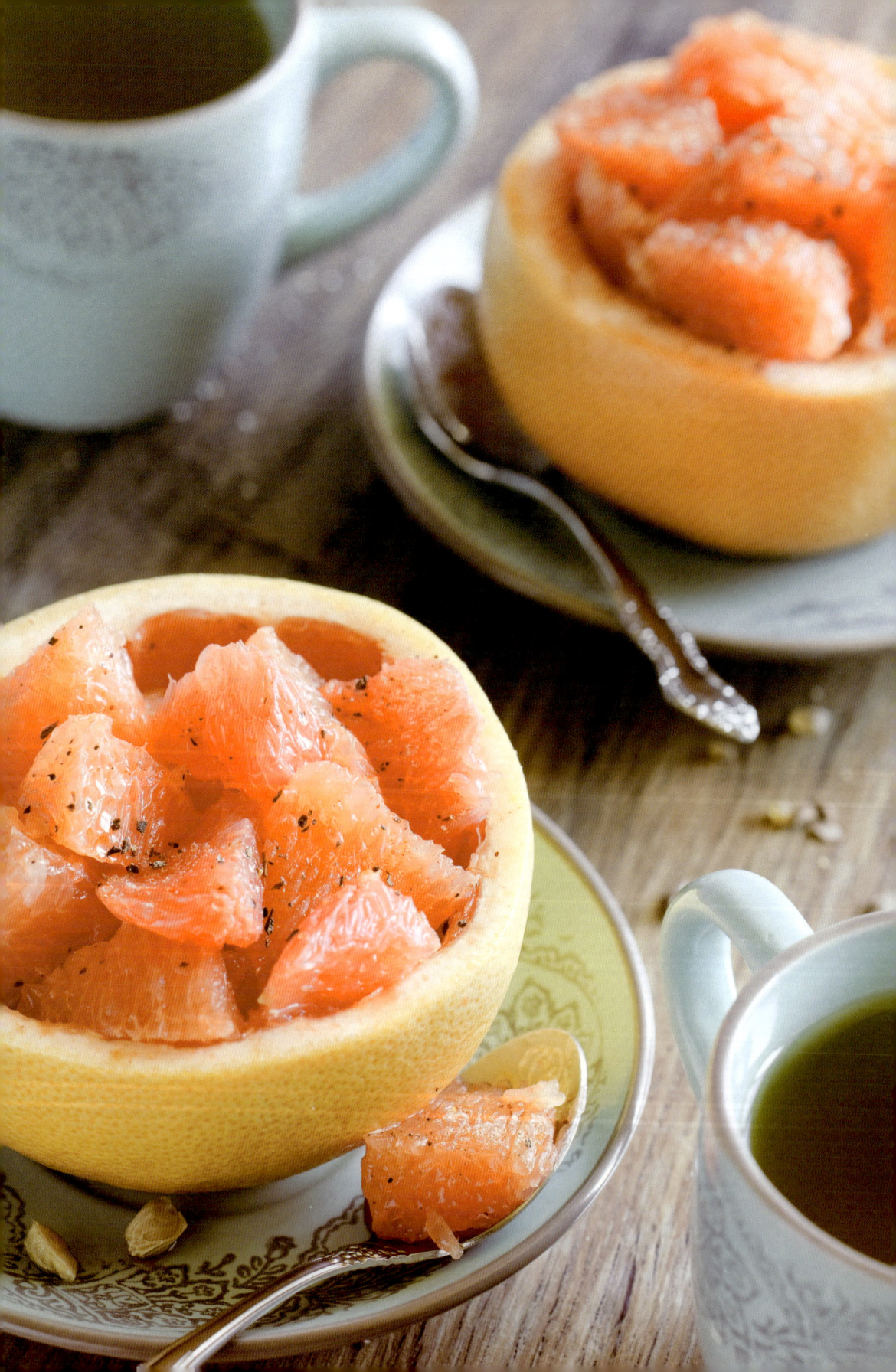

Part 4　15种糖尿病并发症怎么吃蔬果？

　　长期血糖增高，会使大血管、微血管受损并危及心、脑、肾、周围神经、眼睛、足等。据世界卫生组织统计，糖尿病并发症高达100多种，是目前已知并发症最多的一种疾病。糖尿病患者除了需要经常检测血糖外，还要时刻注意心、脑、血管、眼睛、足等组织器官的变化，才能做到防微杜渐。

　　本章从15种常见的糖尿病并发症出发，详细介绍适合各症型并发症患者食用的蔬果，以及正确食用蔬果的方法，减少食用误区，帮助患者提高生活质量。食谱中推荐的经典菜例，不但可以增强体质，而且还有防治疾病、控制病情发展的作用，为缓解糖尿病患者的症状提供了一条切实可行的有效途径。

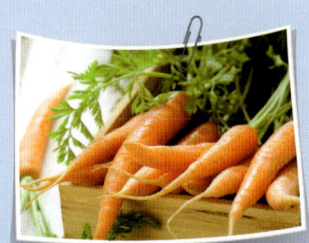
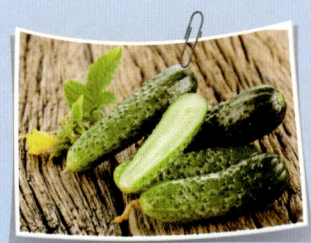
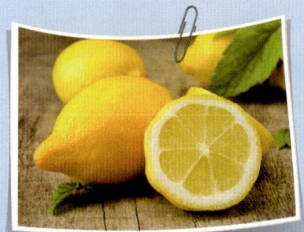

糖尿病并发冠心病

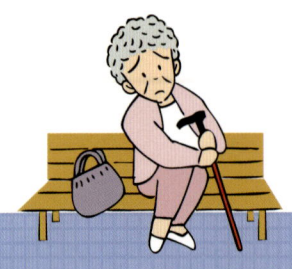

心血管系统病变是糖尿病最重要的远期并发症之一。糖尿病患者发生冠心病的概率是一般人群的2~3倍，临床表现为：发病早期可出现恶心、呕吐等症状，发病24~48小时内会有发热现象，体温一般在38℃左右，并且可维持一周。发病时会出现心前区疼痛。糖尿病并发冠心病也与饮食有直接或间接关系，合理安排膳食是治疗糖尿病并发冠心病的重要措施之一。

饮食原则

①合理控制热量，饮食宜选择低糖类、低脂、低胆固醇的食物。体内热量过剩，会导致肥胖，引起冠状动脉硬化或脂肪栓塞，诱发冠心病。
②增加矿物质和维生素的摄入。如多吃富含维生素C、维生素E的绿色蔬菜及含糖低的水果；多吃降血脂的食物，以改善心肌营养代谢，预防血栓。
③增加高蛋白、高纤维素食物的摄入。
④进食宜定时、定量，少食多餐，并且进餐时间要配合胰岛素的注射时间。
⑤饮食宜清淡，少吃辣椒、芥末，少饮用或不饮用浓茶、咖啡、酒等对神经系统有刺激性的食物。

蔬果宜忌

宜吃的蔬果：草莓、橄榄、苹果、猕猴桃、仙人掌、洋葱、甜椒、白萝卜
忌吃的蔬果：香蕉、葡萄、黑枣、桂圆、芋头、香椿、百合、甜菜

经典搭配

 猕猴桃+薏米 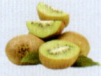 = 抑制癌细胞

 菠菜+胡萝卜 = 保持心血管畅通

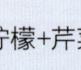 柠檬+芹菜 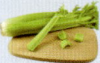 = 补血、消食、通便

 苹果+茶叶 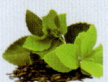 = 降压降脂

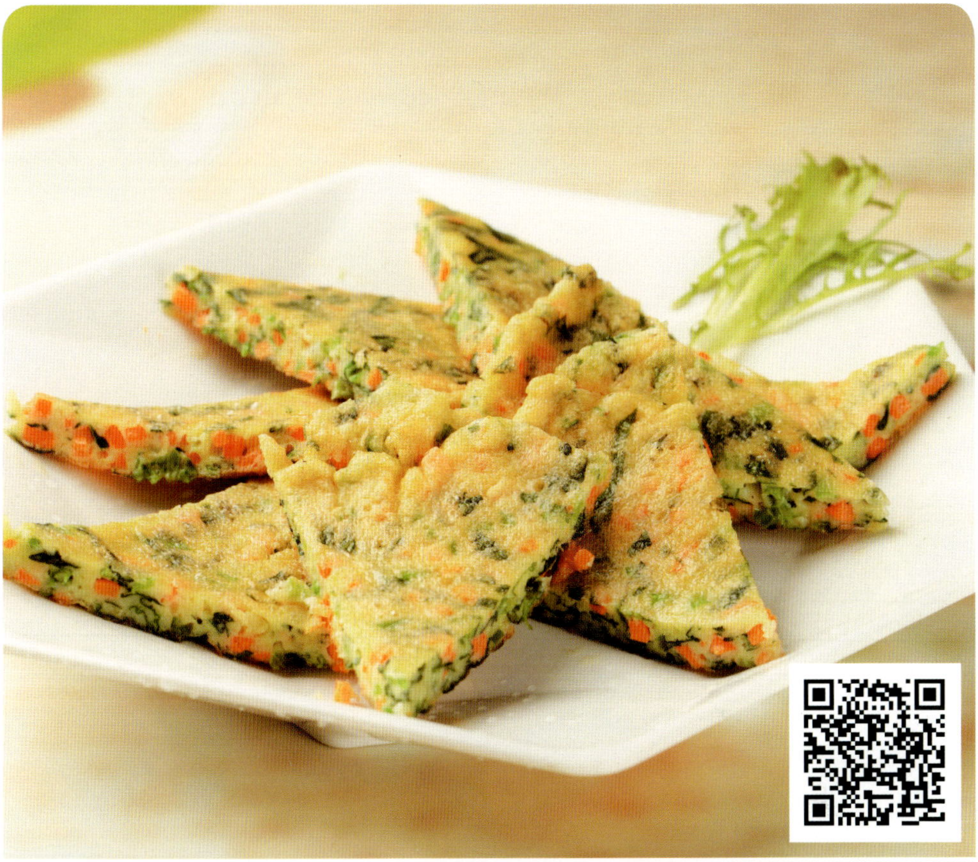

菠菜胡萝卜蛋饼

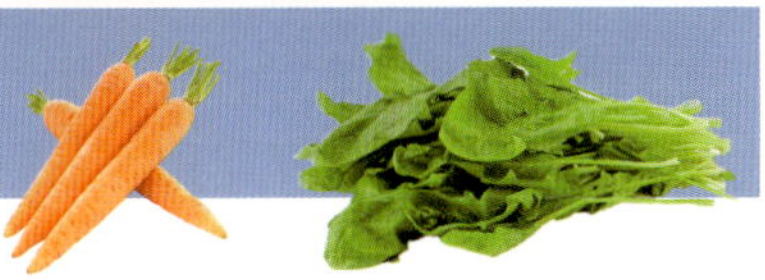

●原料：菠菜80克，胡萝卜100克，鸡蛋2个，面粉90克，葱花少许

●调料：盐3克，食用油适量

●制作：

①将洗净的胡萝卜、菠菜切成粒。

②锅中注入清水烧开，倒入切好的胡萝卜、菠菜，加少许食用油、盐，煮约半分钟，捞出，沥干，备用。

③鸡蛋打入碗中，放入少许盐，倒入胡萝卜、菠菜、葱花、面粉，调匀，制成蛋液。

④煎锅中倒入食用油烧热，倒入蛋液，摊成饼状，两面煎至金黄色，出锅凉凉。

⑤蛋饼切成块，装入盘中即可。

能量计算器

总热量约488.2千卡
蛋白质16.4克
脂肪9.2克
糖类87.2克

专家点评：胡萝卜能增加冠状动脉血流量、降低血脂，促进肾上腺素的合成，与菠菜同食，不仅能保持血糖稳定，还能起到降血压、降低视网膜退化的危险等作用。

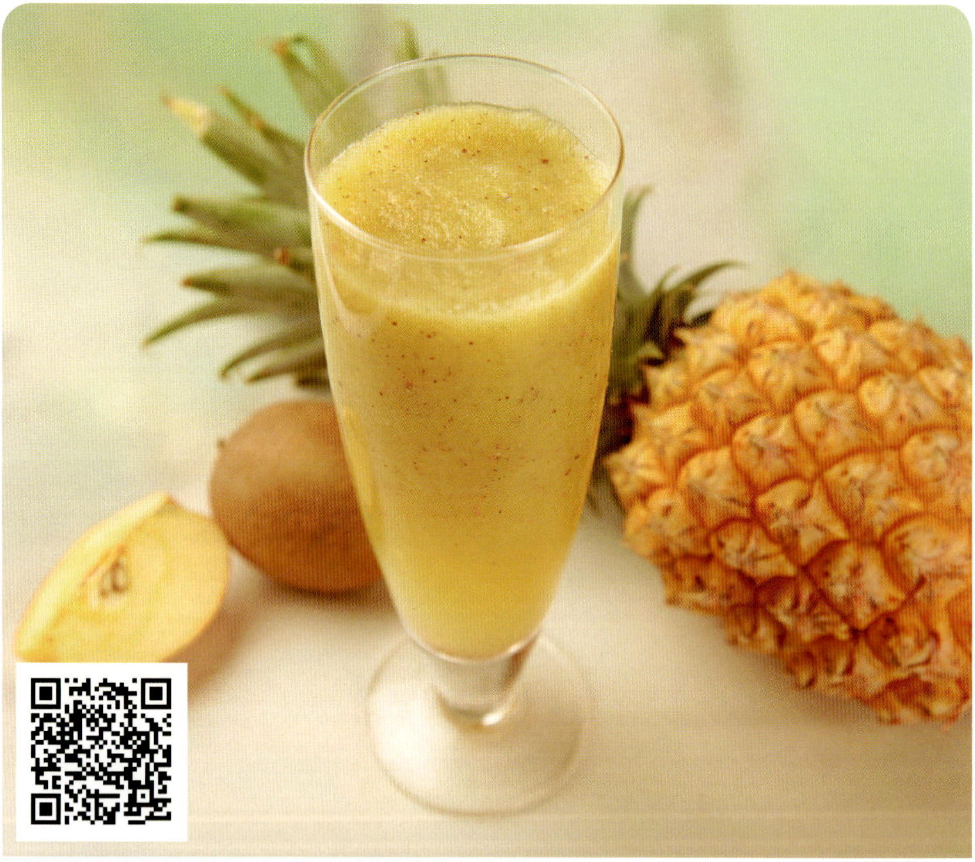

调理食谱 猕猴桃菠萝苹果汁

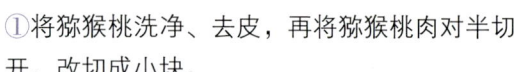

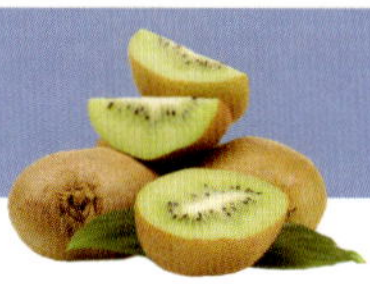

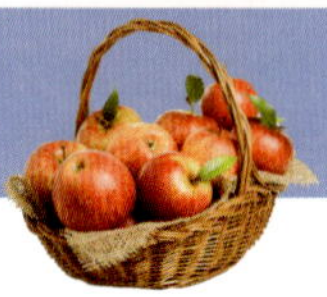

● 原料：猕猴桃肉60克，菠萝肉95克，苹果110克

能量计算器
总热量约129.8千卡
蛋白质1.2克
脂肪0.7克
糖类33.8克

● 制作：

①将猕猴桃洗净、去皮，再将猕猴桃肉对半切开，改切成小块。

②菠萝去皮，将菠萝肉切小块。

③洗净的苹果去核，取肉切小块。

④取榨汁机，选择搅拌刀座组合，倒入水果。

⑤注入适量的纯净水，盖好盖子。

⑥选择“榨汁”功能，再选择“开始”按键，榨取果汁。

⑦断电后将榨好的果汁装入杯中即可。

专家点评 苹果能有效保护血管；猕猴桃具有生津止渴、调中下气、滋补强身的功效；菠萝能预防多余脂肪在血管壁沉积；本品适合糖尿病并发冠心病患者食用。

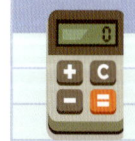

糖尿病并发冠心病蔬果食疗方荟萃

关注"掌厨"——万道美食轻松学,百病消除保健康

更多**糖尿病并发冠心病**蔬果食疗方可在"掌厨"中找到

掌厨 全球最大的视频厨房

- 苹果樱桃汁
- 黄瓜苹果纤体饮
- 牛蒡芡实白萝卜煲排骨
- 玉米苹果豆浆
- 白萝卜玉米陈皮瘦肉汤
- 蜜柚苹果猕猴桃沙拉
- 白萝卜粉丝汤
- 豆腐干洋葱炒肉
- 苹果玉米羹
- 白萝卜海带汤
- 猕猴桃西蓝花青苹果汁
- 洋葱炒豆腐皮
- 蒜苗白萝卜丝
- 芦荟猕猴桃汁
- 洋葱拌腐竹

- 青橄榄鸡汤
- 白萝卜拌金针菇
- 草莓樱桃苹果煎饼
- 洋葱拌西红柿
- 苹果炖鱼
- 红烧白萝卜
- 苹果米糊
- 白萝卜肉丝汤
- 草莓苹果沙拉
- 山竹苹果木瓜船
- 牡蛎白萝卜汤
- 猕猴桃汁
- 洋葱木耳炒鸡蛋
- 萝卜西红柿带鱼汤
- 双果猕猴桃沙拉

- 桃子苹果汁
- 玫瑰苹果茶
- 草莓苹果汁
- 橄榄白萝卜排骨汤
- 小白菜洋葱牛肉粥
- 菠萝苹果汁
- 洋葱火腿煎蛋
- 苹果西蓝花碎米糊
- 黄瓜猕猴桃汁
- 洋葱西蓝花炒牛柳
- 洋葱芦笋烩彩椒
- 肉丝白萝卜
- 猕猴桃菠萝汁
- 洋葱肉末粉丝煲
- 仙人掌枸杞瘦肉汤

糖尿病并发肾病

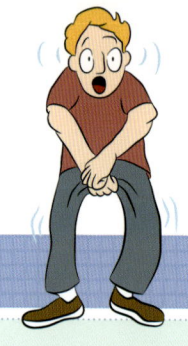

糖尿病引起的肾脏病变是糖尿病的严重并发症之一,也是造成糖尿病患者残疾和死亡的重要原因之一。在我国糖尿病并发肾病的发病率亦呈上升趋势,目前已成为终末期肾脏病的第二位原因,仅次于各种肾小球肾炎。糖尿病肾病是糖尿病全身微血管病性并发症之一,因此发生糖尿病肾病时也往往同时合并其他器官或系统的微血管病,如糖尿病视网膜病变和外周神经病变,所以要及早治疗,预防其他并发症。

饮食原则

①多吃富含维生素的食物。新鲜的蔬菜和水果是碱性食物,既能供给多种维生素,还能有助于肾脏功能的恢复。
②控制蛋白质的摄入量,如果蛋白质供应太多,在体内代谢后,产生的含氮废物也多,排泄时会加重肾脏负担。
③控制膳食脂肪,减少动物脂肪的摄取,并减少摄取含大量胆固醇的食物,如蛋黄、肥肉、动物内脏等。
④限制食盐和水分。严重水肿、高血压患者,应该低盐饮食,且每日进入体内的水分不宜超过1200毫克。同时,忌食咸菜、酱菜、榨菜等含钠盐多的食物。

蔬果宜忌

宜吃的蔬果:樱桃、柚子、苹果、柠檬、苋菜、芹菜、西葫芦、白萝卜
忌吃的蔬果:金橘、香蕉、黑枣、莲藕、莴笋、韭菜、菠菜、香菜

经典搭配

 苹果+樱桃 = 滋养肝肾

 柠檬+马蹄 = 生津止渴

西葫芦+鸡蛋 = 促进肝肾细胞再生

 白萝卜+鸡肉 = 补五脏、益气血

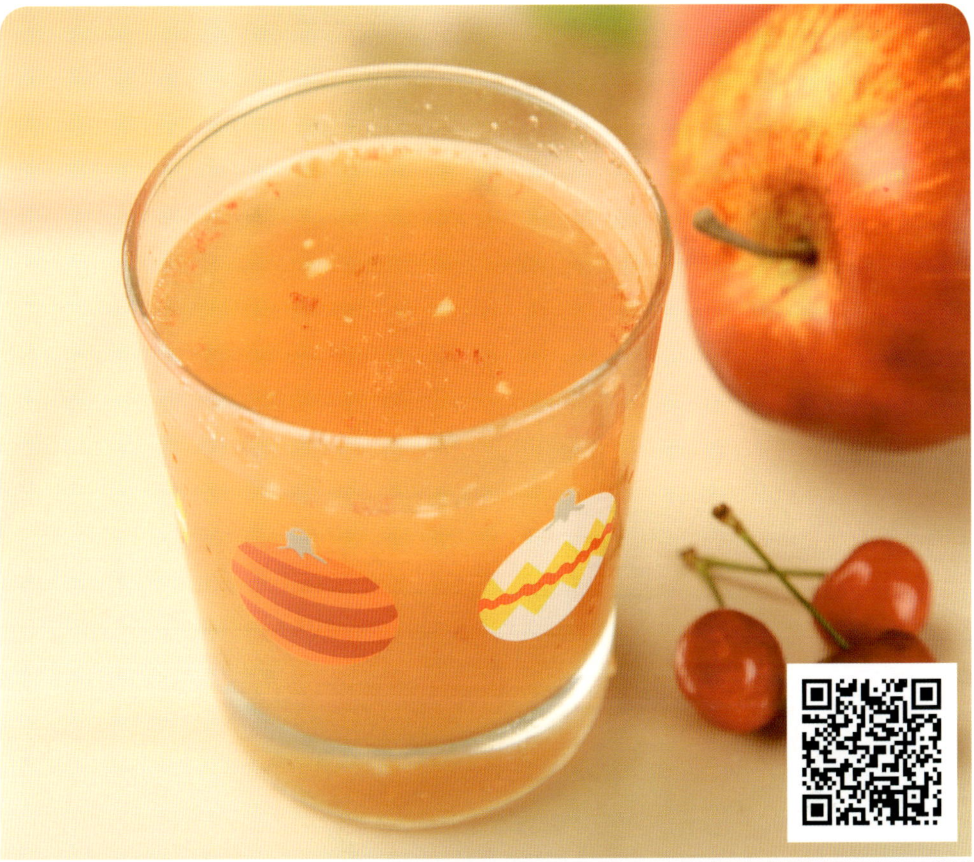

苹果樱桃汁

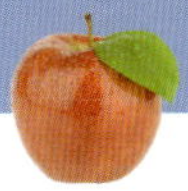

● 原料：苹果130克，樱桃75克

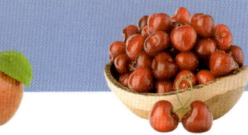

● 制作：

① 将洗净去皮的苹果切开，去核，再把果肉切小块。
② 洗好的樱桃去蒂，去核，备用。
③ 取榨汁机，选择搅拌刀座组合，倒入备好的苹果、樱桃。
④ 注入少许矿泉水，盖好盖子。
⑤ 选择"榨汁"功能，再选择"开始"按键，榨取果汁。
⑥ 断电后揭开盖，倒出果汁，装入杯中即可。

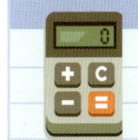

能量计算器
总热量约102.1千卡
蛋白质1.1克
脂肪0.4克
糖类25.2克

专家点评：苹果含有胡萝卜素、多种维生素和矿物质，具有生津止渴、健脾益胃、养心益气等功效；樱桃能益脾胃、滋养肝肾。两者同食，对糖尿病并发肾病有良好的防治效果。

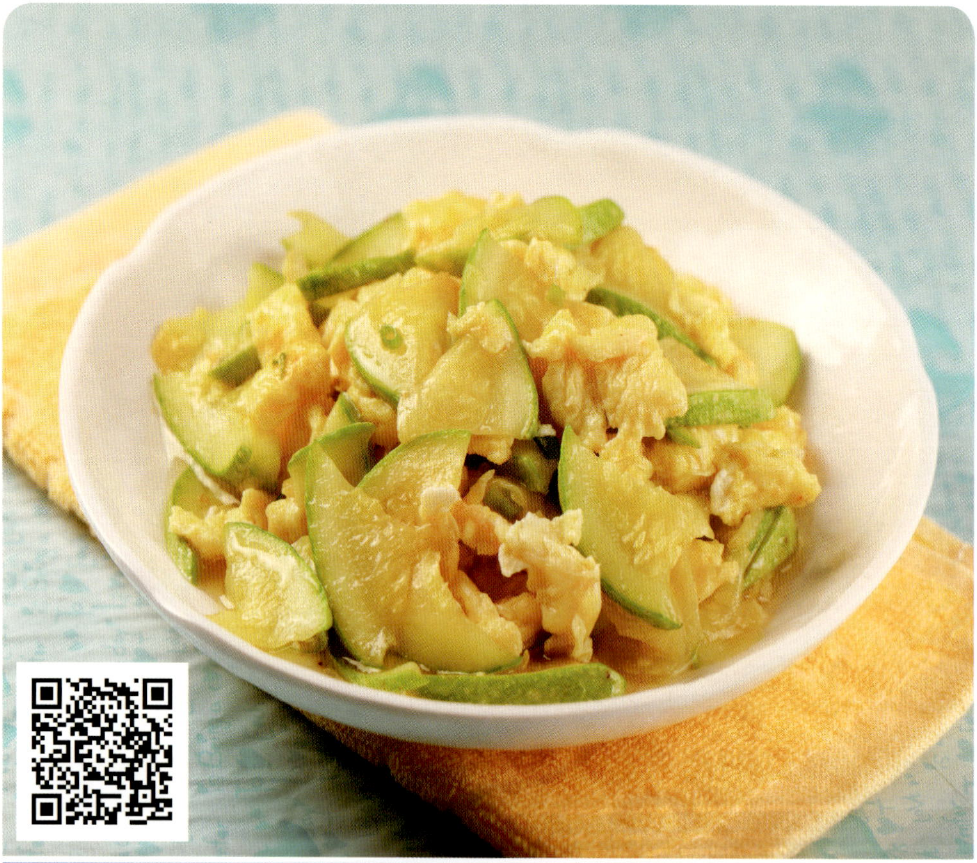

西葫芦炒鸡蛋

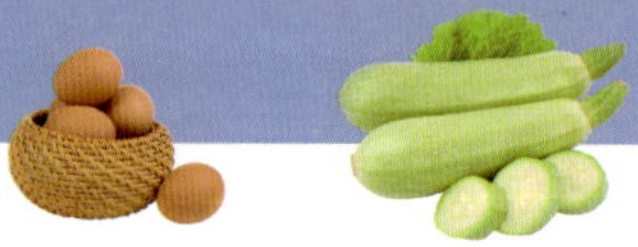

- **原料**：鸡蛋2个，西葫芦120克，葱花少许
- **调料**：盐2克，鸡粉2克，水淀粉3毫升，食用油适量

- **制作**：
① 将洗净的西葫芦切成片。
② 切好的西葫芦倒入放有盐、油的开水锅中，煮1分钟，捞出待用。
③ 鸡蛋打入碗中，搅匀打散；再加入少许盐、鸡粉，调匀。
④ 用油起锅，倒入蛋液，快速拌炒至鸡蛋熟；倒入西葫芦，翻炒均匀。
⑤ 加入盐、鸡粉调味，倒入水淀粉，炒匀。
⑥ 撒上葱花，盛出炒好的菜肴即可。

能量计算器

总热量约165.6千卡
蛋白质14.3克
脂肪9.0克
糖类7.4克

专家点评：西葫芦能促进人体内胰岛素的分泌，可有效地防治糖尿病，有助于增强肝肾细胞的再生能力，与鸡蛋同食，不仅能补充人体所需营养，还有利于防治糖尿病并发肾病。

糖尿病并发肾病蔬果食疗方荟萃

关注"掌厨"——万道美食轻松学，百病消除保健康

更多**糖尿病并发肾病**蔬果食疗方可在"掌厨"中找到

- 柠檬银耳浸苦瓜
- 慈姑炒芹菜
- 蒜苗白萝卜丝
- 芹菜胡萝卜人参果汁
- 西葫芦鸡丝汤
- 肉丝白萝卜
- 清炒苋菜
- 芹菜炒蛋
- 柠檬苹果莴笋汁
- 包菜肉末卷
- 香煎柠檬鱼块
- 芹菜猪肉炒河粉
- 苋菜饼
- 西葫芦牛肉饼
- 白萝卜拌金针菇

- 芹菜西蓝花蔬菜汁
- 鲜薄荷柠檬茶
- 西葫芦蛋饺
- 紫苏柠檬汁
- 芹菜胡萝卜苹果汁
- 薄荷柠檬茶
- 芹菜拌海带丝
- 柠檬芹菜莴笋汁
- 芹菜烧豆腐
- 胡萝卜炒木耳
- 芹菜玉米粥
- 鸡蛋苋菜汤
- 芹菜木耳炒蛋皮
- 苋菜鸡肉烙饼
- 芝麻芹菜

- 果仁凉拌西葫芦
- 红烧白萝卜
- 紫甘蓝芹菜汁
- 西葫芦玉米饼
- 柠檬红茶
- 芹菜拌豆腐干
- 蒜瓣炒苋菜
- 西葫芦双丝
- 苋菜炒饭
- 双仁炒芹菜丁
- 苋菜银鱼汤
- 柠檬冬瓜
- 蒜蓉蒸西葫芦
- 芹菜牛肉丸汤
- 苋菜嫩豆腐汤

糖尿病并发眼病

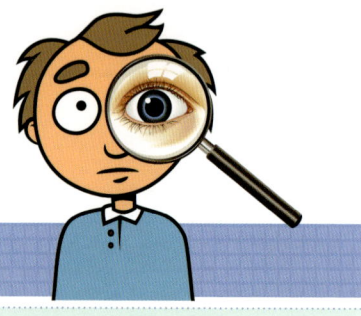

眼病是糖尿病最为常见的慢性并发症之一，它能使患者视力减退，最终导致失明。糖尿病患者发生眼病的概率大大高于非糖尿病患者，几乎所有的眼病都可能发生在糖尿病患者身上，如眼底血管瘤、眼底出血、泪囊炎、青光眼、白内障、视神经萎缩、视网膜脱落等。临床表现主要为视力的改变。病变早期无明显症状，随着病情的发展，会有视力的逐渐减退或有闪光感，长期高血糖患者甚至可导致复视、失明等。

饮食原则

①多食粗纤维、低脂肪、富含维生素A的食物。若糖尿病眼病是由阴虚肝热引起，就需要多食滋阴清肝热的食物，如豆类、玉米面、荞麦面、绿叶菜等。
②控制主食量，但不能过分限食，要少吃多餐，以免造成饥饿。
③严格控制每日摄入的脂肪含量，少吃动物性油脂，多用植物油代替。
④建议不要食用含糖量高的水果、饮料等，血糖如果控制较好，水果可以适当吃一些，但忌过量，并且一定要计算在每天的总热量中。
⑤糖尿病并发眼病患者忌辛辣、刺激食物，如辣椒、葱、蒜和油炸食品、肥肉等肥腻食品。

蔬果宜忌

宜吃的蔬果：柚子、草莓、山楂、柠檬、荠菜、西红柿、菠菜、白萝卜
忌吃的蔬果：红枣、桂圆、杨桃、黑枣、甜瓜、香椿、蒜苗、甜菜

经典搭配

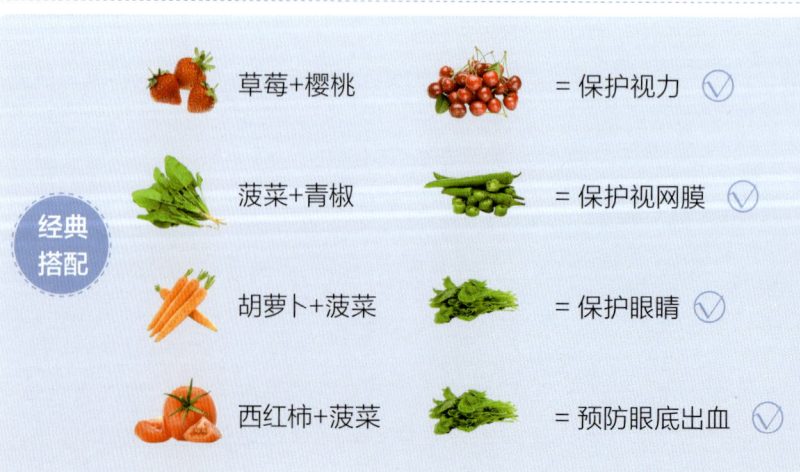

草莓+樱桃 = 保护视力
菠菜+青椒 = 保护视网膜
胡萝卜+菠菜 = 保护眼睛
西红柿+菠菜 = 预防眼底出血

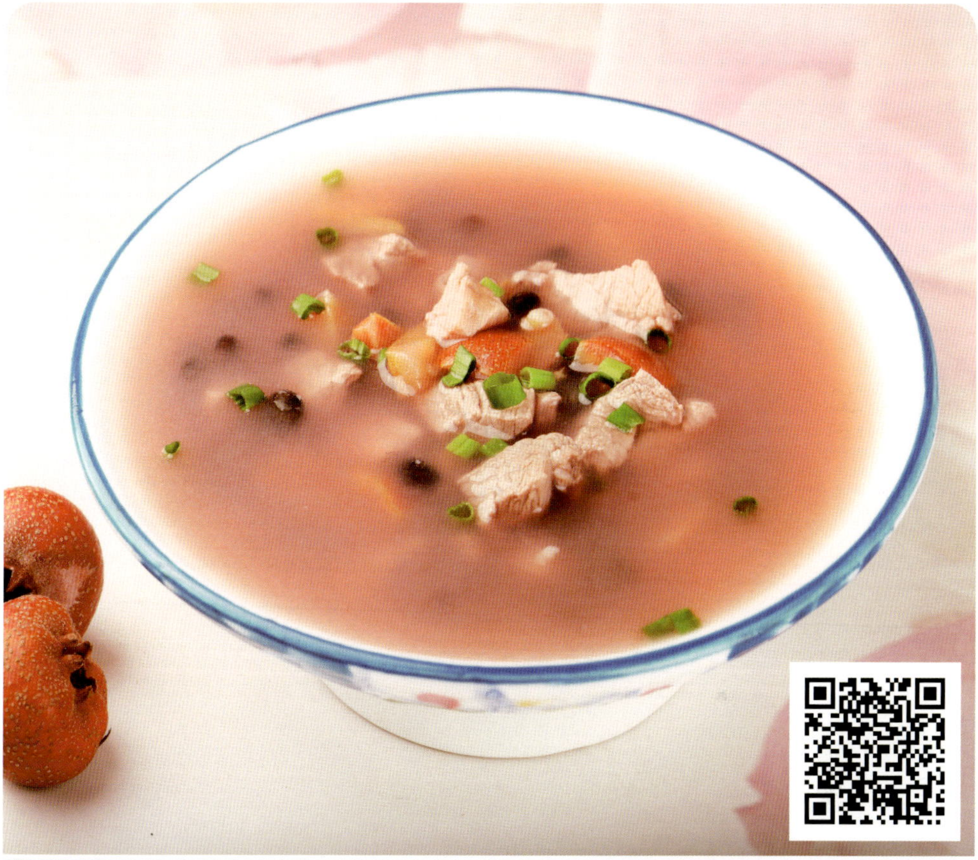

山楂黑豆瘦肉汤

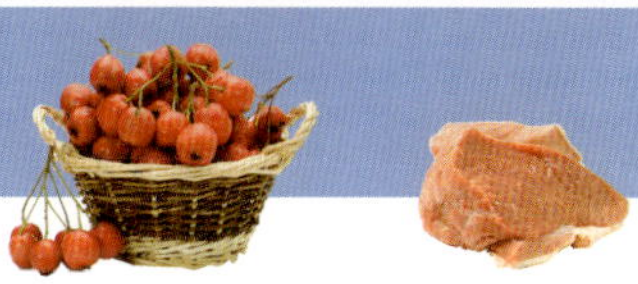

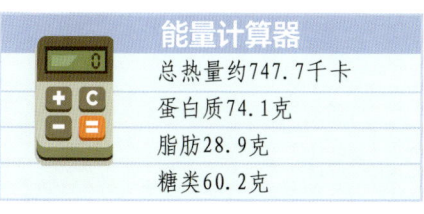

- **原料**：山楂80克，水发黑豆120克，猪瘦肉150克，葱花少许
- **调料**：料酒10毫升，鸡粉、盐各2克

- **制作**：

①山楂洗干净，再切成小块；猪瘦肉切片，再切成丁，备用。

②砂锅中注入适量清水烧开，倒入黑豆、瘦肉丁、山楂，搅匀；淋入料酒，搅拌均匀，盖上盖，煮至食材熟透。

③揭开砂锅盖，放入少许鸡粉、盐，用勺拌匀，调味。

④关火后盛出煮好的汤料，装入汤碗中。

⑤撒上葱花即可。

能量计算器

总热量约	747.7千卡
蛋白质	74.1克
脂肪	28.9克
糖类	60.2克

 专家点评：黑豆含有不饱和脂肪酸，有促进脂肪和胆固醇代谢的作用，与山楂同食，能有效防治糖尿病并发症进一步恶化。此外，黑豆纤维素含量高，可促进肠胃蠕动，预防便秘。

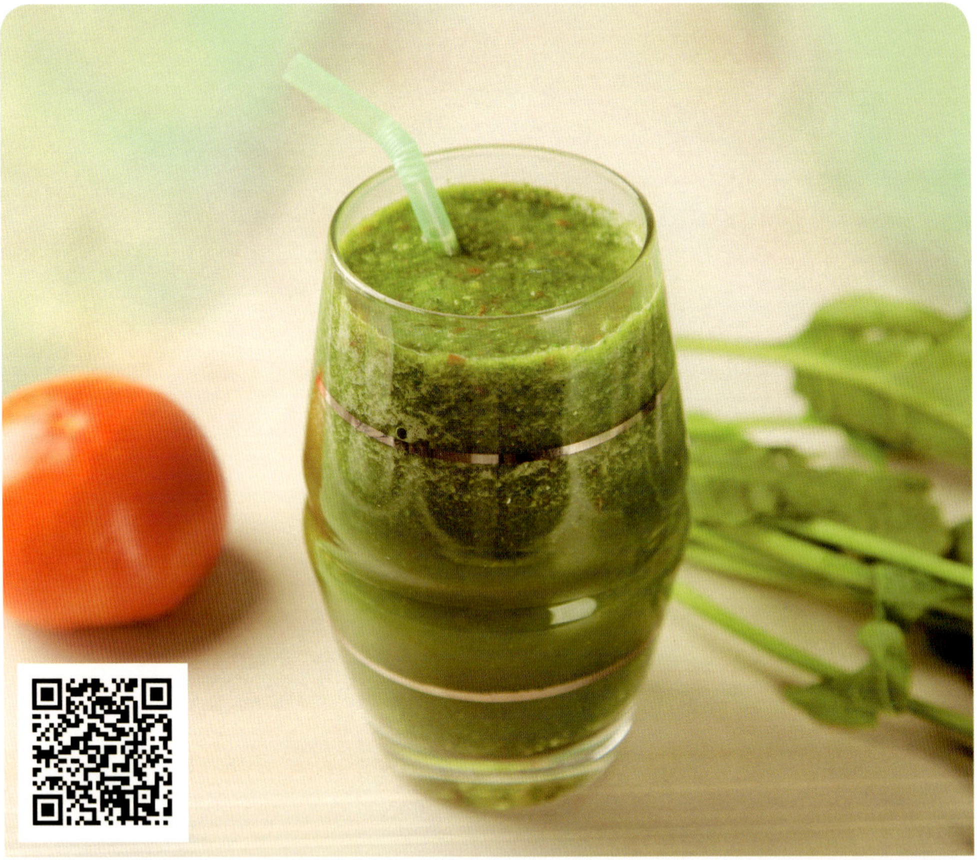

西红柿菠菜汁

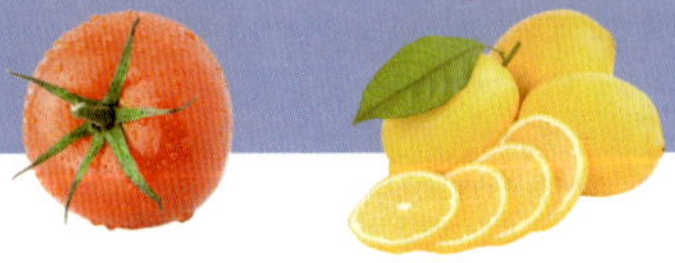

- **原料**：西红柿135克，柠檬片30克，菠菜70克
- **调料**：盐少许

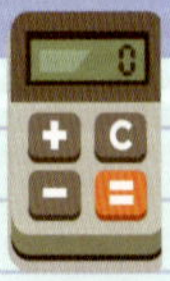

- **制作**：
① 洗净的菠菜去除根部，再切成小段。
② 将西红柿洗净，对半切开，切成瓣，再切成小块，备用。
③ 取榨汁机，选择搅拌刀座组合，倒入菠菜段，放入柠檬片和西红柿块。
④ 倒入适量纯净水，加入少许盐，盖上盖子。
⑤ 选择"榨汁"功能，选择"开始"按键，开始榨取蔬果汁。
⑥ 断电后倒出蔬果汁，装入杯中即成。

能量计算器
- 总热量约53.0千卡
- 蛋白质3.4克
- 脂肪0.8克
- 糖类10.4克

专家点评：西红柿可预防眼底出血；菠菜含有胡萝卜素、B族维生素、烟酸、钙、磷、铁等营养成分，具有补血止血、调中气等功效。此道膳食是防治糖尿病并发眼病的食疗佳品。

糖尿病并发眼病蔬果食疗方荟萃

关注"掌厨"——万道美食轻松学,百病消除保健康

更多**糖尿病并发眼病**蔬果食疗方可在"掌厨"中找到

- 草莓苹果沙拉
- 枸杞拌菠菜
- 西红柿芹菜莴笋汁
- 牛肉炒芹菜
- 紫苏柠檬汁
- 西红柿炒包菜
- 双菇玉米菠菜汤
- 山楂四味汤
- 柠檬芹菜莴笋汁
- 冬瓜菠菜汤
- 山楂鱼块
- 鱼头菠菜炖豆腐
- 柠檬冬瓜
- 菠菜芹菜粥
- 西红柿洋葱汤

- 西红柿木耳鱼片汤
- 草莓苹果汁
- 菠菜平菇鸡蛋汤
- 鲜薄荷柠檬茶
- 荞麦山楂豆浆
- 柠檬红茶
- 山楂薏米水
- 薄荷柠檬汁
- 山楂灵芝香菇汤
- 柠檬苹果莴笋汁
- 西红柿青椒炒茄子
- 香煎柠檬鱼块
- 西红柿炒洋葱
- 山楂酸梅汤
- 菠菜洋葱牛奶羹汁

- 芝麻洋葱拌菠菜
- 家常山药炒西红柿
- 柠檬银耳浸苦瓜
- 西红柿生鱼豆腐汤
- 芝麻拌菠菜
- 双花山楂茶
- 薄荷柠檬茶
- 西红柿炒丝瓜
- 菠菜炒香菇
- 草莓樱桃苹果煎饼
- 柠檬胡椒牛肉
- 西红柿鸡蛋炒牛肉
- 包菜菠菜汤
- 西红柿柚子汁
- 猴头菇山楂瘦肉汤

糖尿病并发高血压

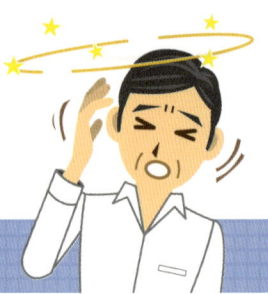

糖尿病患者患高血压的概率明显高于一般人群，而且比一般并发症发生得早，患者比例随着糖尿病患者人数的增加而增高。糖尿病并发高血压的最大危害是加速大动脉硬化，所以患者极易发生诸如脑血管意外、冠心病、高血压性心脏病、糖尿病性肾脏疾病、眼底病变、周围动脉硬化及坏疽等并发症。糖尿病并发高血压也是糖尿病患者因冠心病致死的重要危险因素之一。

饮食原则

①选择"二多"的食物。"二多"是指多蔬菜、多粗粮，蔬菜含有大量的维生素、纤维素以及微量元素，对于控制血压、调控血糖有很大的帮助。
②宜选择"三少"食物。"三少"为少盐、少油、少腌制，盐是导致高血压的重要"元凶"；动物油中含有较高的饱和脂肪酸和胆固醇，会使人体器官老化、血管硬化；加工食品如火腿、腌肉等，多含钠较高，不利于血糖、血压的控制。
③合理摄入蛋白质和脂肪。从食物中合理均衡地摄取蛋白质和脂肪是降低高血压的关键，故应忌食高脂肪食物，多摄入含优质蛋白的食物。
④少用或不用浓茶、咖啡、辣椒、酒等对神经系统刺激的食物。

蔬果宜忌

宜吃的蔬果：柑橘、苹果、山楂、西红柿、芹菜、芥菜、茼蒿、茭白
忌吃的蔬果：香蕉、葡萄、柿子、金橘、桂圆、杨梅、甜瓜、甜菜

经典搭配

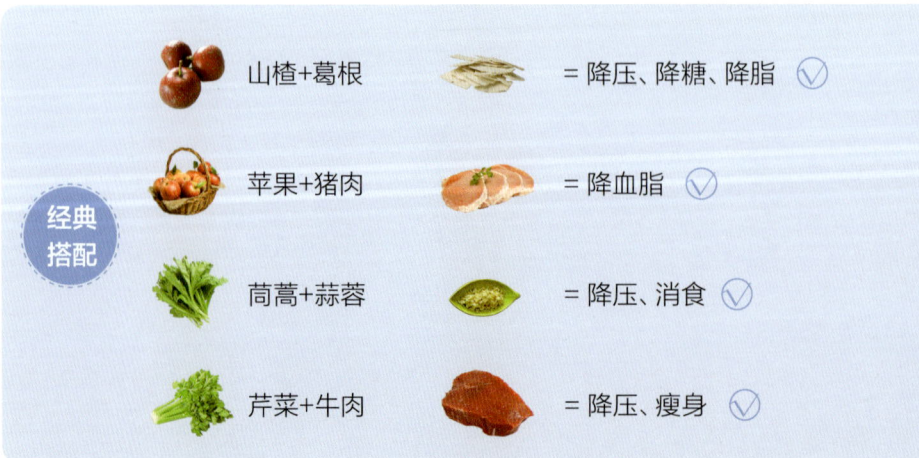

山楂+葛根 = 降压、降糖、降脂 ✓
苹果+猪肉 = 降血脂 ✓
茼蒿+蒜蓉 = 降压、消食 ✓
芹菜+牛肉 = 降压、瘦身 ✓

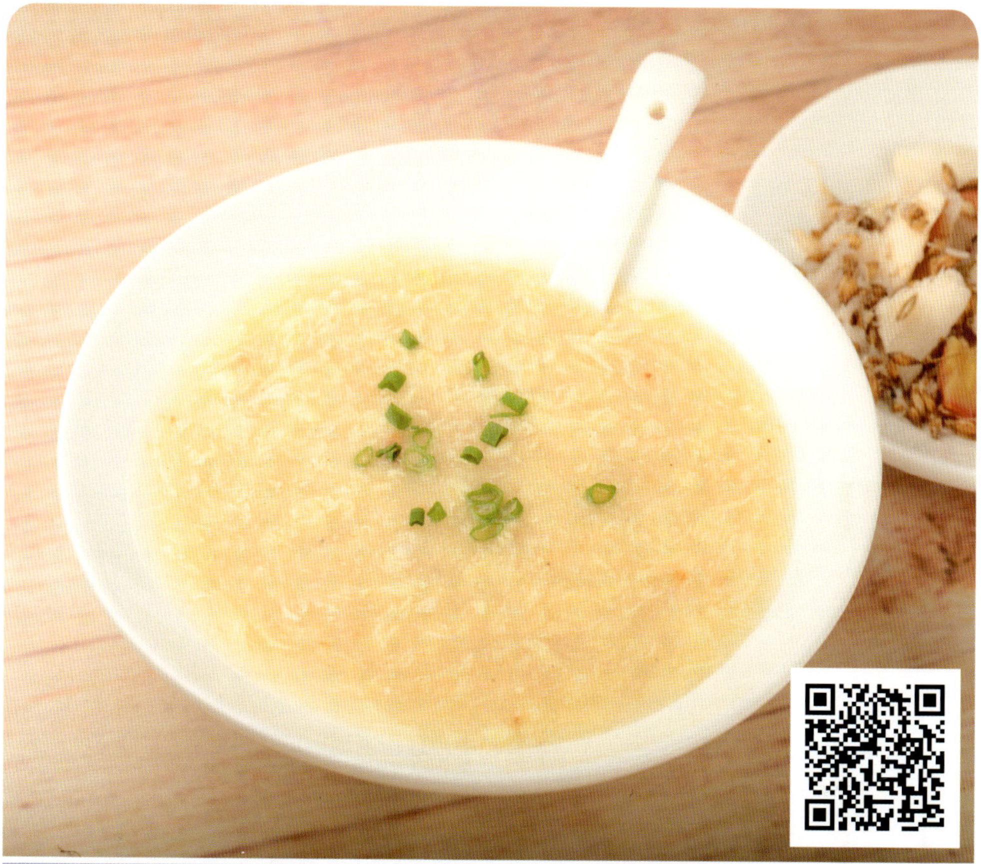

山楂葛粉蛋糊

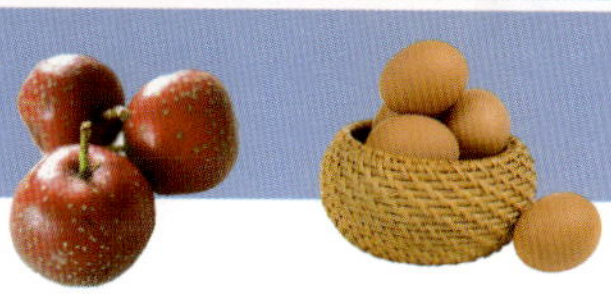

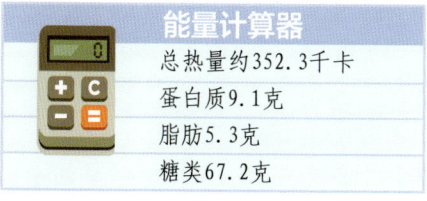

- **原料**：山楂90克，鸡蛋50克，葛根粉40克，淮山片20克，麦芽15克
- **调料**：盐少许

- **制作**：
① 山楂、淮山片切小块，鸡蛋制成蛋液。
② 砂锅中注入适量清水烧开，倒入备好的山楂、淮山、麦芽；用小火煮15分钟，至析出有效成分。
③ 揭盖，捞出材料，加入盐调味。
④ 再倒入葛根粉，用中火拌煮至材料呈糊状，倒入蛋液，边倒边搅拌。
⑤ 续煮片刻，待液面浮现蛋花，关火，将其装入碗中即成。

能量计算器

总热量约	352.3千卡
蛋白质	9.1克
脂肪	5.3克
糖类	67.2克

专家点评：葛根具有降糖、降压、降脂、增加皮肤弹性等功效，山楂能强心、增加动脉血流量、降低血压和胆固醇、软化血管。两者同食，能有效防治糖尿病并发高血压。

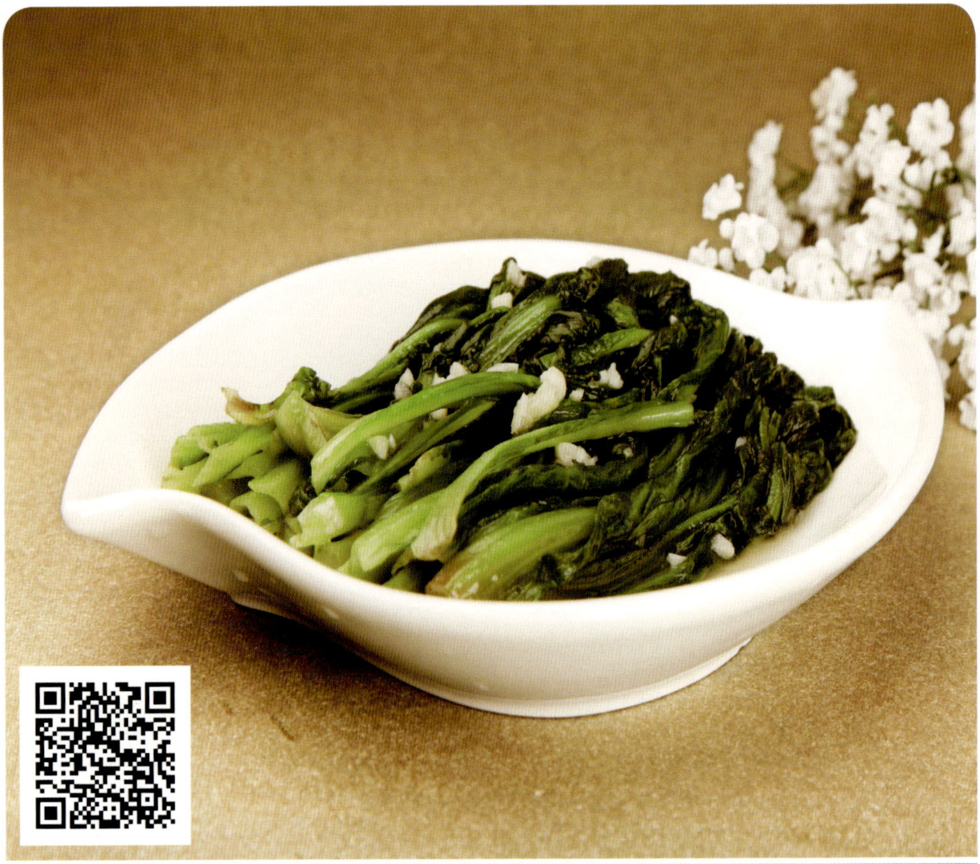

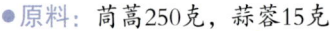

蒜蓉炒茼蒿

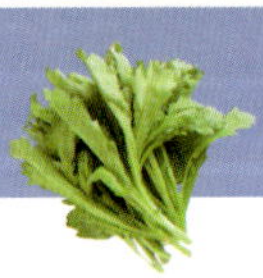

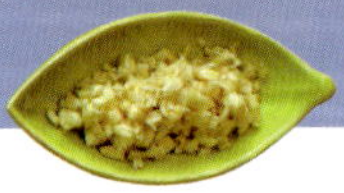

- 原料：茼蒿250克，蒜蓉15克
- 调料：盐2克，味精、食用油各适量

● 制作：
① 将备好的茼蒿清洗干净。
② 锅中倒入适量食用油，烧热，倒入备好的蒜蓉，煸香。
③ 倒入洗好的茼蒿，拌炒匀；加入少许清水，翻炒片刻。
④ 再加入适量盐、味精，调味，翻炒片刻，至食材熟透。
⑤ 将炒好的茼蒿盛出装盘即成。

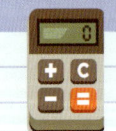

能量计算器

总热量约	71.4千卡
蛋白质	5.4克
脂肪	0.8克
糖类	13.9克

专家点评：茼蒿富含水分、蛋白质、糖类、胡萝卜素、维生素及钙、磷、铁、钾等矿物质，有降血压、润肺补肝、开胃消食、稳定情绪、消痰止咳、防止记忆力减退等作用。

糖尿病并发高血压蔬果食疗方荟萃

关注"掌厨"——万道美食轻松学，百病消除保健康

更多**糖尿病并发高血压**蔬果食疗方可在"掌厨"中找到

- 山楂陈皮麦芽茶
- 苹果橘子汁
- 茼蒿炒豆腐
- 西红柿鸡蛋炒牛肉
- 茼蒿拌鸡丝
- 菠萝苹果汁
- 西红柿木耳鱼片汤
- 茼蒿炒豆干
- 山楂黑豆瘦肉汤
- 西红柿炒丝瓜
- 橄榄菜炒茭白
- 西红柿芹菜汁
- 彩椒茄子
- 苹果汁绿茶
- 西红柿苹果汁

- 香菇扒茼蒿
- 陈皮山楂豆浆
- 黄瓜苹果纤体饮
- 玉米须山楂茶
- 黄瓜芹菜苹果汁
- 荷叶丹参山楂茶
- 苹果玉米粥
- 丹参山楂三七茶
- 白灼茼蒿
- 山楂果茶
- 西红柿烩花菜
- 山楂酸梅汤
- 西红柿炒洋葱
- 山楂四味汤
- 山竹苹果木瓜船

- 胡萝卜苹果汁
- 鱼香茭白
- 双花山楂茶
- 黄瓜苹果酸奶汁
- 西红柿炒包菜
- 茭白丝炒青豆
- 山楂灵芝香菇汤
- 茭白炒鸡蛋
- 西红柿洋葱汤
- 茭白鸡丁
- 山楂羹
- 紫甘蓝拌茭白
- 玫瑰苹果茶
- 西红柿柚子汁
- 山楂鱼块

糖尿病并发高脂血症

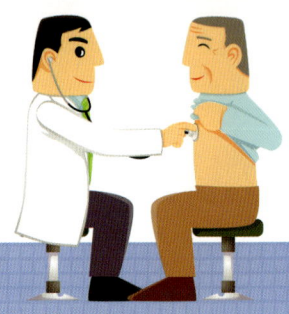

糖尿病并发高脂血症是最常见的并发症之一，它是由糖尿病所致的脂质代谢异常所引发的。临床表现主要是脂质在真皮内沉积所引起的黄色瘤和脂质在血管内皮沉积所引起的动脉硬化。在日常保健中，要使升高的三酰甘油、胆固醇和低密度脂蛋白水平有所下降，高密度脂蛋白逐渐升高，才能达到控制血脂的目的，预防血管并发症的发生与发展。

饮食原则

①根据病情轻重与体力活动控制每日摄入的总能量，防止热量摄入过多。
②多食蔬菜及含糖量低的水果。新鲜蔬菜及瓜果是维生素、钙、钾、镁、纤维素和果胶的主要来源，食物中的纤维果胶可降低人体对胆固醇的吸收。
③遵循早餐吃好，午餐吃饱，晚餐吃少的原则。早餐摄入营养丰富的食物，中餐在摄入丰富营养的同时应摄入足够的量，晚餐吃七分饱即可。
④尽量少食用含高脂肪、高胆固醇、高糖的食物。糖尿病患者的血糖指数偏高，高糖食物无疑会使血糖进一步升高；高脂肪、高胆固醇的摄入会使血脂含量上升，要少食。

蔬果宜忌

宜吃的蔬果：山楂、木瓜、火龙果、猕猴桃、甜椒、南瓜、石花菜、洋葱
忌吃的蔬果：葡萄、香蕉、金橘、柿子、桂圆、甜瓜、甜菜、芋头

经典搭配

 火龙果+西瓜 = 降脂、降压 ✓

 山楂+白菜心 = 减肥、降压 ✓

 南瓜+芹菜 = 降脂、降糖 ✓

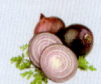 洋葱+鸡蛋 = 保护心血管

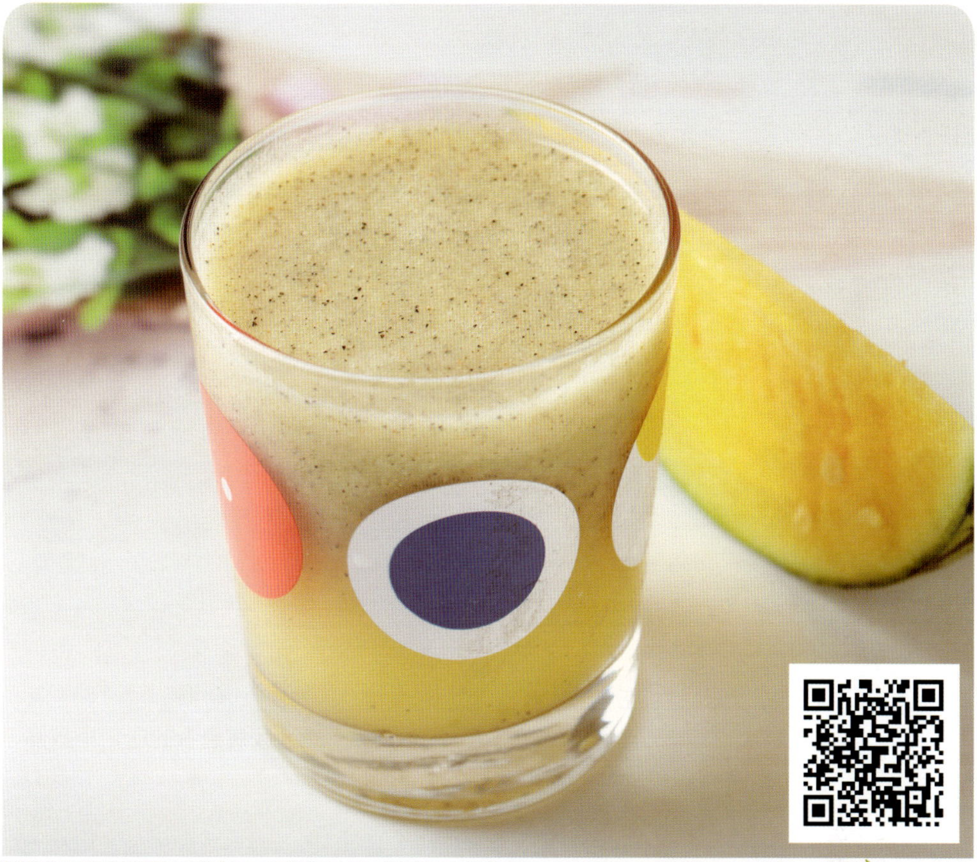

 调理食谱
火龙果西瓜汁

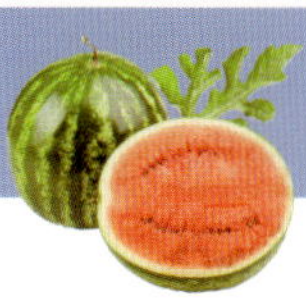

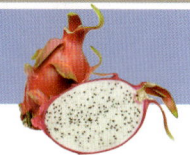

● 原料：西瓜130克，火龙果80克

● 制作：

①西瓜对半切开，去除表皮，取其果肉，切成小块。
②火龙果对半切开，取出果肉，切成小块。
③取榨汁机，选择搅拌刀座组合。
④将切好的果肉放入榨汁机，倒入适量纯净水，盖上盖。
⑤选择"榨汁"功能，再选择"开始"按键，开始榨取果汁。
⑥断电后揭开盖，将果汁倒入杯中即可。

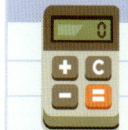

能量计算器	
总热量约79.8千卡	
蛋白质1.7克	
脂肪0.3克	
糖类20.5克	

 专家点评　西瓜具有降血脂、降血压等功效；火龙果含有的花青素，能够增强血管弹性，保护动脉血管内壁，抑制炎症和过敏。两者同食，能帮助糖尿病患者降糖、降脂。

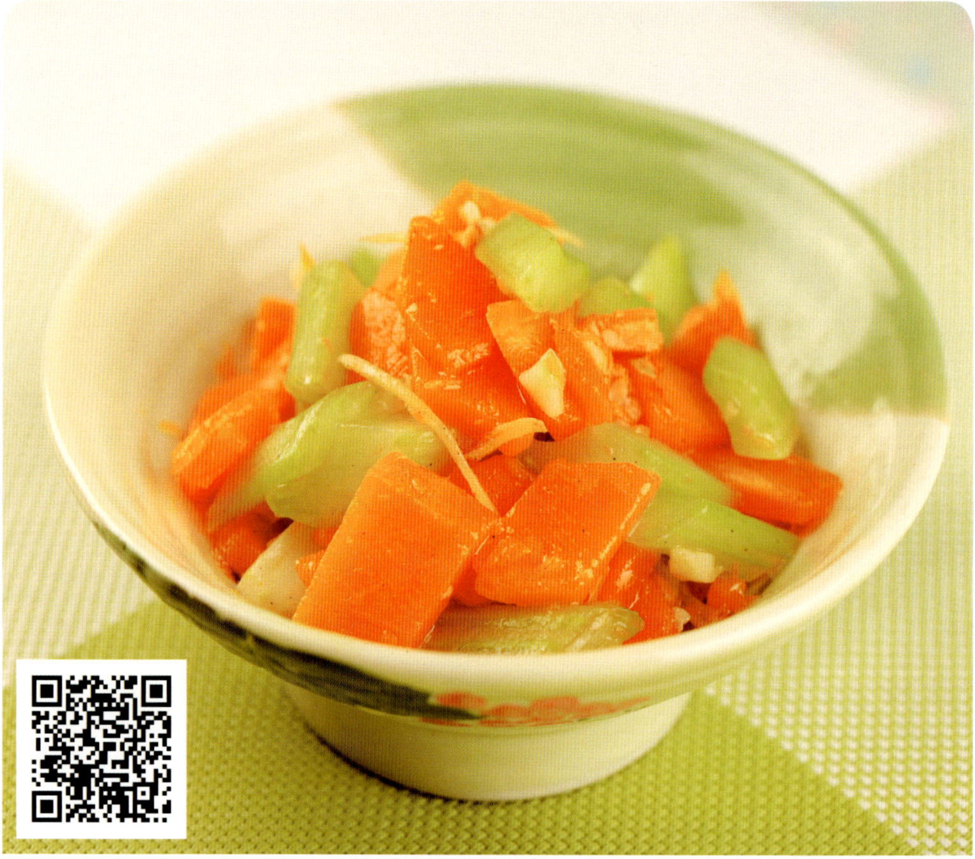

调理食谱 西芹炒南瓜

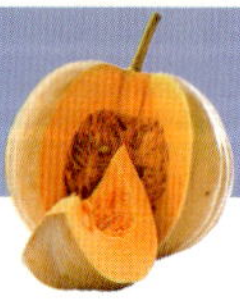

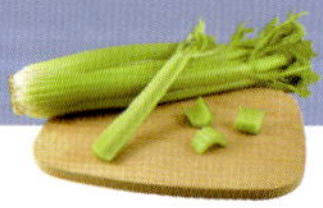

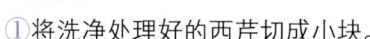

- **原料**：南瓜200克，西芹60克，蒜末、姜丝、葱末各少许
- **调料**：盐2克，鸡粉3克，水淀粉、食用油各适量

- **制作**：
  ① 将洗净处理好的西芹切成小块。
  ② 南瓜去蒂、去皮，再切成片。
  ③ 锅中注水烧开，加入盐、鸡粉、食用油，倒入南瓜、西芹，煮1分钟。
  ④ 将煮好的食材捞出，沥干水分，备用。
  ⑤ 用油起锅，倒入蒜末、姜丝、葱末，爆香；倒入南瓜和西芹，加入盐、鸡粉，翻炒均匀；倒入水淀粉，拌炒均匀至全部食材入味。
  ⑥ 起锅，将西芹和南瓜盛入碗中即可。

能量计算器

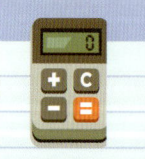

总热量约51.2千卡
蛋白质1.8克
脂肪0.26克
糖类13.5克

专家点评：南瓜含有矿物质、氨基酸、可溶性纤维、微量元素等，其中钴是胰岛细胞合成胰岛素所必需的微量元素，可延缓肠道对糖和脂质的吸收，常食对糖尿病患者有益。

糖尿病并发高脂血症蔬果食疗方荟萃

关注"掌厨"——万道美食轻松学,百病消除保健康

更多**糖尿病并发高脂血症**蔬果食疗方可在"掌厨"中找到

- 猕猴桃菠萝苹果汁
- 洋葱拌西红柿
- 甜椒牛肉丝
- 南瓜蒸滑鸡
- 猕猴桃西蓝花青苹果汁
- 洋葱西蓝花炒牛柳
- 甜椒紫甘蓝拌木耳
- 豆腐干洋葱炒肉
- 猕猴桃菠萝汁
- 洋葱炒豆腐皮
- 小南瓜炒鸡蛋
- 洋葱肉末粉丝煲
- 双果猕猴桃沙拉
- 豆芽拌洋葱
- 八宝南瓜

- 松仁山药炒玉米
- 百部杏仁炖木瓜
- 姜汁芥蓝烧豆腐
- 菠萝苦瓜鸡块汤
- 荷叶丹参山楂茶
- 银耳木瓜汤
- 玉米须山楂茶
- 木瓜草鱼汤
- 双花山楂茶
- 杨桃甜橙木瓜沙拉
- 山楂陈皮麦芽茶
- 凉拌木瓜
- 猕猴桃苹果黄瓜沙拉
- 西芹炒木瓜
- 山楂鱼块

- 清炖南瓜汤
- 猕猴桃汁
- 小白菜洋葱牛肉粥
- 南瓜牛柳条
- 黄瓜猕猴桃汁
- 洋葱火腿煎蛋
- 清炒小南瓜丝
- 洋葱芦笋烩彩椒
- 芦荟猕猴桃汁
- 洋葱木耳炒鸡蛋
- 南瓜炒鸡丁
- 山楂果茶
- 小南瓜炒肉丝
- 猕猴桃樱桃粥
- 双菇山药汤

糖尿病并发脑血管病

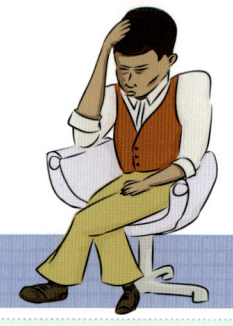

糖尿病并发脑血管病严重威胁着患者的生命安全,是导致糖尿病患者残疾、死亡的主要原因之一。糖尿病病人并发脑血管病的发病率为非糖尿病病人的4倍,其临床表现与一般的单纯脑血管病变相似,但主要以脑血栓形式出现,脑出血相对较少,还可反复出现小中风,或者完全无中风发作而表现为假性球麻痹,如舌、软腭、咽喉、颜面、咀嚼肌的中枢性瘫痪等。

饮食原则

①控制总热量。根据患者年龄、性别、体质、劳动强度等因素,合理控制饮食,控制热量摄入。
②多食粗粮及富含膳食纤维的食物,不仅能满足人体必需的营养素,而且还能促进肠道的消化吸收,减少脂肪的摄入,防治便秘。
③严格控制每日摄入的脂肪含量,多用植物油代替动物油。不摄取多余脂肪,不加重血管负担,达到降低血脂、预防动脉粥样硬化、防止血栓的形成、减少脑血管意外发生的目的。
④戒烟、戒酒,不用浓茶、咖啡、辣椒、芥末等对神经系统有刺激性的食物。

蔬果宜忌

宜吃的蔬果:猕猴桃、苹果、石榴、仙人掌、洋葱、空心菜、芦笋、菠菜
忌吃的蔬果:山竹、柿子、荔枝、桂圆、蒜苗、韭菜、百合、甜菜

经典搭配

 猕猴桃+菠萝 = 降压、降脂

 苹果+茶叶 = 保护心脏

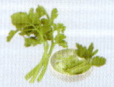 芹菜+西红柿 = 降压、排出胆固醇

 空心菜+鸡蛋 = 降糖

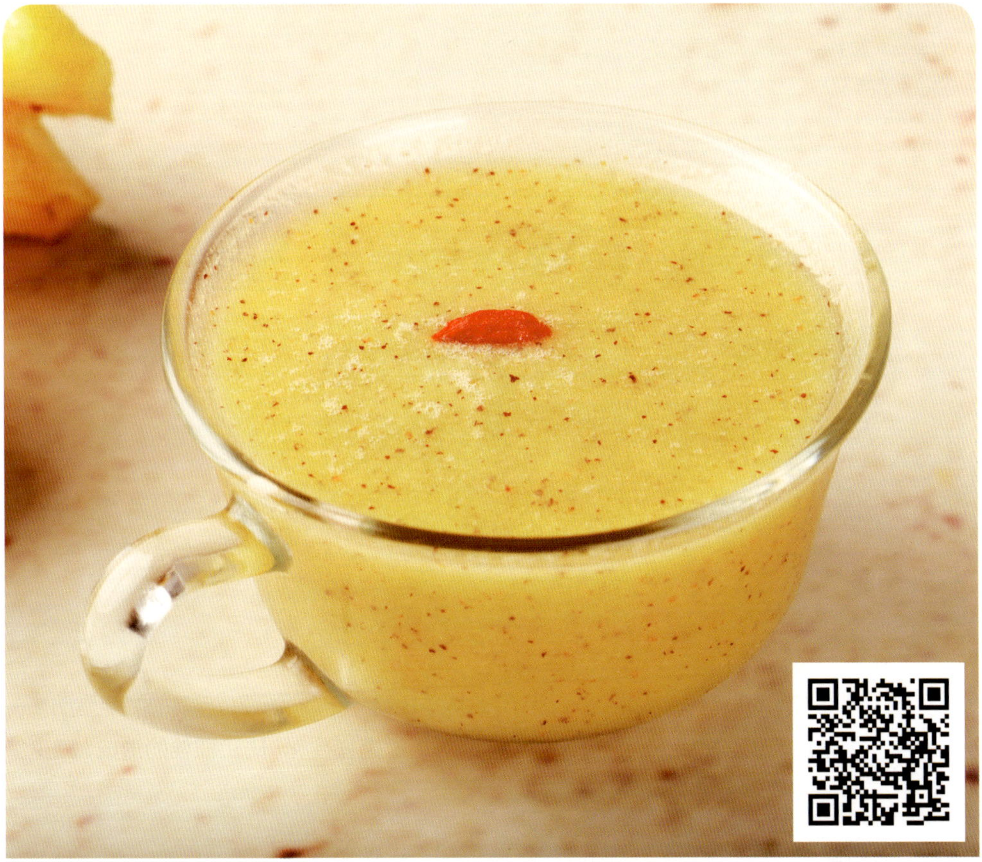

调理食谱 猕猴桃菠萝汁

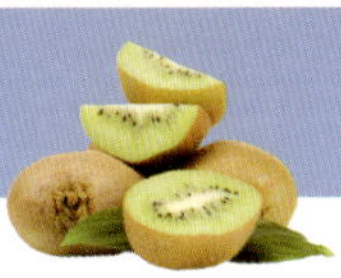

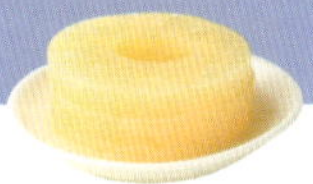

●原料：猕猴桃90克，菠萝100克

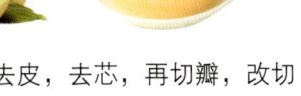

●制作：

①将洗净的猕猴桃去皮，去芯，再切瓣，改切成小块。
②洗净去皮的菠萝切成小块，备用。
③取榨汁机，选择搅拌刀座组合，倒入切好的猕猴桃、菠萝。
④倒入适量矿泉水。
⑤盖上盖子，选择"榨汁"功能，再选择"开始"按键，榨取果汁。
⑥把榨好的果汁倒入杯中即可。

能量计算器
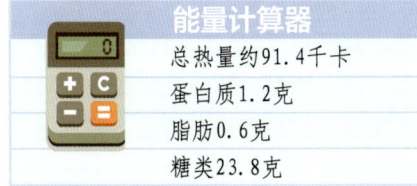

总热量约91.4千卡
蛋白质1.2克
脂肪0.6克
糖类23.8克

专家点评：猕猴桃有助于改善体内血液循环；菠萝能分解蛋白质，溶解阻塞于组织中的纤维蛋白和血凝块，改善局部的血液循环。本品适合糖尿病并发脑血管疾病患者食用。

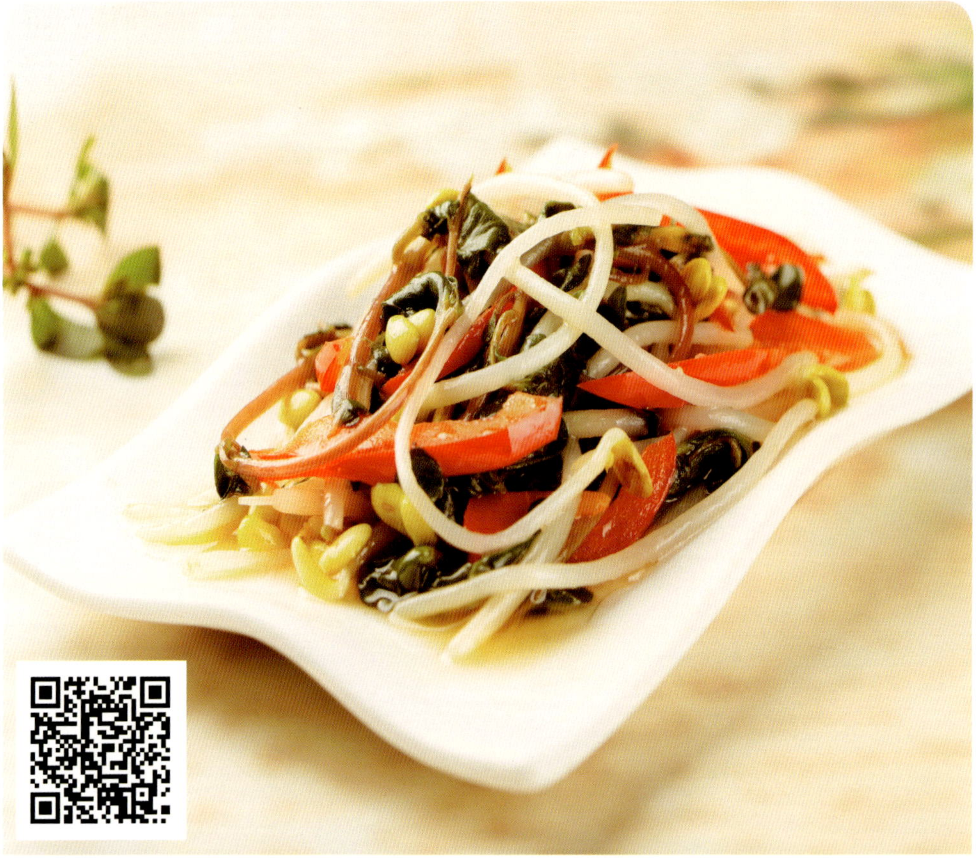

调理食谱 马齿苋炒黄豆芽

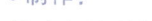

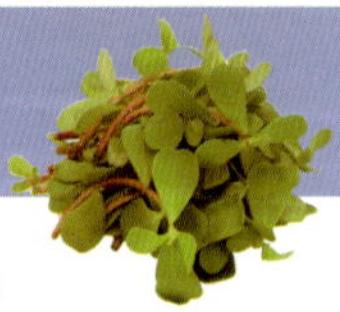

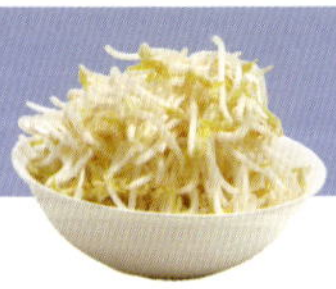

- **原料**：马齿苋100克，黄豆芽100克，彩椒50克
- **调料**：盐2克，鸡粉2克，水淀粉4毫升，食用油适量

- **制作**：
  ① 洗净的彩椒切成条，备用。
  ② 锅中注入清水烧开，放入食用油，倒入黄豆芽、彩椒，煮半分钟，至其断生。
  ③ 捞出焯煮好的黄豆芽和彩椒，沥干水分，装入盘中待用。
  ④ 用油起锅，倒入马齿苋，放入黄豆芽、彩椒，翻炒片刻，加入盐、鸡粉，倒入水淀粉，炒匀调味。
  ⑤ 关火后将炒好的食材盛出，装入盘中即可。

能量计算器

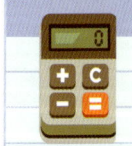

能量计算器
总热量约80.5千卡
蛋白质7.5克
脂肪2.2克
糖类11.6克

专家点评：黄豆芽可补充肝病患者所需的蛋白质和维生素；马齿苋具有很高的营养价值和药用价值，有"天然抗生素"之称。两者同食，是糖尿病并发脂肪肝患者的食疗佳品。

糖尿病并发脂肪肝蔬果食疗方荟萃

关注"掌厨"——万道美食轻松学,百病消除保健康

更多**糖尿病并发脂肪肝**蔬果食疗方可在"掌厨"中找到

- 黄瓜苹果纤体饮
- 蒜蓉蒸西葫芦
- 大碗花菜
- 芦笋金针
- 苹果汁绿茶
- 西葫芦炒鸡蛋
- 彩椒木耳烧花菜
- 芦笋瘦肉汤
- 黄瓜苹果汁
- 慈姑花菜汤
- 双椒芦笋炒牛肉
- 西葫芦鸡丝汤
- 苹果西蓝花碎米糊
- 芦笋扒冬瓜
- 西葫芦双丝

- 猕猴桃菠萝苹果汁
- 黄瓜苹果酸奶汁
- 猕猴桃汁
- 黄瓜芹菜苹果汁
- 猕猴桃西蓝花青苹果汁
- 胡萝卜苹果汁
- 黄瓜猕猴桃汁
- 苹果玉米粥
- 芦荟猕猴桃汁
- 胡萝卜黄瓜苹果汁
- 双果猕猴桃沙拉
- 苹果米糊
- 猕猴桃苹果黄瓜沙拉
- 苹果玉米羹
- 猕猴桃樱桃粥

- 西葫芦炒肉片
- 铁板花菜
- 玫瑰苹果茶
- 平菇炒西葫芦
- 芦笋玉米番茄汤
- 红椒炒花菜
- 苹果炖鱼
- 芦笋鱼片卷蒸滑蛋
- 干煸花菜
- 芦笋西红柿鲜奶汁
- 菠萝苹果汁
- 西红柿花菜粥
- 玉米须芦笋鸭汤
- 西葫芦牛肉饼
- 芹菜大米粥

糖尿病并发便秘

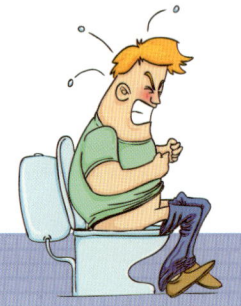

糖尿病并发便秘一般为间歇性便秘,多由热燥伤津、阳虚燥结、气机郁滞,或久病气虚血虚所致,中医理论中将其划分为热秘、寒秘、气秘、虚秘。66%以上糖尿病病人有明显的迷走神经功能异常,其会导致胃液分泌减少,引起食物排入十二指肠困难,减慢肠蠕动,因而容易便秘。另外,患糖尿病时,由于代谢紊乱,蛋白质呈负平衡,以致腹肌和会阴肌张力不足,排便无力。

饮食原则

①规范控制饮食量。糖尿病患者为了控制血糖,一般会减少食物摄入,肠道得不到适当的充盈,蠕动功能减弱,就会引起便秘。因此,每天在控制好血糖的前提下应进食一定量的食物。

②适量进食含纤维素高的食物。纤维素能促进肠胃蠕动,帮助排便,故应多食富含纤维素的食物,如蔬菜、水果之类,但必须注意控制总能量摄入。

③合理摄入油脂食品。油脂食物能促进脂溶性维生素的吸收,有一定的润肠作用。但糖尿病并发便秘的患者应该谨慎摄入油脂食品,尽量用植物油代替动物油满足人体所需脂肪。

蔬果宜忌

宜吃的蔬果:草莓、菠萝、猕猴桃、苹果、菠菜、空心菜、仙人掌、芥蓝

忌吃的蔬果:榴莲、石榴、柿子、番石榴、红枣、韭菜

经典搭配

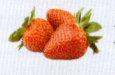 草莓+无糖酸奶 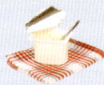 = 促进维生素B_{12}的吸收

 猕猴桃+姜汁 = 清热止渴

 菠菜+芝麻油 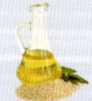 = 润燥通便

 仙人掌+枸杞 = 润肠止血

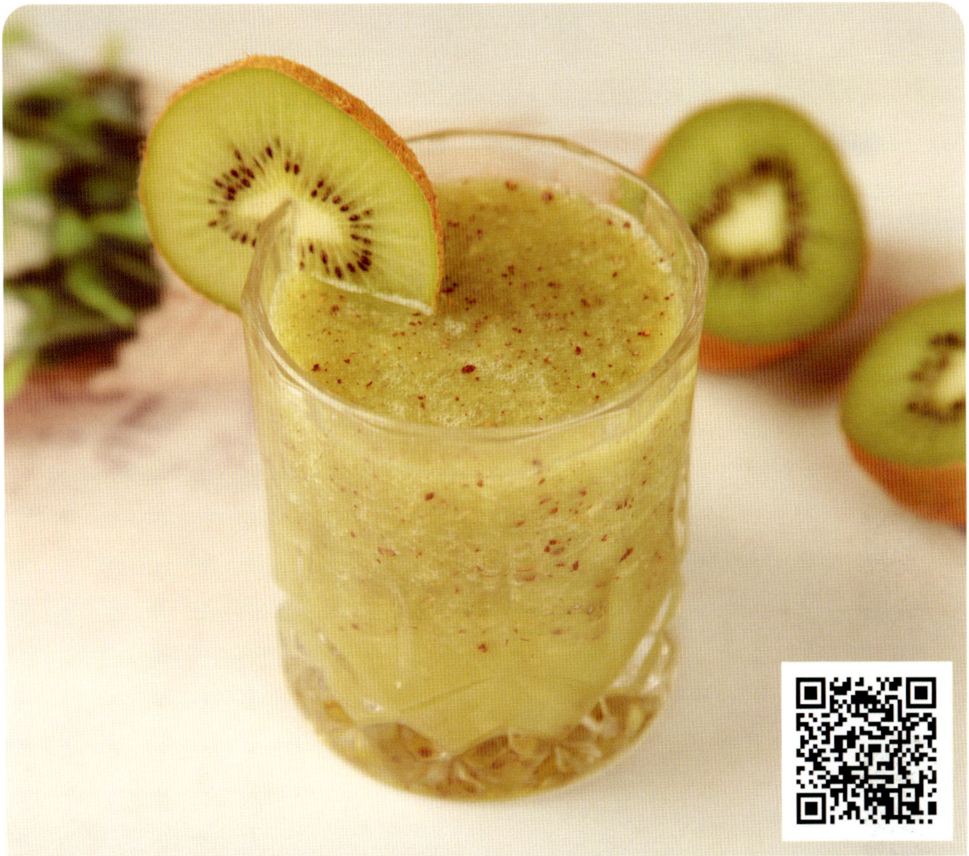

猕猴桃汁

调理食谱

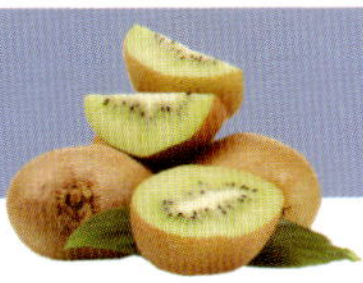

●原料：猕猴桃果肉100克

●制作：
① 将猕猴桃洗干净，去皮，再将猕猴桃果肉切小块。
② 取出榨汁机，再放入已经切好的猕猴桃果肉小块。
③ 注入适量纯净水，至水位线即可；盖好榨汁机盖子。
④ 选择"榨汁"功能，榨取果汁。
⑤ 断电后揭开盖，倒出榨好的猕猴桃汁，装入杯中即成。

能量计算器

总热量约56千卡
蛋白质0.8克
脂肪0.6克
糖类14.5克

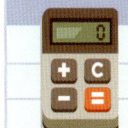 **专家点评**：猕猴桃具有生津解热、调中下气、止渴利尿、滋补强身等功效。猕猴桃还能稳定情绪、降低胆固醇、帮助消化、预防便秘以及保护心脏。

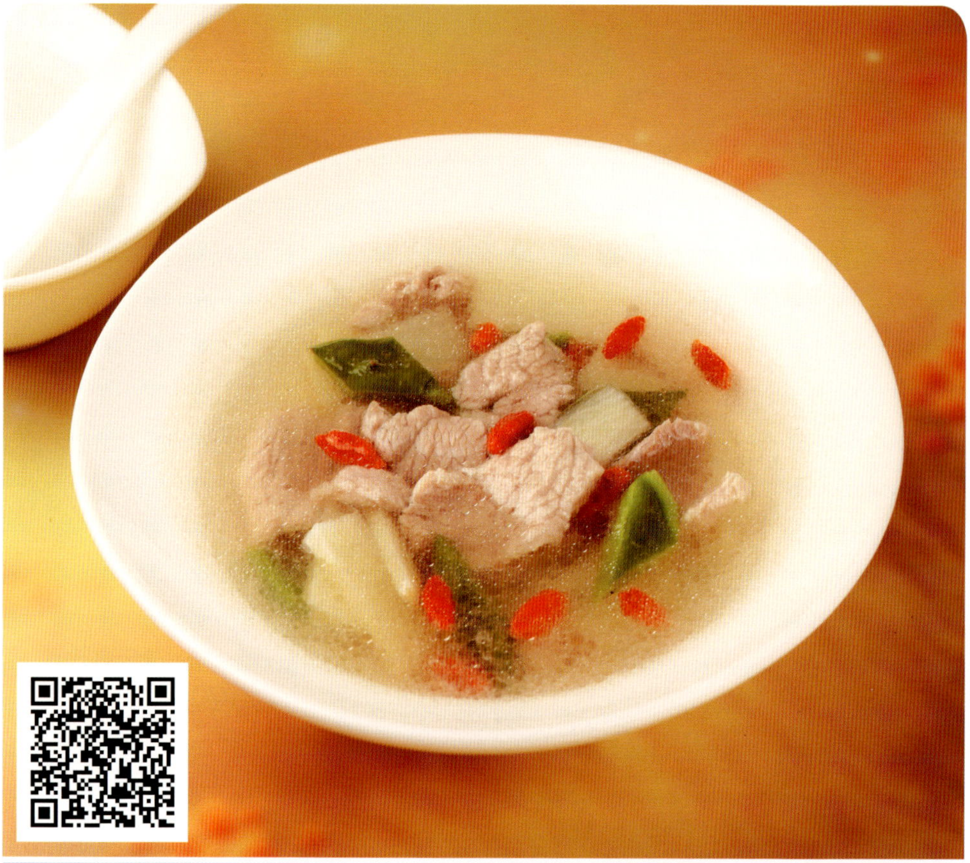

仙人掌枸杞瘦肉汤

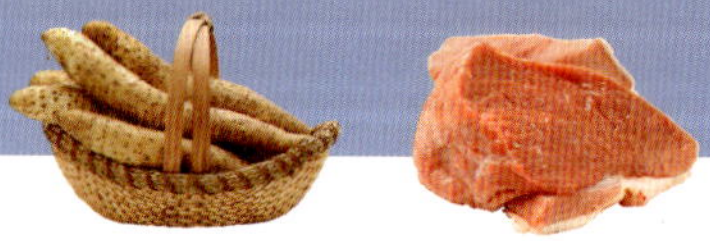

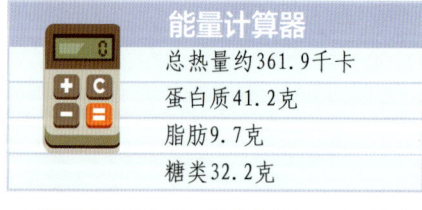

- **原料**：仙人掌150克，山药120克，猪瘦肉180克，枸杞12克
- **调料**：盐3克，鸡粉3克，水淀粉4毫升，食用油适量

●**制作**：

①将洗净的山药去皮，再切成块，仙人掌切成小块，猪瘦肉切片。

②将肉片装入碗中，放入1克盐、鸡粉，淋入水淀粉、食用油，拌匀；腌渍10分钟，至其入味。

③锅中注水烧开，放入山药，淋入食用油、2克盐、2克鸡粉，放入枸杞、瘦肉片，拌匀。

④加入仙人掌，搅拌几下，煮至沸。

⑤盛出煮好的汤料，装入汤碗中即可。

能量计算器

总热量约361.9千卡
蛋白质41.2克
脂肪9.7克
糖类32.2克

专家点评　仙人掌具有高钾、低钠、低糖的特点，能消除体内多余的脂肪和糖分，可预防血压升高。仙人掌还有润肠健胃的功效，比较适合糖尿病并发便秘的患者食用。

糖尿病并发便秘蔬果食疗方荟萃

关注"掌厨"——万道美食轻松学，百病消除保健康

更多**糖尿病并发便秘**蔬果食疗方可在"掌厨"中找到

- 苹果樱桃汁
- 包菜菠菜汤
- 黄瓜猕猴桃汁
- 肉末炒芥蓝
- 黄瓜苹果酸奶汁
- 双果猕猴桃沙拉
- 冬瓜菠菜汤
- 爽口芥蓝
- 苹果汁绿茶
- 双菇玉米菠菜汤
- 猕猴桃苹果黄瓜沙拉
- 白灼芥蓝
- 黄瓜苹果汁
- 菠菜平菇鸡蛋汤
- 菠萝苹果汁

- 蒜蓉芥蓝片
- 桃子苹果汁
- 枸杞拌芥蓝梗
- 黄瓜苹果纤体饮
- 芥蓝拌黄豆
- 玫瑰苹果茶
- 姜汁芥蓝
- 苹果玉米粥
- 农家小炒芥蓝
- 胡萝卜苹果汁
- 芥蓝炒牛肉
- 苹果炖鱼
- 草莓樱桃苹果煎饼
- 番石榴水果沙拉
- 草莓苹果沙拉

- 猕猴桃菠萝苹果汁
- 芥蓝炒冬瓜
- 苹果橘子汁
- 鱼头菠菜炖豆腐
- 猕猴桃西蓝花青苹果汁
- 草菇扒芥蓝
- 黄瓜芹菜苹果汁
- 菠菜炒香菇
- 猕猴桃樱桃粥
- 葱油芥蓝
- 山竹苹果木瓜船
- 猕猴桃菠萝汁
- 芝麻拌菠菜
- 草莓苹果汁
- 菠菜西蓝花汁

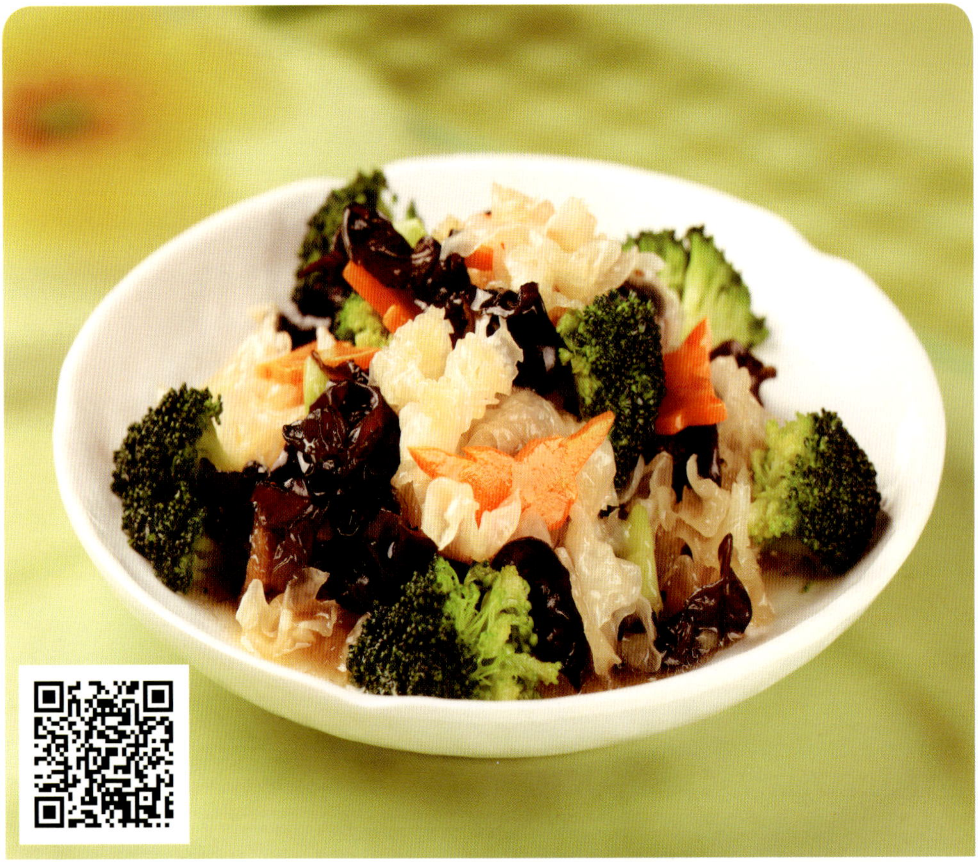

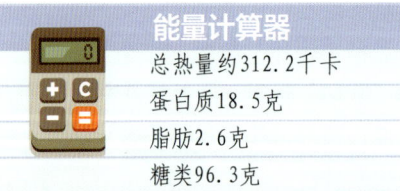

西蓝花炒双耳

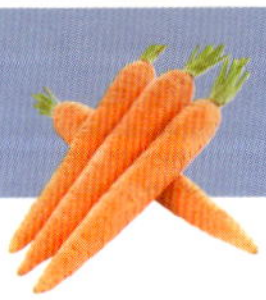

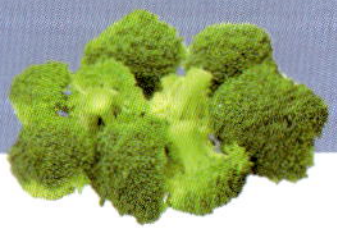

- **原料**：胡萝卜片20克，西蓝花100克，水发银耳100克，水发木耳35克，姜片、蒜末、葱段各适量
- **调料**：盐3克，鸡粉4克，料酒10毫升，蚝油10毫升，水淀粉4毫升，食用油适量

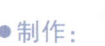

制作：

① 将洗净的西蓝花切成小块，水发银耳、水发木耳切成小块。
② 锅中注水烧开，倒入木耳、银耳、西蓝花，煮至断生后捞出，沥干水分，备用。
③ 用油起锅，放入姜片、蒜末、葱段、胡萝卜，爆香；倒入焯煮好的食材，翻炒均匀。
④ 淋入少许料酒、蚝油、盐、鸡粉，炒匀调味，用水淀粉勾芡，炒匀。
⑤ 关火后盛出炒好的菜肴，装盘即可。

能量计算器

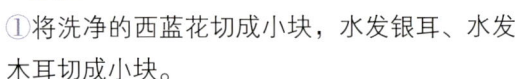

能量计算器
总热量约312.2千卡
蛋白质18.5克
脂肪2.6克
糖类96.3克

专家点评：西蓝花有杀菌和防止感染的功效；木耳可抑制血小板凝聚，降低血液中胆固醇含量；银耳有益气清肠、滋阴润肺的作用。本品适合糖尿病并发肺结核的患者食用。

糖尿病并发肺结核蔬果食疗方荟萃

关注"掌厨"——万道美食轻松学,百病消除保健康

更多**糖尿病并发肺结核**蔬果食疗方可在"掌厨"中找到

- 干煸苦瓜
- 猕猴桃汁
- 西蓝花芹菜苹果汁
- 猕猴桃西蓝花青苹果汁
- 香葱苦瓜圈
- 猕猴桃菠萝汁
- 木耳鸡蛋西蓝花
- 芦荟猕猴桃汁
- 苦瓜红椒炒肉
- 猕猴桃樱桃粥
- 香菇炒西蓝花
- 猕猴桃苹果黄瓜沙拉
- 红椒苦瓜丝
- 草莓樱桃苹果煎饼
- 西蓝花冬瓜

- 肉丝白萝卜
- 苦瓜炒牛肉
- 白萝卜海带汤
- 苦瓜拌鸡片
- 白萝卜肉丝
- 香菇炒苦瓜
- 白萝卜粉丝汤
- 豆豉青椒炒苦瓜
- 红烧白萝卜
- 菠萝炒苦瓜
- 白萝卜玉米陈皮瘦肉汤
- 鱼香苦瓜
- 牛蒡芡实白萝卜煲排骨
- 玉米须芦笋鸭汤
- 白萝卜拌金针菇

- 猕猴桃菠萝苹果汁
- 凉拌西蓝花
- 苦瓜鱼片汤
- 杏鲍菇扣西蓝花
- 黄瓜猕猴桃汁
- 西蓝花炒牛肉
- 山药炒苦瓜
- 西蓝花炒什蔬
- 双果猕猴桃沙拉
- 草菇西蓝花
- 鸡蓉酿苦瓜
- 西蓝花炒鸡片
- 草莓苹果沙拉
- 滑子菇炒西蓝花
- 蒜片苦瓜

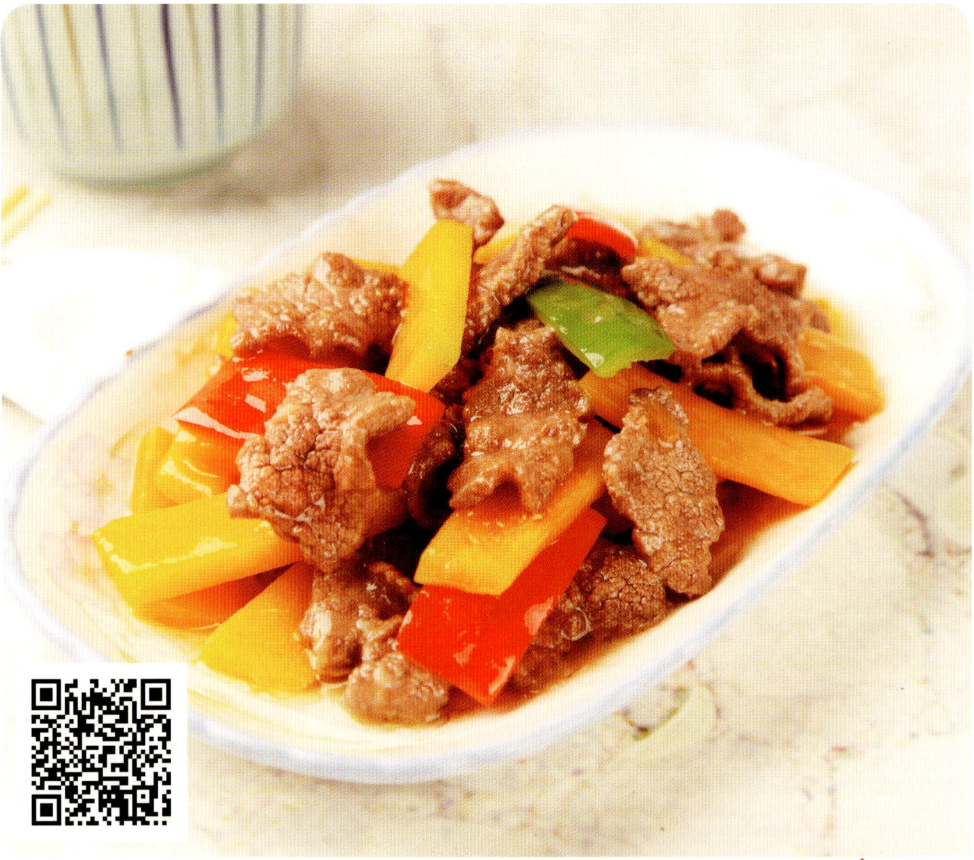

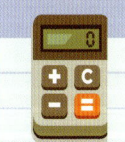

调理食谱 南瓜炒牛肉

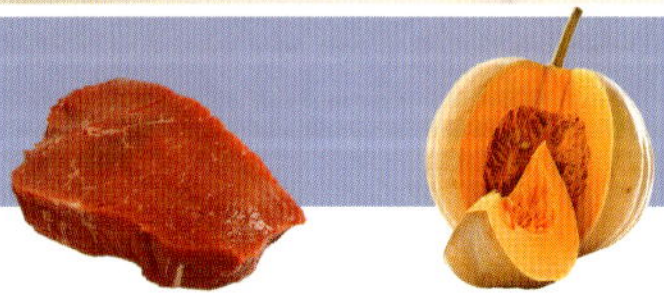

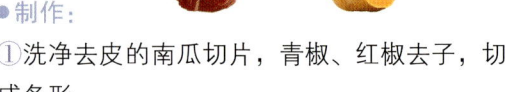

● **原料**：牛肉175克，南瓜150克，青椒、红椒各少许

● **调料**：盐3克，鸡粉2克，料酒10毫升，生抽4毫升，水淀粉、食用油各适量

● **制作**：

① 洗净去皮的南瓜切片，青椒、红椒去子，切成条形。

② 牛肉切片装入碗中，用调料腌渍10分钟。

③ 锅中注入清水烧开，倒入南瓜片，拌匀，煮至断生，放入青椒、红椒，拌匀，淋入少许食用油，捞出沥干，装盘待用。

④ 用油起锅，倒入牛肉炒至变色，淋入料酒，加入剩余食材、盐、鸡粉、水淀粉，炒匀。

⑤ 关火后盛出炒好的菜肴即可。

能量计算器

总热量约218.5千卡
蛋白质36.4克
脂肪 4.2克
糖类10.1克

 专家点评：牛肉含有蛋白质、牛磺酸、维生素A、维生素B_6、钙、磷、铁、钾、硒等营养成分，具有补中益气、滋养脾胃、强健筋骨等功效，能预防糖尿病并发骨质疏松。

糖尿病并发骨质疏松蔬果食疗方荟萃

关注"掌厨"——万道美食轻松学，百病消除保健康

更多**糖尿病并发骨质疏松**蔬果食疗方可在"**掌厨**"中找到

- 西红柿苹果汁
- 慈姑炒芹菜
- 南瓜西红柿山楂煲瘦肉
- 牛蒡芡实白萝卜煲排骨
- 西红柿鸡蛋炒牛肉
- 芹菜胡萝卜人参果汁
- 原味南瓜汤
- 红烧白萝卜
- 西红柿芹菜莴笋汁
- 芹菜拌豆腐干
- 蓝莓南瓜
- 白萝卜肉丝
- 西红柿洋葱炒蛋
- 芹菜炒蛋
- 南瓜口蘑汤

- 柠檬银耳浸苦瓜
- 西红柿柚子汁
- 鲜薄荷柠檬茶
- 西红柿洋葱汤
- 紫苏柠檬汁
- 西红柿青椒炒茄子
- 柠檬红茶
- 西红柿生鱼豆腐汤
- 薄荷柠檬茶
- 西红柿炒包菜
- 柠檬芹菜莴笋汁
- 西红柿木耳鱼片汤
- 柠檬苹果莴笋汁
- 西红柿烩花菜
- 葛根猪骨汤

- 芹菜西蓝花蔬菜汁
- 白萝卜拌金针菇
- 西红柿芹菜汁
- 紫菜南瓜汤
- 紫甘蓝芹菜汁
- 白萝卜玉米陈皮瘦肉汤
- 西红柿菠菜汁
- 橄榄白萝卜排骨汤
- 芹菜胡萝卜苹果汁
- 白萝卜粉丝汤
- 西红柿炒丝瓜
- 芙蓉南瓜汤
- 芹菜拌海带丝
- 白萝卜海带汤
- 西红柿煮口蘑

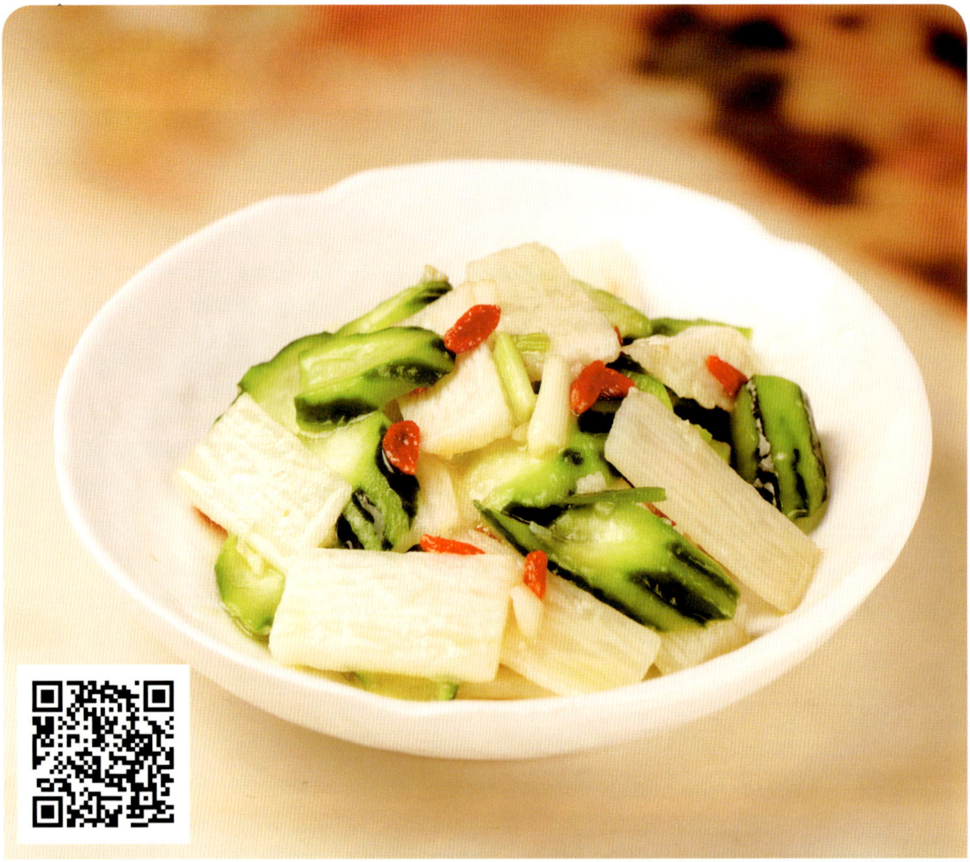

丝瓜炒山药

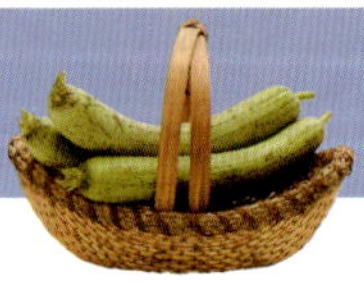

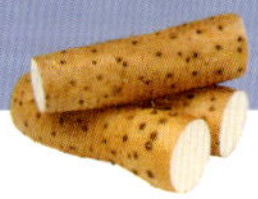

- 原料：丝瓜120克，山药100克，枸杞10克，蒜末、葱段各少许
- 调料：盐3克，鸡粉2克，水淀粉5毫升，食用油适量

● 制作：
① 将丝瓜切成条形，再切成小块。
② 洗好去皮的山药切段，再切成片。
③ 锅中注水烧开，加入食用油、盐，倒入山药片、枸杞，略煮。
④ 再倒入丝瓜，至食材断生后捞出，沥干水分，待用。
⑤ 用油起锅，放入蒜末、葱段，倒入食材、鸡粉、盐、水淀粉，快速炒匀，至食材熟透。
⑥ 关火后盛出炒好的食材，装入盘中即成。

能量计算器
总热量约105.8千卡
蛋白质4.5克
脂肪0.6克
糖类23.9克

本品有助于尿酸盐的排泄，是糖尿病并发痛风患者的食疗佳品。此外，山药含有黏液蛋白、维生素及微量元素，能有效缓解血管压力，对防治高血压有一定的食疗作用。

糖尿病并发痛风蔬果食疗方荟萃

关注"掌厨"——万道美食轻松学,百病消除保健康

更多**糖尿病并发痛风**蔬果食疗方可在"掌厨"中找到

▶ 苹果樱桃汁	▶ 西红柿炒包菜	▶ 木瓜马蹄萝卜饮
▶ 西红柿芹菜莴笋汁	▶ 苹果橘子汁	▶ 牛蒡丝瓜汤
▶ 百部杏仁炖木瓜	▶ 西红柿炒丝瓜	▶ 黄瓜苹果纤体饮
▶ 蚝油丝瓜	▶ 黄瓜苹果酸奶汁	▶ 木耳炒双丝
▶ 玫瑰苹果茶	▶ 醋拌莴笋萝卜丝	▶ 香菇扒生菜
▶ 西红柿青椒炒茄子	▶ 黄瓜芹菜苹果汁	▶ 丝瓜焖黄豆
▶ 银耳木瓜汤	▶ 西红柿洋葱炒蛋	▶ 苹果汁绿茶
▶ 肉末蒸丝瓜	▶ 胡萝卜苹果汁	▶ 拍胡萝卜
▶ 苹果米糊	▶ 西红柿洋葱汤	▶ 木耳炒上海青
▶ 西红柿炒洋葱	▶ 炝炒生菜	▶ 素炒丝瓜
▶ 杨桃甜橙木瓜沙拉	▶ 西红柿煮口蘑	▶ 黄瓜苹果汁
▶ 玉米粒炒杏鲍菇	▶ 胡萝卜黄瓜苹果汁	▶ 西红柿芹菜汁
▶ 菠萝苹果汁	▶ 西红柿鸡蛋汤	▶ 凉拌木瓜
▶ 西红柿柚子汁	▶ 苹果西蓝花碎米糊	▶ 香菇丝瓜汤
▶ 西芹炒木瓜	▶ 西红柿冬瓜汤	▶ 山竹苹果木瓜船

糖尿病并发腹泻

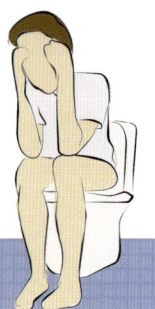

糖尿病并发的腹泻是一种顽固性腹泻，主要诱因是胰岛素分泌减少、小肠里面的细菌过度生长、内脏神经发生变性、肠道血管内膜的病变导致的供血不足等。腹泻多是间歇性的，多在白昼腹泻，一天可达10余次，水样便，又或者是便秘、腹泻交替。患者还可能伴有胃排空迟缓、口渴、尿少、腹胀、低血压、脱水等症状。糖尿病并发腹泻患者务必密切观察血糖变化，并且继续服用降糖药和胰岛素。

饮食原则

①补充足够的水分、蛋白质、维生素及微量元素。食用一些具有双向调节作用的食物，如苹果。

②根据患者腹泻情况，酌情补充热量；排便次数正常后，短期内不宜食用生拌蔬菜及含膳食纤维多的蔬菜。

③采用少量多餐的进食方式，每日5~6餐，选择易消化、无刺激性的软食或半流质食物。

④控制脂肪摄入，忌吃脂肪含量高、油炸和油煎的食品。

⑤腹泻伴有脱水现象时，应及时补充淡盐开水，以弥补水和盐分的损失。

蔬果宜忌

宜吃的蔬果：石榴、苹果、木瓜、山楂、黄瓜、苋菜、上海青

忌吃的蔬果：甜瓜、香蕉、西瓜、梨、青椒、韭菜、芹菜、菠菜

经典搭配

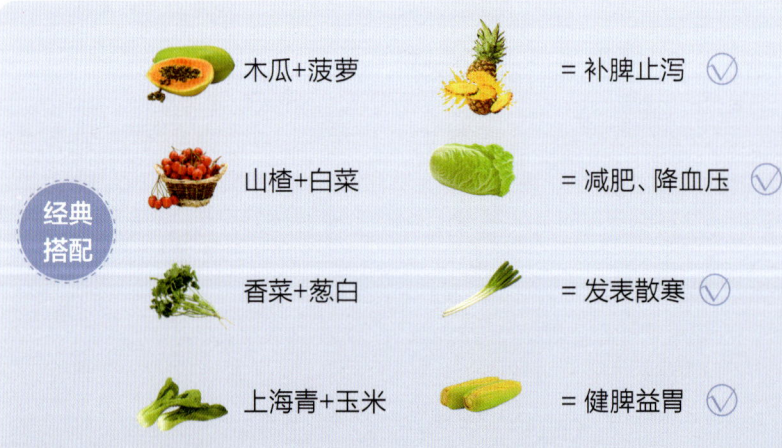

木瓜+菠萝 = 补脾止泻 ✓

山楂+白菜 = 减肥、降血压 ✓

香菜+葱白 = 发表散寒 ✓

上海青+玉米 = 健脾益胃 ✓

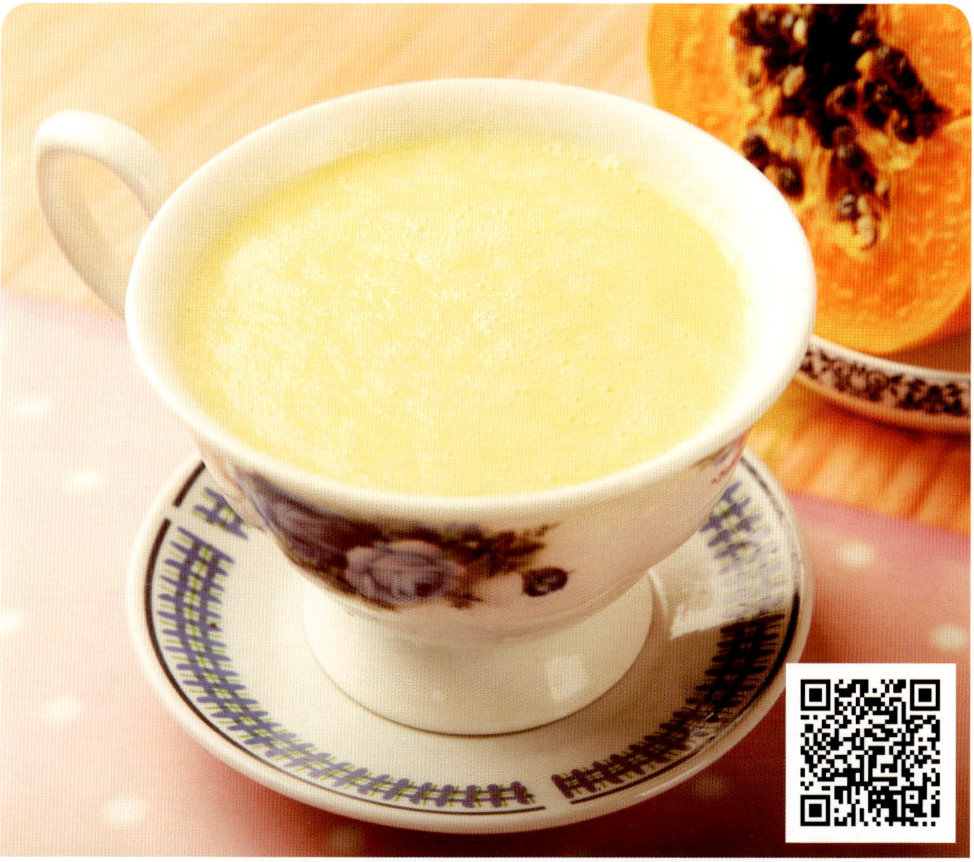

调理食谱 菠萝木瓜汁

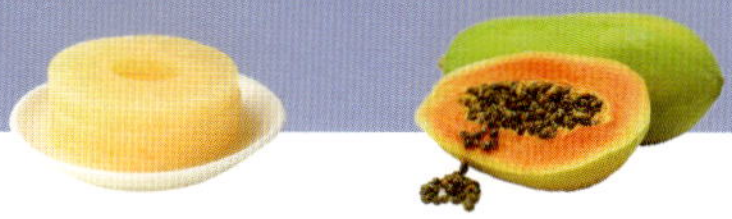

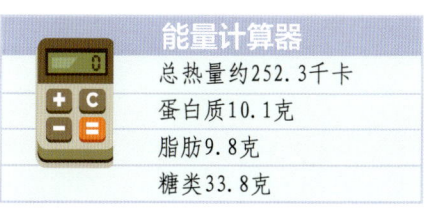

- 原料：菠萝肉180克，木瓜60克，牛奶300毫升

- 制作：

①洗净的木瓜切开，去瓤，去皮，再切成小块，待用。
②菠萝肉切开，再切成小丁块。
③取榨汁机，选择搅拌刀座组合。
④倒入已经切好的木瓜、菠萝肉，注入备好的牛奶。
⑤盖好盖，选择"榨汁"功能，再按"开始"键，榨取果汁。
⑥断电后倒出果汁，装入杯中即可。

能量计算器

总热量约252.3千卡
蛋白质10.1克
脂肪9.8克
糖类33.8克

专家点评：菠萝含有果糖、葡萄糖、维生素、柠檬酸、蛋白酶、磷等营养成分，具有健胃消食、补脾止泻、止渴解烦等功效。本品适合糖尿病并发腹泻的患者食用。

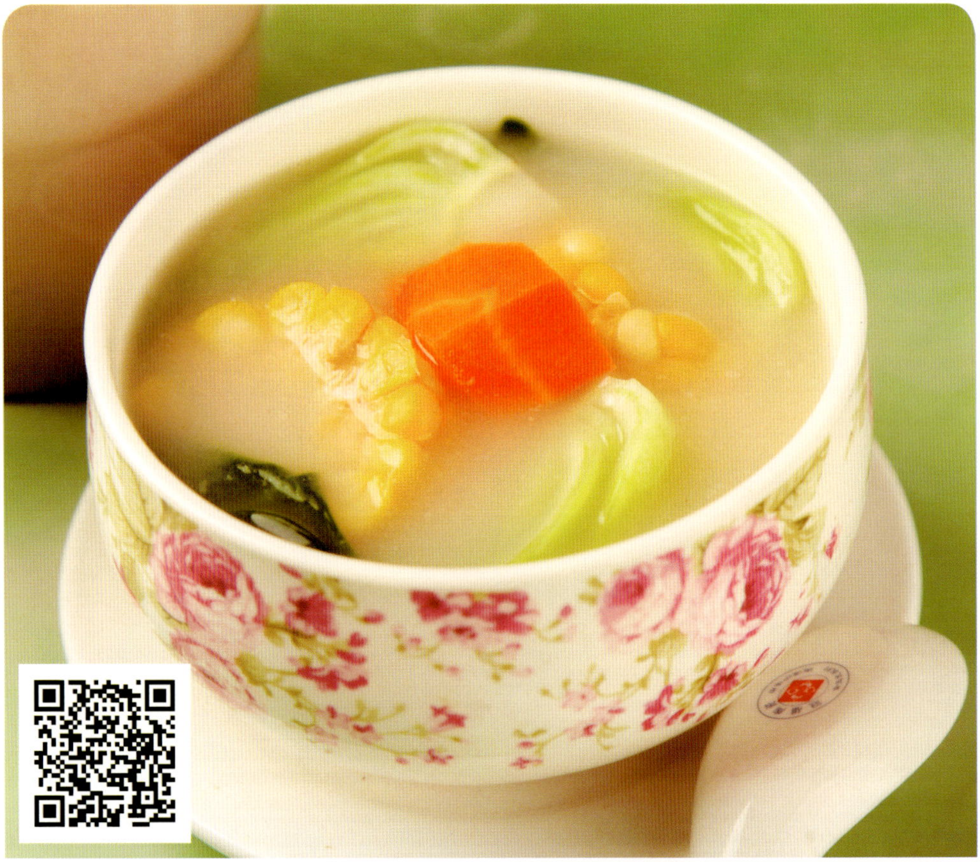

玉米上海青汤

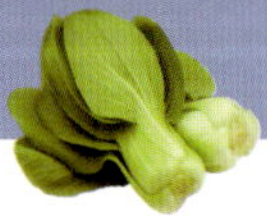

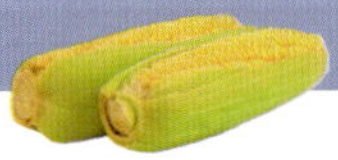

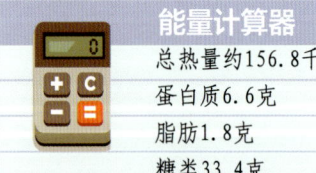

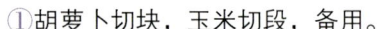

- **原料**：上海青（油菜）120克，玉米段80克，胡萝卜块120克，姜片少许，高汤适量
- **调料**：盐、鸡粉、胡椒粉各2克

- **制作**：
①胡萝卜切块，玉米切段，备用。
②上海青清洗干净，备用。
③锅中注入适量清水烧开，放入上海青，煮至断生，用筷子夹出，待用。
④砂锅中注入备好的高汤烧开，倒入胡萝卜块、玉米段，烧开后转中火煮约20分钟至食材熟透。
⑤加入鸡粉、盐、胡椒粉，拌匀调味。
⑥用筷子把上海青夹入碗中，倒入汤料即可。

能量计算器

- 总热量约156.8千卡
- 蛋白质6.6克
- 脂肪1.8克
- 糖类33.4克

专家点评：玉米含有维生素A、维生素E、脂肪酸、钙、镁、硒等营养成分，有健脾益胃、降血脂、降血压等功效，与上海青同食，是糖尿病并发腹泻患者的食疗佳品。

糖尿病并发腹泻蔬果食疗方荟萃

关注"掌厨"——万道美食轻松学，百病消除保健康

更多 糖尿病并发腹泻 蔬果食疗方可在"掌厨"中找到

- 胡萝卜黄瓜苹果汁
- 木瓜炒鸡丁
- 双花山楂茶
- 冬笋油菜海味汤
- 黄瓜苹果汁
- 麦芽粥
- 荷叶丹参山楂茶
- 口蘑炖白菜
- 苹果汁绿茶
- 木瓜草鱼汤
- 鸡蛋苋菜汤
- 肉末蒸丝瓜
- 苹果绿茶
- 木瓜杂粮粥
- 山楂四味汤

- 苋菜嫩豆腐汤
- 苹果樱桃汁
- 苋菜鸡肉烙饼
- 桃子苹果汁
- 苋菜饼
- 苹果橘子汁
- 香菇苋菜
- 黄瓜苹果纤体饮
- 苋菜银鱼汤
- 黄瓜苹果酸奶汁
- 苋菜竹笋炒鸡丝
- 玫瑰苹果茶
- 蒜瓣炒苋菜
- 苹果米糊
- 清炒苋菜

- 山楂陈皮麦芽茶
- 玫瑰花油菜豆浆
- 上海青扒豆腐
- 山楂玉米粒
- 玉米须山楂茶
- 黄瓜菠萝汁
- 苹果炖鱼
- 银耳木瓜汤
- 丹参山楂三七茶
- 玉竹山药黄瓜汤
- 胡萝卜苹果汁
- 杨桃甜橙木瓜沙拉
- 山楂果茶
- 竹荪黄瓜汤
- 苹果玉米粥

糖尿病并发皮肤瘙痒

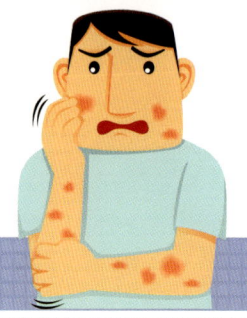

皮肤瘙痒是糖尿病初发时的一个病症,也是糖尿病的一个并发症。糖尿病患者之所以会出现皮肤瘙痒,一是患者体内过高的糖分及其他成分排泄出来刺激皮肤,二是皮肤长期处于慢性脱水的状态,导致皮肤过度干燥而发生瘙痒。糖尿病引起的皮肤瘙痒非常顽固,反复发作,初始为发生于局部的阵发性皮肤瘙痒,具有昼轻夜重的特点,搔抓后扩展至全身,很多患者会抓至皮肤破损流血。

饮食原则

①提倡清淡饮食,宜多吃新鲜蔬菜及高纤维食物,通过改善肠道功能而消除便秘,进而缓解瘙痒。
②食物烹调宜采用炖、煮、熬、蒸等方法,少用或不用炒、煎、烤、熏等烹调方法,以免助火生热,加重病情。
③忌吃辛辣刺激性的食品,少吃腌制食品、巧克力、强烈刺激的调味品等。
④忌吃易引起皮肤过敏的食物。有些人食用鱼、虾、蟹、蚌、羊肉及狗肉(特别是海腥发物)等发物后,皮肤血管周围的活性物质会立即释放出来,刺激皮肤产生剧痒,故应忌食。

蔬果宜忌

宜吃的蔬果:柚子、苹果、菠萝、西红柿、黄瓜、菠菜、马齿苋、胡萝卜
忌吃的蔬果:桂圆、荔枝、榴莲、黑枣、甜瓜、香椿

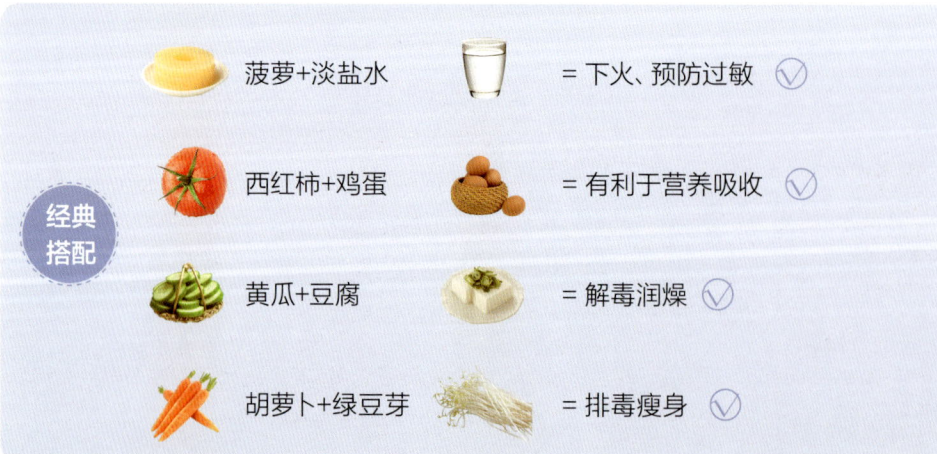

经典搭配

菠萝+淡盐水 = 下火、预防过敏 ✓
西红柿+鸡蛋 = 有利于营养吸收 ✓
黄瓜+豆腐 = 解毒润燥 ✓
胡萝卜+绿豆芽 = 排毒瘦身 ✓

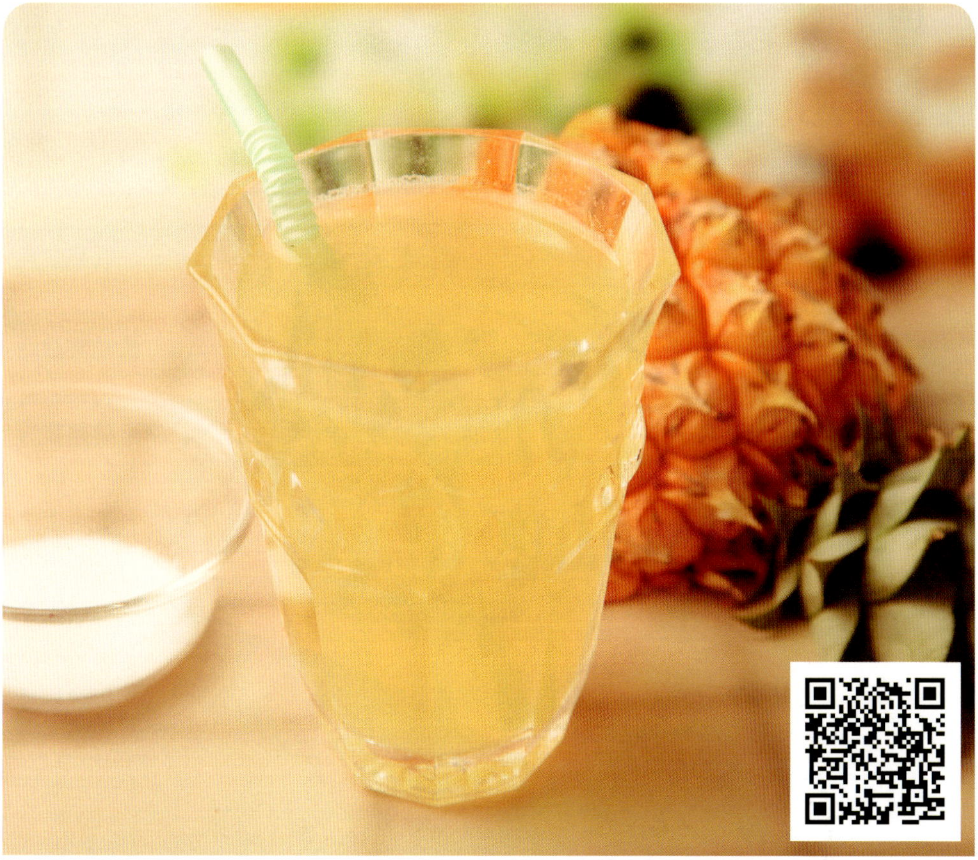

调理食谱 鲜榨菠萝汁

●原料：菠萝肉270克

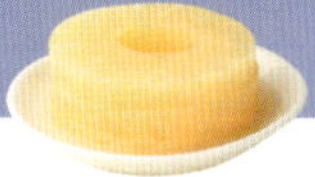

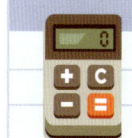

能量计算器
总热量约110.7千卡
蛋白质1.4克
脂肪0.27克
糖类29.1克

●制作：

①将备好的菠萝肉切成块，再改刀切成小丁，备用。

②取榨汁机，放入适量的菠萝块。

③选择“榨汁”，再选择“开始”按键，榨取菠萝汁。

④分两次倒入余下的果肉，重复操作上面步骤，榨取菠萝汁。

⑤将榨好的菠萝汁装入备好的玻璃杯中，即可食用。

专家点评 菠萝含有一种叫“菠萝朊酶”的物质，它能分解蛋白质，帮助消化，溶解阻塞于组织中的纤维蛋白和血凝块，改善局部的血液循环，能预防因过敏引起的皮肤瘙痒。

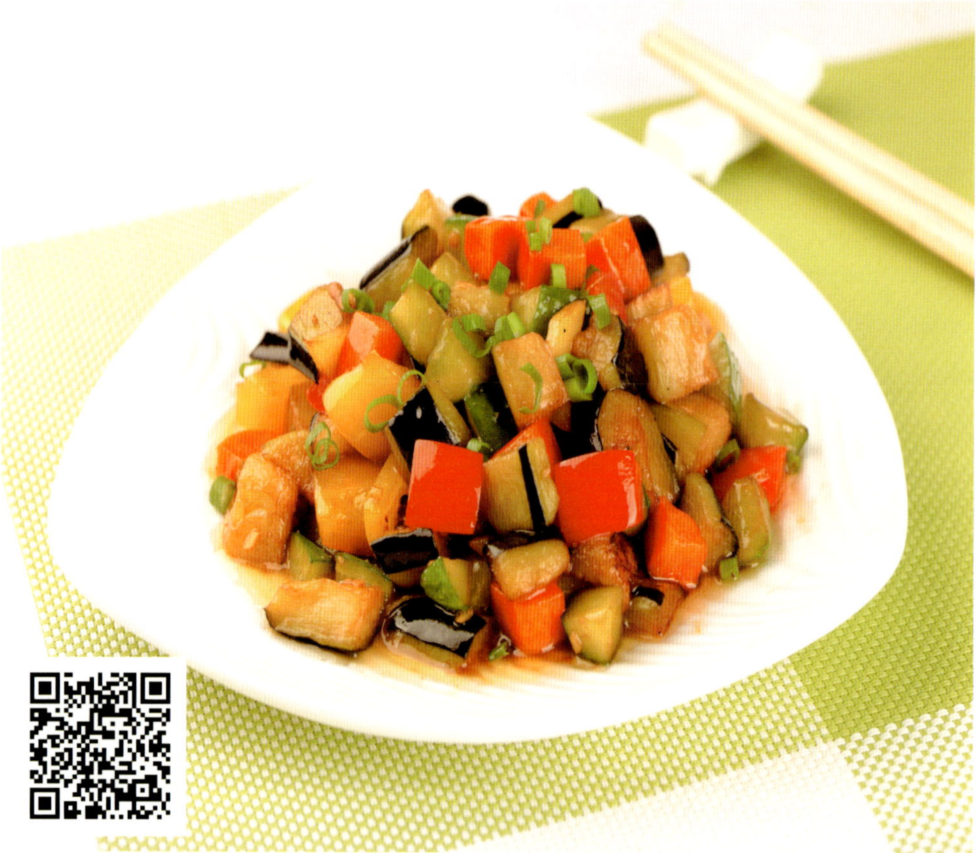

彩椒茄子

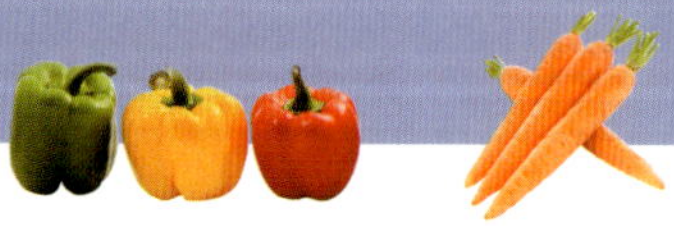

- **原料**：彩椒80克，胡萝卜70克，黄瓜80克，茄子270克，姜片、蒜末、葱段、葱花各少许
- **调料**：盐、鸡粉各2克，水淀粉5毫升，生抽、蚝油、食用油各适量

能量计算器

总热量约	109.8千卡
蛋白质	5.3克
脂肪	1.0克
糖类	26.8克

- **制作**：
① 将茄子、胡萝卜、黄瓜、彩椒切丁，备用。
② 热锅注油，烧至五成热，倒入茄子丁，炸至微黄色，捞出，沥干油，待用。
③ 锅底留油，放入姜片、蒜末、葱段，爆香；倒入胡萝卜、黄瓜、彩椒丁，略炒片刻。
④ 加入盐、鸡粉，炒匀调味，放入茄子，加入生抽、蚝油，翻炒匀，淋入水淀粉，快速翻炒均匀。
⑤ 盛出食材，装入盘中，撒上葱花即可。

专家点评：茄子含有胆碱、龙葵碱、维生素、胡萝卜素、蛋白质等营养成分，其所含的维生素P能保护心血管，增强毛细血管韧性，防止血管破裂。另外，茄子有预防失眠的功效。

糖尿病并发失眠蔬果食疗方荟萃

关注"掌厨"——万道美食轻松学，百病消除保健康

更多**糖尿病并发失眠**蔬果食疗方可在"掌厨"中找到

- 松仁莴笋
- 苹果橘子汁
- 莴笋玉米鸭丁
- 西红柿鸡蛋炒牛肉
- 黄豆芽拌海带
- 黄瓜苹果酸奶汁
- 黄豆芽炒莴笋
- 西红柿芹菜莴笋汁
- 醋拌莴笋萝卜丝
- 莴笋炒什锦
- 黄瓜芹菜苹果汁
- 西红柿洋葱炒蛋
- 山药莴笋炒鸡丝
- 肉丝白萝卜
- 苹果汁绿茶

- 西红柿柚子汁
- 炝拌莴笋
- 西红柿炒洋葱
- 美味莴笋蔬果汁
- 西红柿青椒炒茄子
- 紫菜莴笋鸡蛋汤
- 西红柿洋葱汤
- 玉米少胡萝卜
- 西红柿炒包菜
- 蒜苗炒莴笋
- 西红柿木耳鱼片汤
- 山药莴笋粥
- 西红柿烩花菜
- 莴笋香干丁
- 西红柿花菜粥

- 苹果樱桃汁
- 西红柿芹菜汁
- 红油莴笋丝
- 胡萝卜南瓜粥
- 黄瓜苹果纤体饮
- 西红柿生鱼豆腐汤
- 莴笋炒茭白
- 玉竹山药黄瓜汤
- 玫瑰苹果茶
- 西红柿炒丝瓜
- 芝麻莴笋
- 胡萝卜丝烧豆腐
- 苹果玉米粥
- 西红柿煮口蘑
- 莴笋牛肉丝

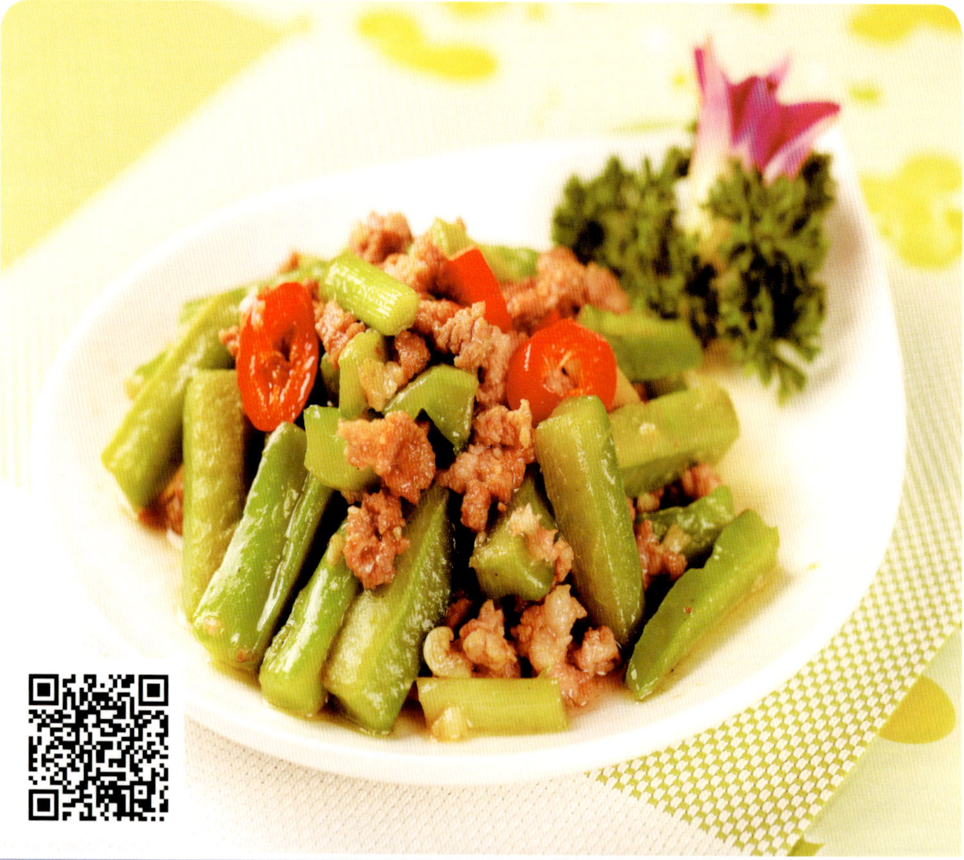

肉末苦瓜条

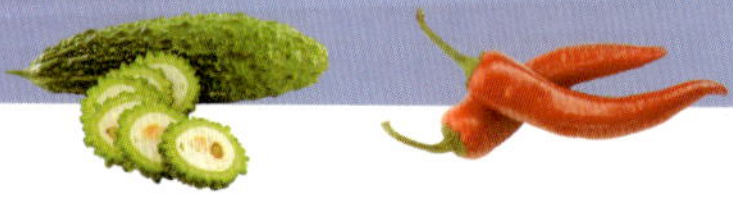

- ●原料：苦瓜200克，红椒15克，肉末90克，姜片、蒜末、葱段各少许
- ●调料：盐、鸡粉各2克，食粉、料酒、生抽、水淀粉、食用油各适量

●制作：
①洗净的苦瓜去子，切成段；红椒切成圈。
②锅中注入清水烧开，放入少许食粉，倒入切好的苦瓜，煮至断生，捞出待用。
③用油起锅，倒入肉末，炒至转色；放入姜片、蒜末、葱段，炒香。
④淋入适量生抽、料酒，炒匀，放入苦瓜、红椒拌炒均匀，加入少许盐、鸡粉，炒匀调味。
⑤倒入适量水淀粉勾芡，将炒好的食材盛出，装入盘中即可。

能量计算器

总热量约198.5千卡
蛋白质22.5克
脂肪7.5克
糖类19.0克

专家点评：苦瓜含有蛋白质、脂肪、维生素C，有降邪热、解疲乏、清心明目、益气壮阳之功效。苦瓜还含有类似胰岛素的物质，能促进糖类分解维持体内的脂肪平衡。

糖尿病病足蔬果食疗方荟萃

关注"掌厨"——万道美食轻松学，百病消除保健康

更多**糖尿病病足**蔬果食疗方可在"掌厨"中找到

- 芹菜西蓝花蔬菜汁
- 炝拌莴笋
- 西红柿苹果汁
- 苦瓜炒木耳
- 芹菜胡萝卜苹果汁
- 紫菜莴笋鸡蛋汤
- 西红柿芹菜莴笋汁
- 苦瓜炒茄子
- 芹菜烧豆腐
- 蒜苗炒莴笋
- 胡萝卜黄瓜苹果汁
- 西红柿鸡蛋汤
- 芝麻芹菜
- 莴笋炒千张丝
- 香葱苦瓜圈

- 莴笋拌西红柿
- 慈姑炒芹菜
- 红油莴笋丝
- 芹菜胡萝卜人参果汁
- 黄豆芽炒莴笋
- 芹菜拌豆腐干
- 莴笋炒茭白
- 芹菜炒蛋
- 醋拌莴笋萝卜丝
- 双仁炒芹菜丁
- 芝麻莴笋
- 芹菜木耳炒蛋皮
- 莴笋香干丁
- 芹菜炒牛肉
- 莴笋黄瓜小炒菜

- 苦瓜冬菇山药排骨汤
- 西红柿炒洋葱
- 紫甘蓝芹菜汁
- 美味莴笋蔬果汁
- 黄瓜苹果纤体饮
- 苦瓜炒杏鲍菇
- 芹菜拌海带丝
- 腐竹香干炒莴笋
- 苹果汁绿茶
- 西红柿煮口蘑
- 芹菜猪肉炒河粉
- 山药莴笋炒鸡丝
- 苹果炖鱼
- 西红柿小炒西葫芦
- 芹菜肉丝

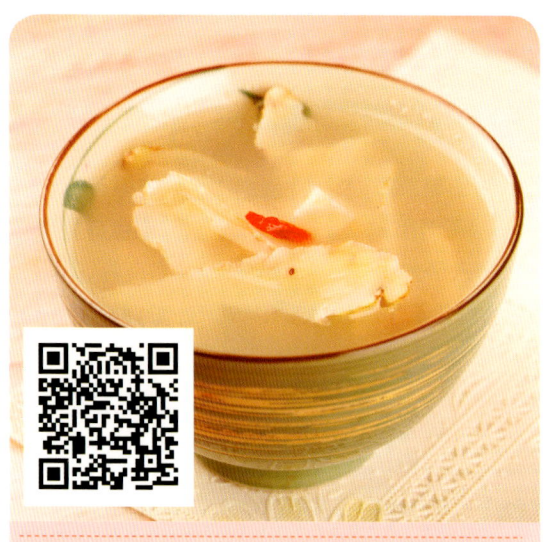

玉竹葛根茶

● 原料：

葛根100克，玉竹20克

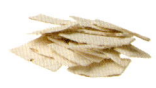 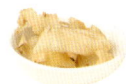

● 制作：

①玉竹洗净，葛根洗净去皮切成小块，装入碗中，备用。
②砂锅中注入适量清水烧开，放入玉竹、葛根，搅拌匀。
③盖上盖，煮沸后用小火煮约20分钟，至其析出有效成分。
④揭开盖，搅拌片刻，把煮好的玉竹葛根茶盛出，装入杯中即可。

营养分析　葛根中的黄酮类物质可促进血糖恢复正常，增加血管的血流量，具有明显的降血糖作用。本品还可有效调节血脂，对糖尿病合并冠心病有一定疗效，适合经常饮用。

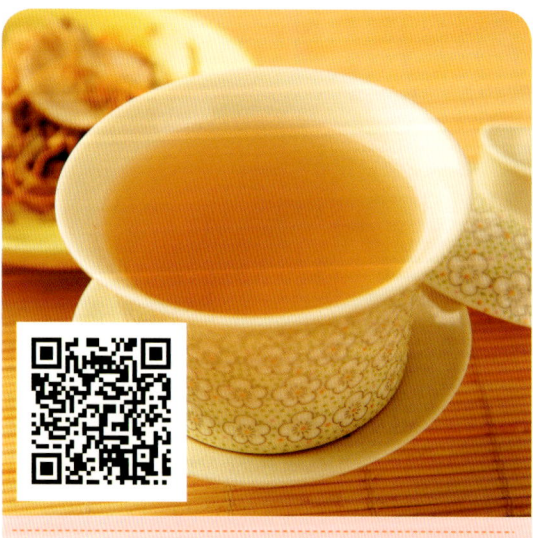

金银花连翘茶

● 原料：

金银花6克，甘草、连翘各少许

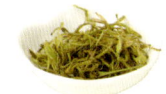 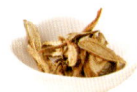

● 制作：

①将金银花、甘草、连翘用清水洗净，装入碗中，备用。
②砂锅中注入适量清水烧开，倒入备好的金银花、甘草、连翘。
③盖上盖，用小火煮约15分钟，至析出有效成分。
④揭开盖，关火后盛出煮好的药茶，装入杯中。
⑤待其稍微放凉后即可饮用。

营养分析　金银花含丰富的绿原酸，能参与体内血糖的平衡调控；连翘有降血脂、清热解毒、抗疲劳的功效。经常饮用本品，可降脂降糖，对预防糖尿病并发心脑血管疾病有益。

绞股蓝茶

● 原料：

绞股蓝10克

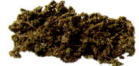

● 制作：

①砂锅置于火上，注入适量清水，用大火烧开。
②将洗净的绞股蓝倒入开水锅中，用锅勺搅拌匀。
③改用小火煮3分钟，至绞股蓝析出有效成分。
④把煮好的茶水盛出，装入碗中，待稍微放凉即可饮用。

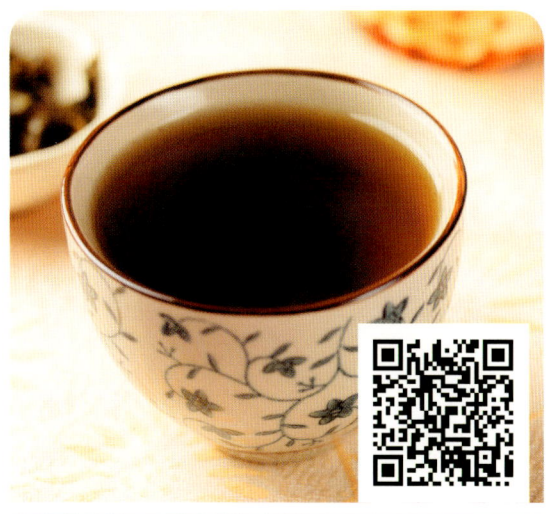

营养分析：绞股蓝含有皂甙类、黄酮类、糖类、铁、锌、铜、锰、硒等成分，有显著的降胆固醇、降血脂、降血压的作用。本品适合糖尿病合并高血压、冠心病及肥胖症患者饮用。

 ## 栀子莲心甘草茶

● 原料：

栀子8克，甘草15克，莲子心2克

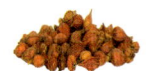 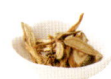 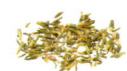

● 制作：

①栀子、甘草、莲子心用清水洗净，装入碗中，备用。
②砂锅中注入适量清水烧开，倒入栀子、甘草、莲子心。
③盖上盖，小火煮约15分钟，至其析出有效成分。
④揭开盖，把煮好的药茶盛出，滤入茶杯中。
⑤静置片刻，稍微放凉后即可饮用。

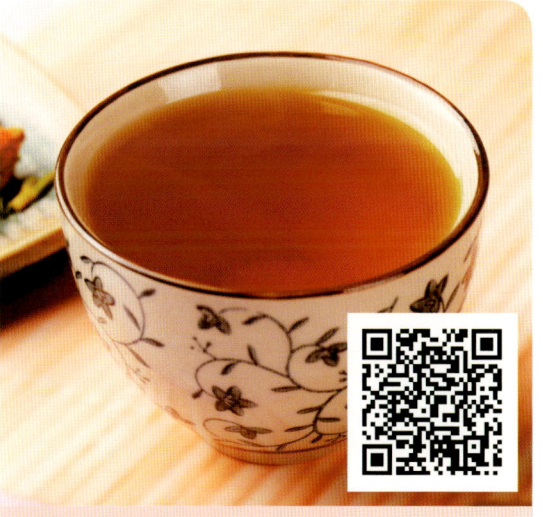

营养分析：莲子心有降压去脂的功效，其所含生物碱还能清热、除烦、安神。本品能有效预防糖尿病并发症，改善患者口干、烦热等症状，对糖尿病合并高血压患者有较好的辅助治疗效果。

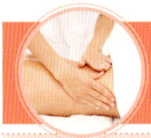# 附录2　中医保健按摩

药物治疗是维持血糖稳定的常见方法之一，中医认为糖尿病病人在合理饮食的基础上配合适当的按摩疗法，同样也可以起到很好的降糖作用。按摩疗法不仅能够增加胰岛素的分泌，加速糖的利用并降低糖的吸收，改善微循环，还有助于减缓并发症的发生，对糖尿病病人具有良好的辅助治疗效果。

风池穴的按摩疗法

取　穴　风池穴位于项后枕骨下两侧的凹陷处，斜方肌上部与胸锁乳突肌上端之间。

方　法　用食指指腹按揉风池穴3~5分钟，每天2~3次，以被按摩部位感觉酸痛为度。

功　效　按摩此穴能改善糖尿病病人的脑部供血。

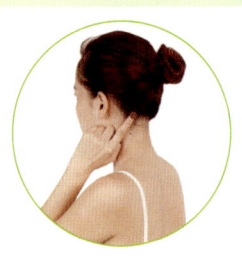

内关穴的按摩疗法

取　穴　内关穴位于前臂掌侧，从近手腕之横皱纹的中央，往上约三指宽处。

方　法　用一只手拇指的指腹按揉另一只手的内关穴，每次按揉50~100下，每天2~3次，以被按部位感觉酸胀为度。

功　效　按摩此穴可疏导水湿，改善糖尿病病人的多尿症状。

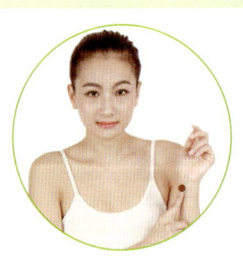

天鼎穴的按摩疗法

取　穴　天鼎穴位于人体的颈外侧部，胸锁乳突肌后缘，当结喉旁，扶突穴与缺盆穴连线中点。

方　法　被按摩者仰卧位或坐位，按摩者双手中指或拇指点按两侧天鼎穴1分钟，以不感到难受为宜。

功　效　按摩此穴可有效防治糖尿病并发症。

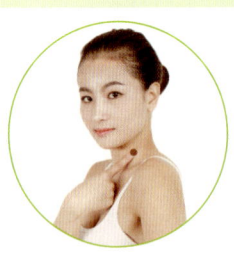

命门穴的按摩疗法

取 穴 两手中指按住脐心,平行移向背后,会合处为命门穴。
方 法 手握拳,以食指指关节突起部分置于命门穴上,先顺时针方向压揉9次,再逆时针方向压揉9次,如此重复36次,以感觉酸胀为宜。
功 效 此法可缓解糖尿病病人身体疲劳、困乏等症。

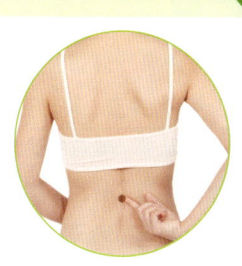

肾俞穴的按摩疗法

取 穴 肾俞穴位于腰部第2腰椎棘突下,旁开1.5寸处。
方 法 用双手拇指点按肾俞穴,每次按摩50下,每天2~3次,力度要均匀、适中,以感觉压痛为宜。
功 效 此穴具有疏通经络、行气活血的作用,按摩此穴可缓解糖尿病病人水肿、消渴等症状。

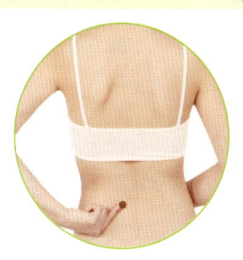

中脘穴的按摩疗法

取 穴 仰卧,在前正中线上,脐中上4寸处。
方 法 用食指或中指指腹按压中脘穴3~5分钟,每天按揉2~3次,动作宜缓慢有力,以感觉酸胀为度。
功 效 按摩此穴可健脾和胃,缓解由糖尿病导致的多食易饥症状。

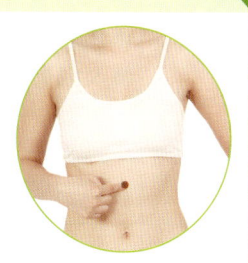

肝俞穴的按摩疗法

取 穴 肝俞穴位于人体背部脊椎旁,第九胸椎凸骨下,左右旁开1.5寸处。
方 法 用拇指指腹按压在肝俞穴上,每次按揉50~100下,每天2~3次,力度适中,以被按部位感觉酸胀为度。
功 效 按摩此穴可养护肝脏,有利于胰岛素的分泌。

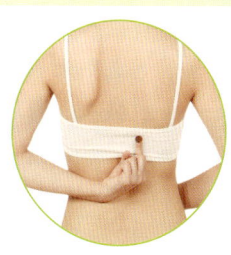

名称	推荐摄入量	降糖原理	食用功效	食物来源
钙	成年人每日摄入800毫克	钙在调节人体血糖的过程中，扮演着一个传达"分泌胰岛素"信息的角色。如果人体内缺乏钙，分泌胰岛素的信息就无法传递，会造成胰岛素分泌不足，导致血糖值上升	钙是人体骨骼和牙齿的重要组成部分，分布于体内的钙可维持神经、肌肉的正常兴奋性，调节细胞和毛细血管的通透性，促进体内多种酶的活性，帮助血液凝集、维持心率，同时还具有镇静、安神的作用，对糖尿病病人的健康有益	黑芝麻、虾皮、全脂奶粉、奶酪、泥鳅、紫菜、海参、排骨、芥菜、黑豆、豆腐、豆腐干、燕麦片、鲜牛乳等
镁	成年男性每日摄入350毫克、成年女性每日摄入315毫克	镁在糖代谢的过程中，是不可或缺的元素，它对胰岛素的分泌具有促进作用，当体内缺乏镁元素时，胰岛素敏感性下降，会降低葡萄糖吸收的效果，引起胰岛素抵抗，导致血糖上升	镁能调节神经和肌肉活动，维护骨骼生长，参与能量代谢、蛋白质和核酸的合成，激活多种酶的活性。糖尿病病人适当补充镁元素，可改善糖耐量、减少胰岛素的用量，对糖尿病并发心、肾、视网膜及神经病变有一定治疗功效	黄豆、绿豆、红豆、玉米、面粉、花生、荞麦、燕麦、糙米、小麦胚芽、菠菜、香蕉、榛子、杏仁、空心菜、牛奶等
锌	成年男性每日摄入15毫克，成年女性每日摄入11.5毫克	锌是胰腺制造胰岛素的必要元素，能有效提高胰岛素原的转化率，升高血清中胰岛素水平，有助于肌肉和脂肪细胞对葡萄糖的吸收利用。当人体缺乏锌时，会使胰岛素分泌失常，进而影响血糖的控制	锌参与胰岛素的合成与分泌，具有稳定胰岛素的结构和功能的作用，同时还能维持免疫功能，帮助伤口愈合，参与蛋白质的合成与修补。糖尿病患者适量补充锌，可增加机体对胰岛素的敏感性，延缓糖尿病并发症的发生	海带、紫菜、虾蟹、生蚝、牛肉、章鱼、猪肉、猪肝、豆类、乳制品、蘑菇、花生、南瓜子、榛子、松子、山核桃等

名称	推荐摄入量	降糖原理	食用功效	食物来源
铬	成年人每日摄入50微克	铬是一种重要的血糖调节剂，能维持正常的葡萄糖耐量，有助于血糖值的稳定。当人体缺乏铬时，会降低胰岛素的活性，导致糖代谢紊乱，加快血糖升高的速度	铬与尼克酸、谷胱甘肽组成葡萄糖耐量因子，是胰岛素的辅助因子，可增加胰岛素的效能，影响脂肪的代谢，促进蛋白质代谢合成，维持核酸的稳定。糖尿病病人适量补充铬，能够使葡萄糖耐受性得到较好的改善	鸡肉、牛肉、牡蛎、鸡蛋、土豆、玉米、胡萝卜、苹果皮、香蕉、荞麦面、小麦、面包、干酪、植物油等
α－亚麻酸	成年人每日摄入800～1000毫克	α－亚麻酸能促进胰岛β细胞的分泌，维持胰岛素在血液中的稳定，降低靶细胞对胰岛素的抵抗，提高细胞膜上胰岛素受体的敏感度，减少胰岛素的拮抗性，可有效控制血糖，使血糖变化趋于稳定	α－亚麻酸是人体不可缺少且自身又不能合成和替代的营养素，它能控制蛋白质合成转化，避免因蛋白质过量而导致肾脏受损，对于糖尿病及其并发症具有较好的防治作用。补充足量的α－亚麻酸，对糖尿病病人有益	黄豆、黄豆制品、燕麦、深海鱼、火麻仁、核桃、蚕蛹、葵花油、橄榄油、核桃、亚麻子、开心果、榛子等
膳食纤维	成年人每日摄入25～35克	膳食纤维可提高胰岛素的利用率，延缓食物消化时间，降低食物在肠内的吸收效率，可减缓小肠对糖类和脂肪的吸收，促进胃排空，减少胰岛素的用量，防止餐后血糖急剧上升	膳食纤维可减少肠道对胆固醇的吸收，促进胆汁排泄，降低血液胆固醇水平，有助于预防和治疗糖尿病并发冠心病。糖尿病患者膳食长期增加食物纤维，可有效预防糖尿病并发便秘发生	玉米、糙米、大麦、燕麦、白菜、上海青、菠菜、西葫芦、笋类、芹菜叶、苋菜、魔芋、黄豆、绿豆、豌豆、红薯等

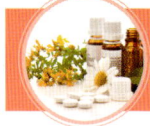

附录4 关于胰岛素的7个常见问题

1.什么情况下需要注射胰岛素？

①1型糖尿病患者必须注射胰岛素才能控制血糖水平时。

②2型糖尿病患者经足量口服降糖药治疗后，血糖仍未得到控制时。

③患糖尿病的妇女处于妊娠期、分娩前期时。

④糖尿病患者合并有严重的慢性并发症时，如视网膜病变。

⑤糖尿病患者合并急性并发症、重度感染及需要进行外科大手术等情况时。

2.怎样保存胰岛素？

无论胰岛素药物是否开封，都应在10℃以下冷藏，不可日晒或放于冰箱冷冻室中。

3.如何注射胰岛素？

注射前选择好注射部位，消毒后，将皮肤轻轻捏起，使注射器与皮肤成45°～90°角，针头刺入皮肤后，将胰岛素注入皮下，边注射边慢慢拔出针头，最后用消毒棉球轻压针刺口即可。

4.胰岛素的注射时间应如何把握？

胰岛素类型不同，注射的时间也不同，若时间掌握不当，极易引起低血糖。

①速效胰岛素，餐前5分钟注射，以使胰岛素吸收高峰与餐后血糖高峰同步。

②短效胰岛素，餐前半小时注射。

③中效胰岛素，一般在睡前注射。

④长效胰岛素，一天中任何时间注射均可。

5.如何判断胰岛素是否失效？

短效胰岛素、长效胰岛素为无色、澄清溶液，一旦混浊或液体变黄就不能使用；中长效胰岛素或预混胰岛素一般呈均匀的乳白色混悬液，一旦出现团块状沉淀物，无法摇匀则不能使用。

6.如何应对胰岛素不良反应？

①低血糖现象。患者马上口服或静脉注射葡萄糖溶液，可缓解上述症状。

②局部刺激反应。胰岛素在胃肠道内易被消化酶破坏，故口服无效，需要进行皮下注射或静脉滴注。

③耐药性增加。长时间使用胰岛素，患者体内会产生胰岛素抗体，导致胰岛素使用剂量越来越大，容易引发不良反应，对此可在医生指导下更换制剂或加服口服降糖药。

7.使用胰岛素会产生依赖性吗？

有不少患者认为，一旦注射了胰岛素就会产生依赖性，以后想停也停不下来。其实，胰岛素就像营养摄取物一样，当身体不能产生胰岛素的时候，就需要外源性胰岛素作为补充，并不会因此而使胰岛细胞受到抑制。正确注射胰岛素可以控制血糖的波动，待病情逐渐稳定后，可减少注射剂量，最后甚至可以停止注射，改为口服降糖药来控制病情。

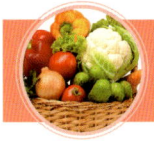

附录5 食物血糖生成指数（GI）和含糖量表

食物血糖生成指数（GI）表

食物种类	食物名称	GI	食物种类	食物名称	GI
豆类	黄豆（浸泡，煮）	18	水果及其制品类	苹果	36
	黄豆挂面	66.6		梨	36
	黄豆（罐头）	14		柑橘	43
	豆腐（炖）	31.9		樱桃	22
	豆腐（冻）	22.3		李子	42
	豆腐干	23.7		柚子	25
	黄豆（浸泡，煮）	18		猕猴桃	52
	黄豆挂面	66.6		芒果	55
	黄豆（罐头）	14		巴婆果	58
蔬菜类	芋头（蒸）	47.7		菠萝	66
	白萝卜	26		西瓜	72
	西红柿	38		桃	28
	豌豆	45		天然果汁桃罐头	30
	南瓜	75		糖浓度低的桃罐头	58
	胡萝卜	71		生香蕉	30
	山药	51		熟香蕉	52
	海带	17		干杏	31
	香菇	28		淡味果汁杏罐头	64
	蘑菇	24		葡萄	43
	鲜青豆	<15		淡黄色无核小葡萄	56
	竹笋	26		无核葡萄干	64
	黑木耳	26		麝香瓜	65
	芦笋	<15	饮料类	苹果汁	41
	菜花	<15		水蜜桃汁	32.7
	芹菜	<15		橘子汁	57
	黄瓜	<15		巴梨汁罐头	44
	茄子	<15		未加糖的柚子果汁	48
	莴笋	<15		未加糖的菠萝汁	46
	生菜	<15		可乐	40.3
	菠菜	<15		芬达	68

每100克食物含糖量表

食物种类	食物名称	糖类/克	食物种类	食物名称	糖类/克
蔬菜类	胡萝卜	8.8	水果类	苹果	13.5
	扁豆	8.2		梨	13.3
	豆角	7		桃	12.2
	四季豆	5.7		杏	9.1
	豌豆	21.2		枣（鲜）	30.5
	豇豆	5.8		葡萄	10.3
	茄子	4.9		柿子	18.5
	西红柿	4		草莓	7.1
	红辣椒	8.9		橙子	11.1
	青辣椒	5.8		柑橘	11.9
	冬瓜	2.6		柚子	9.5
	苦瓜	4.9		菠萝	10.8
	南瓜	5.3		香蕉	22
	丝瓜	4.2		甜瓜	6.2
	黄瓜	2.9		无花果	16
	西葫芦	3.8		西瓜	5.8
	大白菜	3		火龙果	13.3
	上海青	3.8	坚果、种子类	核桃（鲜）	6.1
	菜花	4.6		栗子（干）	78.4
	菠菜	4.5		花生仁（生）	21.7
	芹菜	3.9		葵花籽（生）	19.1
	生菜	2		莲子（干）	67.2
	香菜	6.2		南瓜子（炒）	7.9
	苋菜	5.9		西瓜子（炒）	14.2
	茼蒿	3.9		芝麻（白）	31.5
	莴笋	2.8	饮料类	鲜橘汁（纸盒）	7.4
	竹笋	3.6		橘子汁	29.6
	土豆	17.2		杏仁露	8.1
	莲藕	16.4		红茶	59.2
	山药	12.4		花茶	58.1
	芋头	18.1		绿茶	50.3
	韭菜	4.6		可乐	10.8
	大葱	6.5		芬达	10.6